Gewollte und ungewollte Schwankungen der weiblichen Fruchtbarkeit

Bedeutung des Kohabitationstermines für die Häufigkeit der Knabengeburten

Versuch einer Theorie
der willkürlichen Geschlechtsbestimmung

Von

Dr. P. W. Siegel

Privatdozent und Assistent der Universitätsfrauenklinik
zu Freiburg i. Br.

Mit 33 Kurven

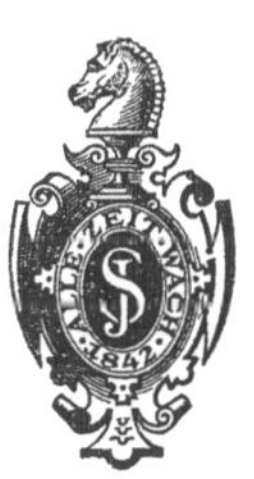

Berlin
Verlag von Julius Springer
1917

ISBN-13:978-3-642-90410-3 e-ISBN-13:978-3-642-92267-1
DOI: 10.1007/978-3-642-92267-1

Softcover reprint of the hardcover 1st edition 1917

Vorwort.

In Deutschland hat die Abnahme der Geburtenziffer verhältnismäßig spät eingesetzt, hat aber dafür schon in den letzten Jahren vor dem Kriege eine um so schneller fallende Tendenz gezeigt. Es ist schwer zu prophezeihen, wie sich nach dem Kriege die Verhältnisse gestalten werden. Wenn wir aus früheren Beobachtungen Schlüsse ziehen dürfen, so wird die Geburtenziffer, von einer vorübergehenden Steigerung nach dem Kriege abgesehen, weiter sinken.

Da sich auch die Sterblichkeitsziffer erfreulicherweise in Deutschland in den letzten Jahren so stark verringerte, so war immer noch ein nicht unerheblicher Überschuß der Geburten über die Todesfälle zu verzeichnen. Jedoch zeigte sich schon in den letzten Jahren vor dem Kriege als beunruhigendes Symptom, daß besonders in den großen Zentren der städtischen Bevölkerung die Abnahme der Geburtenziffer zum Teil eine so hohe war, daß die Zahl der Sterbefälle die Zahl der Geburten übertraf.

Hygieniker, Nationalökonomen, Geburtshelfer und andere haben sich ausgiebig mit dieser Frage beschäftigt, ohne eine einheitliche Antwort zu finden, wie man hier helfen kann.

Uns schien es eine nicht unwesentliche Vorarbeit der Geburtshelfer zu sein, einige Klarheit darin zu schaffen, ob die Abnahme der Geburtenziffer nur durch eine gewollte, oder teilweise auch, wie Gruber schon mehrfach hervorhob, eine ungewollte Fruchtbarkeitsverminderung bedingt sei.

Dieser Aufgabe hat sich Siegel an Hand eines fortlaufenden 10 jährigen Beobachtungsmaterials der Universitäts-Frauenklinik Freiburg/Brsg. unterzogen. Er glaubt in der vorliegenden Arbeit zeigen zu können, daß die Annahme von Gruber zu Recht besteht, daß auch die ungewollte Fruchtbarkeitsverminderung bei der Abnahme der Geburtenziffer eine nicht zu unterschätzende

Rolle spielt, und daß diese Fruchtbarkeitsverminderung weit weniger bei der Landbevölkerung wie bei der Bevölkerung großer Städte hervortritt. Eine Erhöhung der Geburtenziffer hätte dann im gewissen Sinne, wie ebenfalls schon Gruber betont, eine geeignete Dezentralisation zur Vorbedingung.

Siegel hat dann weiter die durch die Kriegsverhältnisse gegebenen und sich vielleicht nie wieder bietenden Beobachtungen über zeitlich engbegrenzte Kohabitationstermine benutzt, um die für die Abnahme der Geburtenziffer nicht unwichtige Frage zu untersuchen, ob, wie beim Tiere in der Brunstzeit, bei den Frauen ähnliche temporäre Steigerung ihrer Empfängnisfähigkeit besteht. Wir wissen schon aus dem Tierreich, daß durch Domestikation eine Verschiebung der Brunst eintritt, daß aber selbst bei weitgehendster Domestikation im allgemeinen doch eine Brunstzeit mit gesteigerter Empfängnisfähigkeit zu erkennen ist. Es fragte sich nun, ob nicht auch beim Menschen trotz aller Domestizierung wenigstens eine Andeutung einer zeitlich verschiedenen Empfängnisfähigkeit vorliegt. Es konnte gezeigt werden, daß in der Tat, wenn auch nicht mehr sehr deutlich, so doch ausgesprochen eine gesteigerte Empfängnisfähigkeit während und kurz nach und eine verringerte Empfängnisfähigkeit zwischen den Menstruationen besteht, die den Verhältnissen bei den Tieren vergleichbar ist.

Schließlich mußte sich unwillkürlich durch die hohen Verluste der Männer in dem jetzt 3 Jahre tobenden Weltkrieg die uralte Frage auftun, ob nicht doch eine gewisse Häufung von Knabengeburten möglich wäre. Man hat sich dieser Fragestellung gegenüber gerade in wissenschaftlich-geburtshilflichen Kreisen merkwürdig ablehnend verhalten. Man glaubte hier „ein sorgsam gehütetes Naturgeheimnis“ vor sich zu haben, dessen Enthüllung so gut wie unmöglich wäre. Inzwischen erschienen aber die Untersuchungen bei einem relativ hoch entwickelten Tiere, nämlich dem Frosch, von R. Hertwig, die zeigten, daß man es bei der willkürlichen Geschlechtsbestimmung keineswegs mit einem unergründbaren Problem zu tun habe. Gelang es doch Hertwig durch relativ einfache Maßnahmen, nämlich durch künstliche Zurückhaltung der Kopulation von Samen und Ei über eine kurze Zeitspanne hin, willkürlich bis zu 100% männliche Individuen zu erzielen. Hertwig faßt den Erfolg seiner Experimente so auf, daß die Keimzellen einen richtenden Einfluß auf die Geschlechtsbildung haben, und zwar in dem Sinne, daß das Geschlecht nicht im Ei präformiert und prädestiniert ist, sondern daß die Geschlechtsbildung bestimmt wird von dem Reifezustand des Eies, welchen es bei der Kopulation einnimmt, also von dem Zeitpunkte der Kopulation.

Diese Experimente sind von anderen Forschern in ihren Resultaten vollauf bestätigt worden. Sie zwangen uns dazu, ihnen mindestens den Wert einer heuristischen Hypothese auch für den Menschen zuzuerkennen und zu versuchen, Beobachtungsmaterial über Geschlechtsbildung zu sammeln, bei dem, nach unseren bisherigen Kenntnissen vom zeitlichen Verhältnis zwischen Ovulation und Menstruation, eine Befruchtung überreifer Eier anzunehmen ist. Hier boten die Kriegsverhältnisse, die ein kurzfristiges, zeitlich genau festzulegendes Zusammensein der Eheleute schafften, ein wahrscheinlich nie wiederkehrendes Beobachtungsmaterial.

Alle Friedensbeobachtungen hat man bei der Unsicherheit der Angabe der Daten über Kohabitation und Menstruation mit Recht für die Beantwortung dieser Fragen ganz abgelehnt.

Aber auch im Kriege waren die Schwierigkeiten zur Beschaffung eines einwandfreien Materials fast unüberwindlich groß. Vorbedingungen für das Beobachtungsmaterial sind:

1. möglichst durch amtliche Listen festgestellte Dauer des Urlaubs mit Anfangs- und Abgangsdatum,
2. ein möglichst kurz befristeter Urlaub, am besten nicht über 5 Tage Dauer, und
3. genaueste Daten über Beginn und Ende der letzten Menstruation.

Gerade hier zeigten die Untersuchungen von Siegel, daß, wenn nicht fortlaufende Notizen über den Menstruationsverlauf in einem Menstruationskalender vorlagen, beim Ende der Schwangerschaft die Angaben der Frau sehr ungenau und selbst bei Gebildeten wegen ihrer Unsicherheit wissenschaftlich fast unbrauchbar waren. So ist es zu verstehen, daß Siegel während des Krieges in einem Zeitraum von fast 3 Jahren unter 4000 persönlich kontrollierten Schwangerschaften nur 180 Fälle mit einwandfrei bestimmtem Menstruations- und engbegrenztem Kohabitationstermin sammeln konnte.

Wenn auf Grund dieser 180 Beobachtungen Siegel eine gewisse Beziehung zwischen Zeitpunkt der Kohabitation und Geschlechtsbildung glaubte feststellen zu können, so waren wir uns voll bewußt, daß bei biologischen Fragen 180 Fälle nicht zur beweiskräftigen Antwort der Fragestellung genügen. Dennoch war bei diesen 180 Fällen die Abhängigkeit gesteigerter Knaben- resp. Mädchengeburten vom engbegrenzten Kohabitationstermin so auffallend, daß wir uns berechtigt hielten, freilich mit aller Reserve, gewisse Schlußfolgerungen zu ziehen. Wir geben dabei der Hoffnung Ausdruck, daß Nachbeobachtungen angestellt werden in gleichem Sinn und mit gleicher Exaktheit, wobei wir ausdrücklichst darauf hinweisen, daß Angaben von Wöchnerinnen, die erst nach der Geburt katamnestisch über die beiden wichtigsten Punkte befragt sind — Datum von Beginn und Ende der Menstruation, Datum von Beginn und Ende des Urlaubs —, mit so vielen Gedächtnistäuschungen verbunden sind, daß, wenn sie nicht gestützt sind durch einen regelrecht geführten Menstruationskalender und Urlauberbuch, kaum Anspruch auf Beachtung verdienen.

Freiburg i. Br., im August 1917.

B. Krönig.

Inhaltsverzeichnis.

Einleitung.

Die Fragen des Geburtenrückganges und der Behebung desselben, die schon vor dem Kriege die weitesten Kreise auf das lebhafteste beschäftigten und einen bedeutenden Mittelpunkt literarischer und diskutorischer Erwägungen bildeten, sind durch den langdauernden Krieg mit seinen ungeheuren Verlusten an Männern ganz besonders aktuell geworden.

Es mutet uns heute wie ein Märchen aus ferner Zeit an, wenn wir nach kaum 17 Jahren uns der Worte Fehlings erinnern, die er noch 1900 in seinem Lehrbuche der Frauenkrankheiten bei der Besprechung der Fruchtbarkeit der Frau gebrauchte: „Trotz aller im Wege stehenden Hindernisse (Sterilitätsursachen) hat die Fertilität der Frau und damit die Zunahme der Bevölkerung in den letzten Jahren rapid, in einzelnen Ländern schreckenerregend zugenommen.“ In dem gleichen Absatz sagt er über die Unsicherheit der antikonzeptionellen Mittel: „Es hat demnach diese für die Frau der untern Stände enorm wichtige Frage noch keine Lösung gefunden, die den Menschen wie den Arzt, Theologen und Philosophen gleichmäßig befriedigen könnte.“

Kurz nach diesen, man möchte fast sagen bedauernden Worten über die nicht aufzuhaltende weibliche Fruchtbarkeit setzte der Umschwung ein, freilich ohne daß seine Bedeutung für unser Volk voll erkannt wurde. Noch Naumann spricht in seiner Neudeutschen Wirtschaftspolitik 1909 von einer steigenden Tendenz unseres natürlichen Zuwachses und berechnet für 1925, spätestens 1930 bei gleichbleibendem Gebiet unsere Bevölkerung auf 80 Millionen.

Inzwischen ist ein Umschwung zur pessimistischen Auffassung eingetreten, die freilich auch wieder zu unberechtigten Extremen geführt hat. Das eine aber ist klar, wir dürfen heute wenigstens nicht mehr von einer steigenden Tendenz unseres natürlichen Zuwachses reden, sondern müssen objektiv mit einem bedeutenden Geburtenrückgang rechnen, der auch durch Herabsetzung der Sterblichkeit und steigende Rückwanderung deutscher Elemente in die Heimat nicht dauernd ausgeglichen werden kann. Heute wird allgemein der Beginn des Geburtenrückganges für Deutschland kurz nach 1900 gerechnet.

Die Zahl der Veröffentlichungen über den Geburtenrückgang ist groß und nimmt ständig zu. Leider sind es aber meistens Arbeiten, die sich mit den allgemeinen Verhältnissen beschäftigen, die sich nur auf soziale und volkswirtschaftliche Betrachtungen der Allgemeinheit beschränken. Rein medizinische Betrachtungen und Erwägungen sind selten. Wenn auch der Geburtenrückgang erwiesen ist, so sind doch die Mittel zu seiner Bekämpfung nur bedingt aus diesen großen Allgemeinstatistiken zu gewinnen. Viel wichtiger sind dafür die Arbeiten, die nur Teile dieser Ursachen behandeln; dafür aber bis ins einzelne gehen. Die Aneinanderreihung und Vergleichung dieser Kleinstatistiken im Sinne Grubers werden voraussichtlich die Frage nach Ursprung und Bekämpfung des Geburtenrückganges am erfolgreichsten lösen können. In diesem Sinne, ausschließlich vom medizinisch-frauenärztlichen Standpunkte diese Frage anzugreifen, soll meine Aufgabe sein.

Ursache des Geburtenrückganges ist in erster Linie die weibliche Fertilitätsverminderung, die sich in dem Zurückbleiben der Fertilität der Frau gegenüber ihrer normalen Fruchtbarkeit äußert. Auch für sie darf man nicht nur die großen Sammelstatistiken sprechen lassen. Gesonderte Untersuchungen über diese Verhältnisse in kleineren Länderabschnitten und begrenzteren Gebietsteilen des Reiches sind hier zu allererst nötig. Nur bei derartiger Zerlegung wird man Häufigkeit, Grad und Ursachen der weiblichen Fertilitätsverminderung richtig erkennen und bewerten lernen. Erst das Zusammenziehen dieses Tatsachen- und objektiven, leicht kontrollierbaren Beobachtungsmaterials gibt Allgemeinmaterial und Erklärung der Allgemeinerscheinungen. Darum ist diese Art der Kleinstatistik, die sich in ihren Erhebungen auf engbegrenzte Bezirke beschränkt, für die sozialhygienische Forschung von allergrößtem Werte. Sie allein wird, um die Fragen nach den Ursachen restlos lösen zu können, durch Gegenüberstellung mit andern Kleinstatistiken zu neuen umfassenden Untersuchungen anregen und die notwendigen Grundlagen schaffen. Von diesen Überlegungen ausgehend, habe ich lediglich auf Grund eigener Beobachtungen die Fertilitätsverhältnisse speziell für Oberbaden untersucht.

Mein Material ist gewonnen durch rein ärztliche Beobachtungen an ausschließlich oberbadischer Bevölkerung, wie sie in den letzten 10—15 Jahren in unserer Freiburger Klinik zusammengeströmt ist. Das Wesentliche hieran ist, daß gleichsam jeder Fall von vornherein kritisch beobachtet und mehr oder weniger bewußt auf seine Beziehung zur weiblichen Fertilität beurteilt worden ist Gleiche Beobachtungsformen von andern Teilen Deutschlands, von ebenso umgrenzten Gebieten, in denen eine größere Klinik den persönlichen Mittelpunkt bildet, ermöglichen, die Erfahrungen in Stadt und Land gegenüberzustellen, vermeidbare und unvermeidbare Ursachen der weiblichen Fertilitätsbeeinträchtigung zu trennen. Sie ermöglichen uns das Wesen der weiblichen Fruchtbarkeit in seinen Grundlagen zu erfassen, setzen uns erst dadurch in die Lage, rationelle Mittel und Wege zu finden, der weiblichen Fertilitätsverminderung und damit dem Geburtenrückgange Einhalt zu gebieten, wenn das überhaupt möglich ist.

Ich spreche von einer Fertilitätsverminderung und will damit den Grad ausdrücken, in dem die Fruchtbarkeit der Frau durch alle uns Ärzten zugängliche Momente zurückgegangen ist. Zu dieser Fertilitätsverminderung der Frau ist die Sterilität nur ein Unterbegriff. Die Frage des Geburtenrückganges und seine Behebung wird nicht gelöst, wenn man sich nur auf die zunehmende Sterilität der Frau beschränkt. Das gibt ungenügende und daher falsche Bilder. Man muß die Häufigkeit, den Grad und endlich die unvermeidbaren und vermeidbaren Ursachen der weiblichen Fertilitätsverminderung unbedingt kennen.

Man muß aber weitergehen und untersuchen, ob ein Überspannen der heutigen weiblichen Produktionsfähigkeit für Mutter und Kind zweckdienlich ist. Auch die Mutter hat ein Recht auf Leben und Gesundheit. Leben und Gesunderhalten der Mutter ist zur Aufzucht des einmal geborenen Kindes ebenso wertvoll wie die Erzeugung von Kindern selbst. Die Mutter ist der Mittelpunkt und die Garantie der Familie, ist die Vorbedingung für die im staatlichen Interesse notwendige Erziehung der Kinder zu brauchbaren Staatsbürgern.

Mein Material und meine Beobachtungen zwingen zu Folgerungen. Wir fragen uns: Bestehen denn vom Standpunkte des Arztes und besonders des Frauenarztes keine Möglichkeiten, rationelle Wege zu finden, der zunehmenden weiblichen Fertilitätsverminderung, der zunehmenden Unfähigkeit der Frau, Kinder zu erzeugen und auszutragen, zu begegnen? Da ist zu antworten, daß meine Beobachtungen uns rein logisch auf die dafür richtigen und gangbaren Bahnen lenken. Die Frau wird schon mehr Kinder bekommen können, wenn nur der Staat und die gesellschaftliche Ordnung sie richtig unterstützen. Die Unterstützung kann auf die Dauer nicht freier Wille bleiben, sondern wird stärkstes Muß, wenn wir unsere nationale Existenz, die wir heute im Krieg festigen und zum Teil aufbauen, erhalten wollen. Daß die Behauptung unserer Nation unser Wille ist, beweist der Krieg. Unterstützung der geschlechtsreifen Frau in allen Fragen, die nach ärztlichem Ermessen ihre Fruchtbarkeit erhalten und erhöhen, wird darum nur einfachste Logik und Selbstverständlichkeit. Wollten wir das nicht erkennen und mit allen Mitteln, die auf wissenschaftlicher objektiver Grundlage basieren, unterstützen, dann wäre eben auch dieser Krieg unlogisch. Die Führung des Krieges schließt die Förderung der gebärfähigen Frau und Mutter ohne weiteres in sich.

Doch auch damit machen die Erfahrungen noch nicht halt. Es tritt die Frage an uns: Können wir die physiologische Empfängnisfähigkeit der Frau erhöhen, können wir vielleicht gar den durch den Krieg bedingten Männerverlust durch eine Steigerung der Knabengeburten ausgleichen? Der Männermangel wird, worauf die Rassenhygieniker und Sexualpathologen unter Vorantritt von Vaerting immer eindringlicher hinweisen, eine zunehmende Gefahr für unser Vaterland. Durch die Steigerung der Knabengeburt beugen wir dem vor. Gelingt es uns, die Knabengeburten zu steigern, dann ist zur gewollten Steigerung und damit zur willkürlichen Geschlechtsbestimmung kaum ein Schritt weiter.

So greifen die Fragen der weiblichen Fruchtbarkeit, der weiblichen Fruchtbarkeitsverminderung und ihre rationelle Bekämpfung, die gleichzeitig Bekämpfung des Geburtenrückganges ist, die Erhöhung der normalen weiblichen Empfängnisfähigkeit und die willkürliche Geschlechtsbestimmung ineinander. Ja, die durch den Krieg geschaffene Notwendigkeit macht sie untrennbar.

Meine Beobachtungen über die weiblichen Fruchtbarkeitsverhältnisse erlangen dadurch ein besonderes Interesse, als sie die Zustände unmittelbar vor Beginn und während eines großen Teiles des Krieges widerspiegeln. Dieser Krieg bedeutet für unsere ganze Bevölkerungsfrage die Einleitung einer neuen Zeit. Er ist von einschneidender Bedeutung für unser ganzes Volk. Ähnlich, aber nur in kleinerem Maßstabe, war das der Krieg 1870. Jeder, sei er Volkswirtschaftler oder Arzt, der sich mit der Frage des Geburtenrückganges befaßt, bedauert heute lebhaft, daß vor dem Krieg 1870 überhaupt keine einwandfreien und umfangreichen Beobachtungen auch nur für einzelne Gebiete in den Bevölkerungsfragen existieren. Das Interesse für die Bevölkerungsfragen in diesem Sinne muß mit der zunehmenden Größe des Krieges höchste Wichtigkeit und Wertung erlangen. Da mit Recht anzunehmen ist, daß nach dem Krieg uns das Neue den Mittelpunkt des Interesses bilden wird, so besteht für das wichtige Festhalten der alten Verhältnisse unmittelbar vor und während des Krieges jetzt noch die letzte Möglichkeit. Solche Niederlegungen aber sind allein der wissenschaftliche und volkswirtschaftliche Ausgangspunkt für die Beurteilung und Gründung der neuen Verhältnisse nach dem Krieg. Sie werden die alleinige Möglichkeit bieten, auf gesunder Grundlage gesunde und notwendige Bevölkerungspolitik für unser Volk aufzubauen.

Gewollte und ungewollte Schwankungen der weiblichen Fruchtbarkeit.

Die Fertilität der Frau.

Wenn wir über die Fertilität der Frau sprechen wollen, so müssen wir uns klar werden, daß jede Frau fertil sein kann, gleichgültig, ob sie verheiratet ist oder nicht. Es genügt also nicht nur, sich auf Feststellungen über die Fertilität der verheirateten Frau zu beschränken. Selbstverständlich ist die eheliche Fertilität zweifelsohne die wichtigere. Unter ehelicher Fertilität versteht man diejenige Fruchtbarkeit der Frau, die sie in der Ehe erzielt. Man muß aber vielleicht noch weiter gehen und zu dieser ehelichen Fertilität auch die Kinder rechnen, die vor Eheschließung der Frau geboren wurden, weil einerseits eine Trennung in eheliche und voreheliche Kinder ohne besondere Fragestellung nicht durchführbar ist, weil andererseits die unehelichen Kinder zu einem großen Prozentsatz von dem späteren Manne stammen, mit in die Ehe hineingenommen und in dieser legitimiert werden.

Die Gebärchance der Frau und das Prädilektionsalter der Frau für die Geburt.

Bei der ehelichen Fertilität dürfen wir annehmen, daß die Fertilitätschance der Frau auf das möglichste Optimum ausgenützt ist. Eine Frau, die verheiratet ist, wird die Gelegenheit haben, so viele Kinder zu bekommen, als sie will oder als die Ehe fähig ist, zu bekommen. Daher ist es gleichgültig, ob schon vor dem Eingehen der Ehe Kinder vorhanden waren. Anders ist es bei der unehelichen Fertilität. Hier wird die Gebärchance nicht voll ausgenützt. Es ist möglich, daß die Frau 1, 2, 3 oder gar 4 uneheliche Kinder hat. Aber wenn die Frau nicht heiratet, solange sie Kinder bekommen kann, wird die Möglichkeit, Kinder zu bekommen, nicht voll erschöpft. Wir können daher bei diesen Fällen keinen Maßstab an die Fertilität der Frau legen.

Eine Frau ist nach meinem Material normalerweise vom 14. bis mit einschließlich dem 47. Lebensjahre fruchtbar. Ich nehme diese Grenzen auf Grund von 20 000 Fällen an, die ich zusammenhängend aus unseren geburtshilflichen Journalen, beginnend 1871 bis einschließlich 1916, gewonnen habe. Geburten vor dem 14. Jahre sind so selten, daß sie unter diesen 20 000 Fällen nicht einmal vorgekommen sind, mit anderen Worten,

Tabelle 1.

Das Prädilektionsalter der Frau für die Geburten.

(Gebärchance der Frau in den einzelnen Lebensjahren.)

Im Alter von 14 Jahren gebaren	5	Frauen	= 0,02%	= 9,46%
„ „ „ 15 „ „	7	„	= 0,04 „	
„ „ „ 16 „ „	33	„	= 0,16 „	
„ „ „ 17 „ „	107	„	= 0,54 „	
„ „ „ 18 „ „	325	„	= 1,62 „	
„ „ „ 19 „ „	569	„	= 2,84 „	
„ „ „ 20 „ „	849	„	= 4,24 „	
„ „ „ 21 „ „	1187	„	= 5,94 „	= 59,34%
„ „ „ 22 „ „	1291	„	= 6,45 „	
„ „ „ 23 „ „	1239	„	= 6,19 „	
„ „ „ 24 „ „	1306	„	= 6,53 „	
„ „ „ 25 „ „	1293	„	= 6,46 „	
„ „ „ 26 „ „	1301	„	= 6,51 „	
„ „ „ 27 „ „	1194	„	= 5,97 „	
„ „ „ 28 „ „	1130	„	= 5,65 „	
„ „ „ 29 „ „	939	„	= 4,69 „	
„ „ „ 30 „ „	989	„	= 4,95 „	
„ „ „ 31 „ „	742	„	= 3,71 „	= 27,82%
„ „ „ 32 „ „	814	„	= 4,07 „	
„ „ „ 33 „ „	681	„	= 3,41 „	
„ „ „ 34 „ „	625	„	= 3,12 „	
„ „ „ 35 „ „	589	„	= 2,95 „	
„ „ „ 36 „ „	530	„	= 2,65 „	
„ „ „ 37 „ „	459	„	= 2,30 „	
„ „ „ 38 „ „	450	„	= 2,25 „	
„ „ „ 39 „ „	377	„	= 1,89 „	
„ „ „ 40 „ „	295	„	= 1,47 „	
„ „ „ 41 „ „	182	„	= 0,91 „	= 3,38%
„ „ „ 42 „ „	173	„	= 0,87 „	
„ „ „ 43 „ „	113	„	= 0,56 „	
„ „ „ 44 „ „	110	„	= 0,55 „	
„ „ „ 45 „ „	45	„	= 0,23 „	
„ „ „ 46 „ „	27	„	= 0,14 „	
„ „ „ 47 „ „	12	„	= 0,06 „	
„ „ „ 48 „ „	5	„	= 0,02 „	= (0,06%)
„ „ „ 49 „ „	4	„	= 0,02 „	
„ „ „ 50 „ „	3	„	= 0,02 „	
14—50 Jahren	20 000	Frauen	= 100,00%	= 100,00%

praktisch keine Bedeutung besitzen und Ausnahmen bilden. Auch die Geburten nach dem 47. Jahre sind mit ihren 0,06% wenigstens bei uns Ausnahmen und bleiben es, wenn auch Kisch eine Aufstellung spät eingetretener „seniler Sterilitäten" bringt. Neben einer Sammlung von Ausnahmefällen zeigt er, daß namentlich bei den nordischen Völkern die Geburtenmöglichkeit in einem Prozentsatz von 4,65% für Dänemark, 3% für Schweden und 3,45% für Irland bis über 50 Jahre bestehen soll. Ich kann das nicht bestreiten, muß aber darauf hinweisen, daß Kisch seine Zahlen aus Allgemeinstatistiken vor 1880 nimmt, also aus einer Zeit, wo die Genauigkeit der Angaben berechtigt in Zweifel gezogen werden kann. Natürlich wäre auch an eine längere Fertilitätsdauer der nordischen Rassen zu denken. Bei uns in Oberbaden ist das aber nicht der Fall. Unter unserem klinischen Material sahen wir nur 12mal Geburten zwischen dem 48. und 50. Jahre. Einmal abortierte eine 51jährige, einmal eine 53jährige Frau je eine Blasenmole. Diese Frauen konzipierten also wohl, konnten aber die Frucht nicht normal entwickeln.

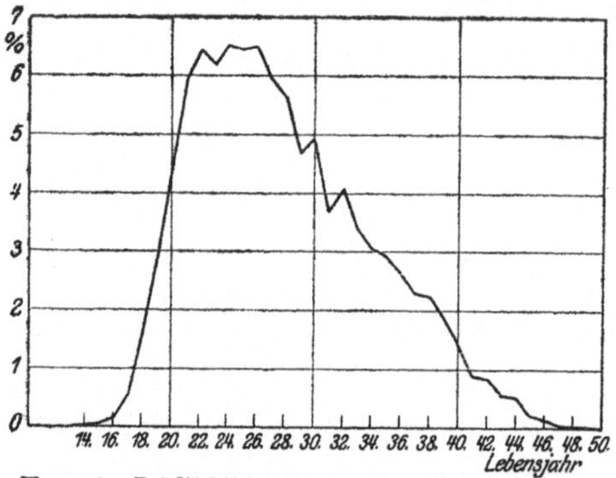

Kurve 1. Prädilektionsalter der Frau für die Geburten. (Gebärchance der Frau in den einzelnen Lebensjahren.)

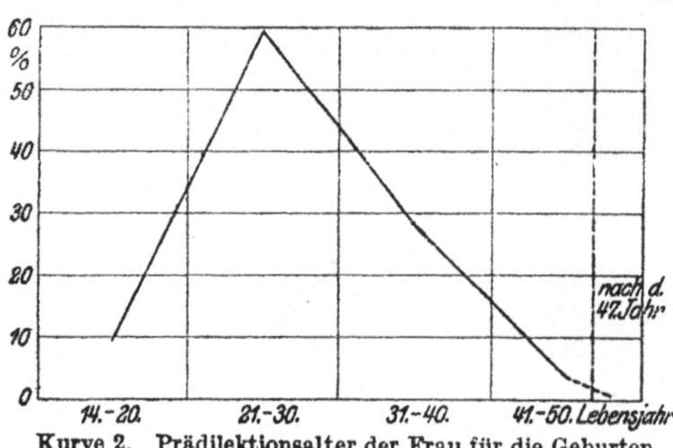

Kurve 2. Prädilektionsalter der Frau für die Geburten. (Gebärchance der Frau in den Lebensjahrzehnten.)

Ich habe die 20000 Fälle in Tabelle 1 und Kurve 1 und 2 zusammengestellt und konnte daraus für die Frau neben der Fertilitätsdauer die Fertilitätszeit und das günstigste Alter zur Geburt berechnen, das ich als Prädilektionsalter der Frau für die Geburt bezeichne. Diese Berechnung zeigt endlich gleichzeitig die Gebärchance der Frau für ihre einzelnen Lebensjahre, d. h. die Chance, die eine Frau unter allen fertilen Frauen hat, eine Geburt durchzumachen.

Es zeigt sich also ein langsames Beginnen der Gebärchance mit dem 14., 15. und 16. Jahre, dem ein schnelles Aufsteigen bis zum 22. Jahre folgt. Vom 22. bis zum 27. Jahre steht die Frau auf der Höhe ihrer Fertilität, ihrer Gebärchance. Hier ist eine weitere Differenzierung für die günstigste Zeit nicht möglich. Nach dem 27. Jahre zeigt sich ein allmählicher aber konstanter Abfall bis zum 45. Jahre. Nach dem 45. Jahre werden die Zahlen der Geburten verschwindend klein und betragen nach dem 47. Jahre nur noch 12, d. h. die Gebärchance der Frau ist am Ende des 47. Lebensjahres unter ihres gleichen nur noch 0,06%. Es finden also, wie sich aus der Tabelle zeigt, wohl noch Geburten vom 48. bis 50. Jahre statt. Sie sind aber so selten, daß sie mit 5 Geburten für das 48., 4 Geburten für das 49. und 3 Geburten für das 50. Jahr bei 20 000 Fällen praktisch als Ausnahmen bezeichnet werden müssen. In der Tabelle sind endlich die Zeiträume vom 14. bis 20., vom 21. bis 30., 31. bis 40. und 41. bis 50. Jahre gesondert ausgerechnet. Es zeigt sich, daß die Gebärchance im 3. Lebensjahrzehnt der Frau mit 59,34% am Günstigsten ist, daß sie im 4. Lebensjahrzehnt mit 27,82% noch gut ist, um im 5. Jahrzehnt mit nur noch 3,38% sehr ungünstig zu werden.

Auf Grund dieser in Kurve 1 und 2 graphisch dargestellten Tabelle der Gebärchance für die einzelnen Lebensjahre der Frau oder des Prädilektionsalters der Frau für die Geburt rechne ich also die Fertilität der Frau vom 14. bis einschließlich 47. Jahre und lasse Geburten jenseits dieser Grenze als Ausnahmen unberücksichtigt.

Die eheliche Fertilität der Frau.

Zur Berechnung der ehelichen Fertilität der Frau habe ich die Fertilität von 2000 verheirateten Frauen über 47 Jahre zugrunde gelegt, die innerhalb 12 Jahren aufeinanderfolgend in unsere Sprechstunde kamen. Es sind das nur Frauen aus Oberbaden, die vor ihrem 47. Lebensjahre nicht derart ernster genital erkrankt waren, daß sie wegen eines Genitalleidens einer ärztlichen Behandlung bedurften. Diese Aufstellung müßte daher die absolute Fertilität der Frau überhaupt, im besonderen die der Frau für Oberbaden bedeuten, d. h. zeigen, was speziell die oberbadische Frau an Kindern zu leisten imstande ist, wenn nicht Operationen vorgenommen zu werden brauchten, die die Fruchtbarkeit herabsetzten oder ganz aufhoben.

Die Zahl der Geburten verteilt sich nun in folgenden Verhältnissen auf die Frau:

Tabelle 2. **Absolute Fertilität der Frau.**

134	Frauen	über 47	Jahre =	6,7%	hatten	0	Kinder	= 0	Kinder
184	„	„ 47	„ =	9,2 „	„	1	„	= 184	„
261	„	„ 47	„ =	13,1 „	„	2	„	= 522	„
267	„	„ 47	„ =	13,4 „	„	3	„	= 801	„
273	„	„ 47	„ =	13,7 „	„	4	„	= 1092	„
198	„	„ 47	„ =	9,9 „	„	5	„	= 990	„
182	„	„ 47	„ =	9,1 „	„	6	„	= 1092	„
127	„	„ 47	„ =	6,3 „	„	7	„	= 889	„
92	„	„ 47	„ =	4,6 „	„	8	„	= 736	„
81	„	„ 47	„ =	4,0 „	„	9	„	= 729	„
58	„	„ 47	„ =	2,9 „	„	10	„	= 580	„
45	„	„ 47	„ =	2,2 „	„	11	„	= 495	„
38	„	„ 47	„ =	1,9 „	„	12	„	= 456	„
27	„	„ 47	„ =	1,4 „	„	13	„	= 331	„
16	„	„ 47	„ =	0,8 „	„	14	„	= 224	„
17	„	„ 47	„ =	0,8 „	„	15 u. mehr		= 265	„
2000	Frauen	über 47	Jahre =	100,0%	hatten			9386	Kinder

d. s. 4,7 Kinder im Durchschnitt auf eine Ehe.

Man sieht also aus der Tabelle, daß die 2000 Frauen 9386 Kinder geboren haben; d. h. jede Ehe zeigte eine durchschnittliche Fertilität von 4,7 Kindern. Der Höhepunkt liegt bei der viertgebärenden Frau mit 13,7%. Zwei-, Drei-, Vier- und Fünfkinder-Ehen machen mit 50,1% die Hälfte aller Ehen aus. Sechstgebärende Frauen sind so häufig wie die Erstgebärenden. Die Siebentgebärenden entsprechen ungefähr der Zahl der sterilen Frauen. Alsdann nimmt die Kinderzahl allmählich ab, um nach dem 14. Kinde bedeutungslose Werte zu erhalten.

Aus dieser Tabelle der absoluten Fertilität der Frau ergeben sich nun ohne weiteres die Prozentzahlen der primären, der Ein- und Zweikind-Sterilität. Die primäre — absolute — Sterilität beträgt im Gegensatz zu allen bisher veröffentlichten Arbeiten, in denen sie mit 10% (Ahlfeld, Kisch, Krönig, Menge, Opitz, Pankow usw.) angegeben ist, für Oberbaden nur 6,7%. Sie ist also auffallend gering.

Diese Tabelle der absoluten ehelichen Fertilität und die durchschnittliche Kinderzahl mit 4,7 Kinder für die Ehe sollen bei den weiteren Erörterungen mit Maßstab werden, an dem ich die Größe der Fertilität beurteile. Was unterhalb dieser Zahlen bleibt, betrachte ich als Fertilitätsverminderung, was darüber steht, als Fertilitätsvermehrung.

Es ist klar, daß durch einen großen Teil der Genitalleiden, bei denen die Frau gezwungen ist, ärztliche, vor allen Dingen fachärztliche Hilfe aufzusuchen, eine Fertilitätsverminderung der Frau eintritt. Die Frau wird einerseits den Arzt wegen ihres Leidens aufsuchen, anderseits wird der Arzt aber auch Leiden entdecken, die einen operativen Eingriff, der zu einer Fertilitätsverminderung der Frau führen könnte, bedingen. Ich will dabei natürlich nicht vergessen, daß durch den Arzt auch event. Sterilität und geringe Fertilität behoben werden können. Jedoch liegt es in der Natur der Sache, daß ungewollt das Umgekehrte häufiger der Fall ist.

Um zu sehen, wie groß der Einfluß einer großen Klinik ist, die gleichsam den Brennpunkt für ein ganzes Gebiet bildet, wie stark sich durch notwendige Eingriffe (Myombehandlung, Kystomektomien, Tubensterilisationen usw.) eine Herabsetzung der Fertilität geltend macht, habe ich für den gleichen Zeitraum wie oben in geschlossener Reihe alle diejenigen Frauen zusammengestellt, welche in diesen 12 Jahren vor dem 47. Jahre, also zu einer Zeit, wo die Frauen noch fertil sind, durch operativen resp. strahlentherapeutischen Eingriff keine Kinder mehr bekommen konnten, also steril wurden. Das sind rund 1500 Fälle, die ich ihren Eingriffen nach, weil das hier nebensächlich ist, nicht näher zu bezeichnen brauche. Bei diesen 1500 Fällen erhalte ich folgende Verhältnisse:

Tabelle 3. **Fertilität der frühzeitig Sterilisierten.**

133	Frauen vor dem 47. Jahre	=	8,9%	hatten	0 Kinder	=	0 Kinder
123	„ „ „ 47. „	=	8,2 „	„	1 „	=	123 „
223	„ „ „ 47. „	=	14,8 „	„	2 „	=	446 „
220	„ „ „ 47. „	=	14,7 „	„	3 „	=	660 „
202	„ „ „ 47. „	=	13,3 „	„	4 „	=	808 „
189	„ „ „ 47. „	=	12,6 „	„	5 „	=	945 „
156	„ „ „ 47. „	=	10,4 „	„	6 „	=	936 „
82	„ „ „ 47. „	=	5,5 „	„	7 „	=	574 „
52	„ „ „ 47. „	=	3,5 „	„	8 „	=	416 „
36	„ „ „ 47. „	=	2,4 „	„	9 „	=	324 „
30	„ „ „ 47. „	=	2,0 „	„	10 „	=	300 „
25	„ „ „ 47. „	=	1,7 „	„	11 „	=	275 „
13	„ „ „ 47. „	=	0,9 „	„	12 „	=	256 „
9	„ „ „ 47. „	=	0,6 „	„	13 „	=	117 „
4	„ „ „ 47. „	=	0,3 „	„	14 „	=	54 „
3	„ „ „ 47. „	=	0,2 „	„	15 u. mehr	=	34 „
1500	Frauen vor dem 47. Jahre	=	100,0%	hatten			6268 Kinder

d. s. **4,3** Kinder im Durchschnitt auf eine Ehe.

Hier rückt also gleichsam die ganze Geburtenzahl nach vorn. Die primären Sterilitäten und die Frauen mit 1, 2 und 3 Geburten werden zahlreicher, die Frauen mit 6, 7 und mehr Geburten nehmen schnell ab. Die durchschnittliche Kinderzahl für die Ehe ist auf 4,3 gesunken.

Diese Beobachtung stellt die Fertilitätsverminderung dar, die bedingt ist durch notwendig gewordene frühzeitig sterilisierende oder fertilitätsvermindernde Operationen an dem Material unserer Klinik.

Wenn ich diese Tabelle 3 nun mit den Zahlen der Tabelle 2 addiere, so ergibt sich die tatsächliche Fertilität, wie sie sich in unserer Klinik im Laufe der letzten 12 Jahre gezeigt hat und in Tabelle 4 zusammengestellt ist.

Tabelle 4.

Tatsächliche Fertilität der Frau.

	Tabelle 2	Tabelle 3	Tabelle 4
Zahl der Fälle . .	2000	1500	3500
Kinderdurchschnitt	4,7%	4,3%	4,5%
0 Kinder	6,7%	8,9%	7,8%
1 „	9,2 „	8,2 „	8,7 „
2 „	13,1 „	14,8 „	13,9 „
3 „	13,4 „	14,7 „	14,1 „
4 „	13,7 „	13,3 „	13,5 „
5 „	9,9 „	12,6 „	11,3 „
6 „	9,1 „	10,4 „	9,7 „
7 „	6,3 „	5,5 „	5,9 „
8 „	4,6 „	3,5 „	4,1 „
9 „	4,0 „	2,4 „	3,2 „
10 „	2,9 „	2,0 „	2,4 „
11 „	2,2 „	1,7 „	1,9 „
12 „	1,9 „	0,9 „	1,4 „
13 „	1,4 „	0,6 „	1,0 „
14 „	0,8 „	0,3 „	0,6 „
mehr „	0,8 „	0,2 „	0,5 „
	100,0%	100,0%	100,0%

Diese tatsächliche Fertilität bedeutet eine Fertilitätsverminderung gegenüber der absoluten Fertilität. Sie ist natürlich für eine Klinik etwas Relatives. Durch sie kennzeichnet sich nur, wie stark diese Klinik Zentrum ist und eventuell, welchen therapeutischen Standpunkt sie einnimmt. Ich kann mit dieser Tabelle daher zeigen, daß tatsächlich durch derartige medizinische Zentren eine ungewollte, aber unvermeidbare Fertilitätsverminderung der Frau geschaffen wird. Bei den großen Allgemeinstatistiken nun, die einfach auf Grund der Zahlen ohne besondere Würdigung des einzelnen Falles aufgestellt wurden, können immer nur diese tatsächlichen Fertilitäten gebracht werden. Freilich bringen diese Allgemeinstatistiken einen Ausgleich. Sie können aber niemals zeigen, was die Frau an Fertilität zu leisten imstande ist. Sie entstehen aus zwei, ich möchte fast sagen, sich gegenüberstehenden Beobachtungen.

Ich konnte also feststellen, daß in den großen Kliniken ungewollt eine Fertilitätsverminderung der Frau erzeugt wird. Diese Beobachtung legte den Gedanken nahe, ob Frauen, die in diesen Zentren wohnen, mit anderen Worten, ob Frauen aus Städten, denen sich eine viel größere Gelegenheit zur ärztlichen Behandlung bietet, weniger fruchtbar seien als wie Frauen auf dem platten Lande, die viel weniger Gelegenheit haben, ärztliche Hilfe in Anspruch zu nehmen, die vielmehr infolge der wirtschaftlichen Lage nicht zum Arzte gehen oder sich höchstens auf ihren Landarzt beschränken. Das wird sich aber so gesondert nicht feststellen lassen, da bei den Zentralisationen der Menschen gleichzeitig viel größere Gelegenheiten geboten sind, Krankheiten zu erwerben, die ebenfalls eine Fertilitätsverminderung bedingen. Die Städte sind ja darin durch die Schriften über den Geburtenrückgang genügend gebrandmarkt worden.

Ich habe nun untersucht, ob sich schon für Oberbaden mit seinen relativ kleinen Städten (es gibt nicht eine einzige Großstadt) dieser Einfluß der Stadt als Anhäufung von Menschen sichtbar geltend macht. Dazu habe ich alle die Städte herausgegriffen, die Industrie und über 10 000 Einwohner besitzen. Diesen habe ich die umliegenden Dörfer als Wohnsitz der fabrikarbeitenden Bevölkerung zugefügt. Es sind das

1. Freiburg mit Ebnet, St. Georgen, Uffhausen, Lehen, Betzenhausen, Zähringen;
2. Waldkirch mit Kollnau, Gutach;
3. Offenburg mit Durbach und Gengenbach;
4. Dinglingen-Lahr und Friesenheim;
5. Kehl;
6. Lörrach;
7. Singen und Konstanz.

Nehmen wir nun aus der Tabelle 2 für die absolute Fertilität, also für die Frauen, die nach 47 Jahren zum ersten Male eine fachärztliche Behandlung aufsuchten, diese städtische Bevölkerung heraus, so zeigt sich für sie ganz deutlich eine Fertilitätsverminderung der Frau, wie die Tabelle 4 beweist.

Tabelle 5. **Absolute Fertilität der Frau aus der Stadt.**

44	Frauen =	6,2%	hatten	0	Kinder	=	0	Kinder
77	„ =	10,5 „	„	1	„	=	77	„
115	„ =	15,9 „	„	2	„	=	230	„
108	„ =	14,9 „	„	3	„	=	324	„
95	„ =	13,2 „	„	4	„	=	380	„
62	„ =	8,6 „	„	5	„	=	310	„
47	„ =	6,6 „	„	6	„	=	282	„
43	„ =	6,2 „	„	7	„	=	301	„
37	„ =	5,1 „	„	8	„	=	296	„
26	„ =	3,8 „	„	9	„	=	234	„
20	„ =	2,7 „	„	10	„	=	200	„
17	„ =	2,2 „	„	11	„	=	187	„
11	„ =	1,4 „	„	12	„	=	132	„
8	„ =	1,1 „	„	13	„	=	104	„
7	„ =	0,9 „	„	14	„	=	98	„
5	„ =	0,7 „	„	15	„	=	80	„
722	Frauen =	100,0%	hatten				3235	Kinder

d. s. **4,4** Kinder im Durchschnitt für eine Ehe der städtischen Bevölkerung.

Nicht mehr die viertgebärenden, sondern nur noch die zweitgebärenden Frauen bilden hier den Höhepunkt. 54,5% der Frauen stellen die Erst- bis Viertgebärenden. Also auch hier besteht eine deutliche Verschiebung der Kurve zu gunsten der weniger gebärenden Frauen. Die Fertilitätskurve hat sich auch hier gleichsam wieder nach vorn geschoben. Dabei ist aber interessant, daß die absoluten Sterilitäten in ihrer Frequenz mit 6,2% keine Veränderung erfahren haben. Würde man also nur oberflächliche Beobachtungen über die absolute Sterilität der Frau anstellen, dann würde man keine Fertilitätsverminderung in unseren oberbadischen Städten gegenüber der Norm finden. In den Städten beträgt bei 722 in Frage kommenden Fällen die durchschnittliche Fertilität nur noch 4,4 Kinder für die Frau. Sie hat sich also gegenüber der allgemeinen absoluten Fertilität der Tabelle 2 um 0,3 vermindert. Auch hier zeigt sich wieder das Typische. Absolute Sterilitäten und Durchschnittskinderzahlen differieren wohl etwas mit dem Normalen. Die Unterschiede sind aber so gering, daß sie Zufallsbefunde sein könnten. Erst bei der Teilung in die einzelnen Grade werden sie augenscheinlich und beweisend.

Für jede Stadtbevölkerung besteht demnach eine sichtliche Fertilitätsverminderung, die sich freilich nur in einer Zunahme der Weniggebärenden zeigt, aber für unser Bevölkerungsproblem sicherlich genau so schwerwiegend ist, wie eine Sterilitätszunahme. Bereits an unserem Material mit den kleinen Städteunterschieden ist ein ganz deutlicher Einfluß der Zentralisation der Menschen zu sehen. Man kann weiterschließend sich leicht vorstellen, daß mit der Zunahme der Zentralisation der Bevölkerung, mit der zunehmenden Größe der Städte diese Verhältnisse krasser werden müssen. Wenn auch diese Zentralisationen aus staatlichen und wirtschaftlichen Interessen von selbst entstehen, wenn sie praktisch nie umgangen werden können, so werden sie doch als unabwendbare Kehrseite stets eine Fertilitätsverminderung der Frau zur Folge haben. Dabei ist es ganz gleichgültig, auf welchen Ursachen diese basiert. Sie tritt stets ein. Das ist Tatsache, und zwar um so mehr, je größer die Zentralisationen sind.

Diese Verhältnisse werden noch augenscheinlicher, wenn man die Bevölkerung des platten Landes in Gegensatz zur städtischen Bevölkerung stellt. Ich habe dazu als Extrem die Bevölkerung der Dörfer, die außerhalb des jeweiligen Städtekreises liegen und weniger als 2000 Einwohner zählen, zusammengefaßt. Hier ist die Fertilität der Frau wesentlich größer, wie Tabelle 6 zeigt.

Tabelle 6. **Absolute Fertilität der Frau auf dem Lande.**

69	Frauen =	6,9%	hatten	0	Kinder =	0	Kinder
66	„ =	6,6 „	„	1	„ =	66	„
113	„ =	11,3 „	„	2	„ =	226	„
107	„ =	10,8 „	„	3	„ =	321	„
134	„ =	13,5 „	„	4	„ =	536	„
109	„ =	10,9 „	„	5	„ =	545	„
117	„ =	11,7 „	„	6	„ =	702	„
69	„ =	6,9 „	„	7	„ =	483	„
51	„ =	5,1 „	„	8	„ =	408	„
47	„ =	4,7 „	„	9	„ =	423	„
33	„ =	3,3 „	„	10	„ =	330	„
26	„ =	2,6 „	„	11	„ =	286	„
25	„ =	2,5 „	„	12	„ =	300	„
15	„ =	1,5 „	„	13	„ =	195	„
6	„ =	0,6 „	„	14	„ =	84	„
11	„ =	1,1 „	„	mehr	„ =	223	„
998	Frauen =	100,0%	hatten			5128	Kinder

d. s. **5,2** Kinder im Durchschnitt für eine Ehe auf dem Lande.

Ihr Maximum liegt genau, wie bei der allgemeinen absoluten Fertilität der Tabelle 2, bei der Viertgebärenden. Aber fünft- und sechstgebärende Frauen sind fast genau so häufig wie zweit- und drittgebärende Frauen; siebentgebärende Frauen annähernd so häufig wie die erstgebärenden und die absolut-sterilen Frauen. Statt der erst- bis viertgebärenden Frau bei der Stadtbevölkerung stellen hier die zweit- bis sechstgebärenden Frauen mit 58,2% das Hauptkontingent. Es ist also bei den 998 in Frage kommenden Frauen eine Fertilitätsvermehrung vorhanden, d. h. die Tabelle ist zugunsten der mehrgebärenden Frauen verschoben worden. Diese 998 Frauen haben 5138 Kinder, d. h. 5,2 Kinder für die Ehe. Der Durchschnitt für die absolute Fertilität auf dem Lande ist um 0,5 Kinder gegenüber der allgemeinen, und 0,8 Kinder gegenüber der Stadtbevölkerung höher.

Es ist nun interessant zu beobachten, daß sich auch hier wiederum die absolute Sterilität der Frau im Vergleich zu der Tabelle 2 nicht verändert hat. Daher würde sich auch hier bei einem Beobachten nur der absoluten Sterilität kein Resultat ergeben. Erst die Teilung zeigt klar eine Fertilitätsvermehrung auf dem platten Lande gegenüber der Stadtbevölkerung. Auf dem Lande sind demnach die Fertilitätsbedingungen einwandfrei günstiger. Die Dezentralisation der Bevölkerung bringt also für diese Fragen sichtbare Vorteile.

Zur Frage der durch soziale und wirtschaftliche Verhältnisse bedingten Fertilitätsschwankungen gehört noch die Beobachtung, ob die vermögenden Klassen, der Stand I nach Prinzing, auch für unsere Verhältnisse bereits eine merkliche Fertilitätsänderung zeigen. Bertillon und Clémentell zeigten, ebenso wie Gruber, daß die Geburten in den großen Städten mit dem zunehmenden Wohlstand zurückgehen. Bei uns in Oberbaden ist die Bevölkerung gleichartiger wie in den Bezirken mit großen Städten. Es ist mir daher nicht möglich, eine so strenge Scheidung und Klassifizierung der Bevölkerung, wie sie Prinzing angibt, vorzunehmen. Ich muß mich bei meiner Teilung darauf beschränken, ob die Frauen unsere unentgeltliche Sprechstunde oder unsere Privatsprechstunde aufsuchten. Dadurch werden bei uns natürlich viel eher Übergänge zwischen den einzelnen Klassen stattfinden. Ich habe nun aus Tabelle 2 die Privatpatienten herausgegriffen. Natürlich beschränken sich auch die Privatpatientinnen wieder nur auf Oberbaden. Alle anderen Frauen sind um der Gleichartigkeit des Materials willen weggelassen. Das sind 381 Fälle, bei denen die 47jährige Frau erstmalig in spezialärztliche Behandlung kam. Sie sind in Tabelle 7 zusammengefaßt.

Tabelle 7. **Absolute Fertilität der Frau aus der Privatpraxis.**

Frauen		%		Kinder		Kinder
33 Frauen	=	8,6%	hatten	0 Kinder	=	0 Kinder
40 „	=	10,5 „	„	1 „	=	40 „
77 „	=	20,2 „	„	2 „	=	154 „
79 „	=	20,7 „	„	3 „	=	237 „
59 „	=	15,5 „	„	4 „	=	236 „
30 „	=	8,0 „	„	5 „	=	150 „
21 „	=	5,5 „	„	6 „	=	126 „
14 „	=	3,7 „	„	7 „	=	98 „
10 „	=	2,6 „	„	8 „	=	80 „
7 „	=	1,8 „	„	9 „	=	63 „
3 „	=	0,8 „	„	10 „	=	30 „
2 „	=	0,5 „	„	11 „	=	22 „
0 „	=	0,0 „	„	12 „	=	0 „
3 „	=	0,8 „	„	13 „	=	39 „
2 „	=	0,5 „	„	14 „	=	28 „
1 „	=	0,3 „	„	mehr „	=	15 „
381 Frauen	=	100,0%	hatten			1318 Kinder

d. s. 3,5 Kinder im Durchschnitt für eine Ehe der Privatpraxis.

Hier ist in ausgesprochenstem Maße die Fertilität der Frau zugunsten der Wenigggebärenden verschoben. Den Höhepunkt zeigt mit 20,7% die drittgebärende Frau. Erst- bis Viertgebärende machen 66,9% der Frauen aus. Die absolut Sterilen mit 8,6% sind zahlreicher und entsprechen in ihrer Häufigkeit schon den Frauen mit 5 Kindern. Die Vielgebärenden nehmen sehr rasch ab. Nur noch 2,1% der Frauen haben mehr als 10 Kinder, während diese in der Allgemeinheit (Tabelle 2) noch 7,1% ausmachen, also $3^1/_2$ mal so häufig sind. Die durchschnittliche Kinderzahl mit 3,5 bleibt dementsprechend weit hinter den anderen Durchschnitten zurück. Diese auffallende Erscheinung ist wohl auch der Grund, warum von allen Medizinalstatistikern der Einfluß des Vermögens als Ursache des Geburtenrückganges frühzeitig erkannt und besonders betont wurde.

Eine Scheidung in Stadt und Land kann ich bei diesen kleinen Zahlen der Privatpraxis nicht mehr vornehmen. Es ist aber analog anzunehmen, daß sich auch hier große Unterschiede ergeben würden. Ich möchte dabei gleich einem eventuellen Einwande begegnen. Man wird sagen, daß gerade Privatpatientinnen wegen ihrer Sterilität und zur Behebung derselben eine derartige autoritative Zentrale, wie eine Universitäts-Frauenklinik, oft aufsuchen und dadurch den Prozentsatz der weniggebärender Frauen erheblich belasten werden. Diesem Einwande gegenüber brauche ich nur zu betonen, daß ich ja nur Frauen über 47 Jahre berücksichtigt habe, also Frauen, bei denen dem Wunsch, Kinder zu bekommen, viel zu spät durch eine ärztliche Konsultation Ausdruck verliehen worden wäre.

Die Ergebnisse über den Einfluß von Stadt, Land und sozialer Stellung auf die weibliche Fertilität werden einleuchtender, wenn ich sie in der folgenden Tabelle 8 gegenüberstelle. Vergleicht man die untereinanderstehenden Zahlen, dann werden die durch die verschiedenen Einflüsse bedingten Schwankungen augenscheinlicher.

Tabelle 8. **Absolute Fertilität der einzelnen Bevölkerungsschichten.**

Absolute Fertilität:	0	1	2	3	4	5	6	7	8	9	10	11	12	13	mehr Kinder	
der Landbevölkerung	6,9	6,6	11,3	10,8	13,5	10,9	11,7	6,9	5,1	4,7	3,3	2,6	2,5	1,5	1,7%	5,2
der Allgemeinheit	6,7	9,2	13,1	13,4	13,7	9,9	9,1	6,3	4,6	4,0	2,9	2,2	1,9	1,4	1,6%	4,7
der Stadtbevölkerung	6,2	10,5	15,9	14,9	13,2	8,6	6,6	6,2	5,1	3,8	2,7	2,2	1,4	1,1	1,6%	4,4
der vermögenden Klassen (Privatpraxis)	8,6	10,5	20,2	20,7	15,5	8,0	5,5	3,7	2,6	1,8	0,8	0,5	0,0	0,8	0,8%	3,5

Für die Allgemeinheit, die Stadt- und Landbevölkerung, bringt die folgende Kurve 3 die Zahlen im graphischen Ausdruck. Da sieht man, wie die Linie der Allgemeinbevölkerung zwischen Stadt und Land läuft, wie sie bis zum dritten Kinde von der Stadtbevölkerungslinie überholt, von der Landbevölkerungslinie unterboten wird, wie sich mit dem vierten Kinde die Verhältnisse dauernd umkehren.

Der Rückgang der ehelichen Fruchtbarkeit ist endlich im allgemeinen auch dadurch zu beweisen, daß man den jährlichen Rückgang der vielgebärenden Frauen mit der gleichzeitigen Zunahme der Weniggebärenden vergleicht. Gruber stellt dazu den Rückgang der ehelichen Fruchtbarkeit für Berlin derart fest, daß er nach dem statistischen Jahrbuch die Zahl der Erst-, Zweit- und Drittgebärenden bei 1000 Ehefrauen auf bestimmte Jahre zusammenstellt. Zweifelsohne ist das anschaulich, gibt aber vielleicht ein nicht ganz richtiges Bild. Ich glaube, man kann die gleiche Anschaulichkeit bei genaueren Resultaten ebensogut bekommen, wenn man nicht einzelne Jahre, sondern eine Reihe von Jahren, vielleicht Jahrzehnte, in Parallele stellt und für diese Zeiträume die Geburten prozentual nach erster, zweiter, dritter usw. Geburt teilt, aber nicht auf je 1000 verheiratete Frauen berechnet. Dadurch entgeht man folgendem Fehler: Je höher man nämlich in die Geburtenzahl hinaufkommt, um so kleiner werden die Zahlen, um so größer wird der Ausschlag, den schon ein Fall gibt. Die Art der Aufstellung von Gruber verleitet dadurch leicht zu falschen Annahmen. Wenn nämlich Gruber in seiner Tabelle 7 beweist,

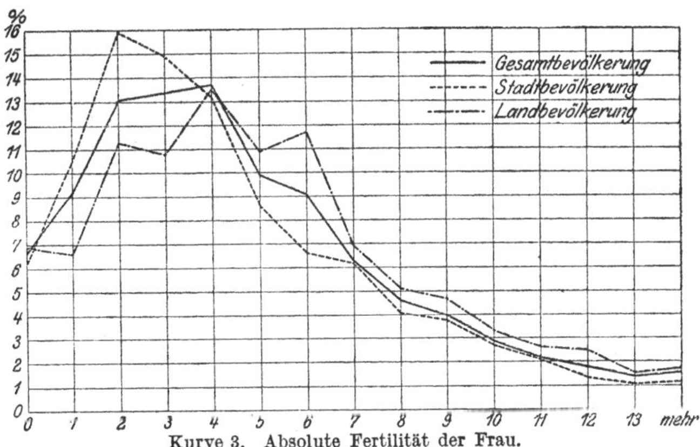

Kurve 3. Absolute Fertilität der Frau.

daß für Berlin unter 1000 Frauen die erstgebärende Frau im Jahre 1910 gegen 1880 um 20%, die zehntgebärende Frau in dem entsprechenden Zeitraume um 74% zurückgegangen ist, so könnte man in Versuchung kommen, dieser erhöhten prozentualen Abnahme der mehrgebärenden Frau die Hauptrolle für unser Bevölkerungsproblem beizumessen. Das ist aber sicherlich nicht richtig. Sieht man sich die Grubersche Tabelle 7 auf die absoluten Zahlen genau an, so sind die erstgebärenden Frauen von 37,5 auf 30, die zehntgebärenden Frauen von 2,7 auf 0,7 zurückgegangen. Der Rückgang der Erstgebärenden beträgt also 7,5, der Rückgang der Zehntgebärenden dagegen nur 2,0 Frauen auf 1000 Frauen. Da nach den Gruberschen Aufstellungen 1910 die erstgebärenden Frauen 30mal häufiger als die Zehntgebärenden sind, so ist ohne weiteres klar, daß die Gefahr des Rückganges der Erstgebärenden mit 20% viel schwerwiegender für unser Bevölkerungsproblem ist, als die Gefahr des Rückganges der Zehntgebärenden, selbst mit 74%. In absoluten Zahlen heißt das: Auf 1000 Erstgebärende kommen 33 Zehntgebärende. 20% Rückgang der Erstgebärenden bedeutet einen Kinderverlust von 200 und 74% Rückgang der Zehntgebärenden einen Kinderverlust von nur 24 Kindern. Die größere Bedeutung muß also dem Rückgange der Erstgebärenden resp. der Zweit- und Drittgebärenden beigemessen werden. Je mehrgebärender die Frau wird, um so geringer ist der Einfluß der prozentualen Verminderung auf die Gesamtzahl der Geburten. Dieses falsche Bild bei Gruber wird dadurch erzeugt, daß einmal große Zahlen und das andere Mal kleine Zahlen in Prozenten ausgedrückt, daß aber die Prozente der großen und der kleinen Zahlen in gemeinsame Relation gestellt werden. Ich glaube, daß also Gruber das, was er zeigen wollte, nämlich die Gefahr der Abnahme der vielgebärenden Frau, wenigstens mit dieser Tabelle nicht zeigen kann.

Ich habe versucht, diesen sicherlich richtigen Gruberschen Gedanken in einer anderen Form zu beweisen. Dazu habe ich von den eingangs erwähnten 20000 Fällen, an denen ich die Fruchtbarkeitsgrenzen und das Prädilektionsalter der Geburt berechnet habe, die verheirateten Frauen herausgezogen, jeweils für die Jahrzehnte 1881—1890, 1891—1900, 1901—1910, 1911—1916 die Geburten zusammengestellt und die prozentualen Verhältnisse der verschieden gebärenden Frauen berechnet.

Tabelle 9.

Rückgang der ehelichen Fruchtbarkeit bei den Gebärenden der Klinik.

% der	1881—1890	1891—1900	1901—1910	1911—1916	1881—90 gegen 1911—16
Erstgebärenden	13,7	17,1	26,0	27,0	+13,3
Zweitgebärenden . . .	14,1	16,9	21,8	23,5	+ 9,4
Drittgebärenden . . .	16,1	14,4	15,1	14,4	— 1,7
Viertgebärenden . . .	14,7	14,3	10,4	10,8	— 3,9
Fünftgebärenden . . .	11,9	10,7	7,5	6,3	— 5,6
Sechstgebärenden . . .	7,6	9,3	5,8	5,1	— 2,5
Siebengebärenden . . .	8,0	3,8	3,9	3,9	— 4,1
Achtgebärenden . . .	4,6	4,6	2,7	3,1	— 1,5
Neungebärenden . . .	2,8	2,4	2,0	1,9	— 0,9
Zehntgebärenden . . .	1,8	2,4	1,7	1,4	— 0,4
Elft- u. Mehrgebärenden	4,7	4,1	3,1	2,6	— 2,1
	100,0%	100,0%	100,0%	100,0%	± 0,0

Es zeigt sich dabei, daß auch bei mir für die Zeit 1911—1916 im Gegensatz zur Zeit 1881—1890 ein auffallender Rückgang in den Zahlen der mehrgebärenden Frauen zu verzeichnen ist. Es besteht also ein Unterschied, der besonders in der graphischen Darstellung überzeugend wirkt.

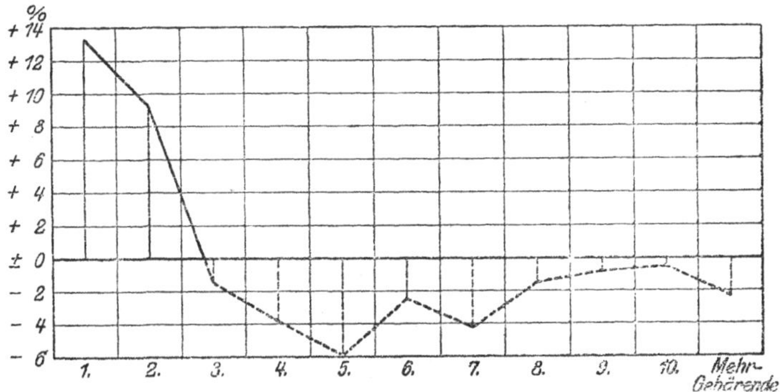

Kurve 4. Rückgang der ehelichen Fruchtbarkeit (Differenz der Frauen nach Geburtenzahl in der Klinik zwischen 1881—1890 und 1911—1916).

Die Kurve 4, die 1881—1890 mit 1911—1916 vergleicht, zeigt die nach meinen bisherigen Tabellen zu erwartende Zunahme der Erst- und Zweitgebärenden. Bereits von den Drittgebärenden an bleiben die mehrgebärenden Frauen in der Häufigkeit hinter denen der neunziger Jahre zurück. Es zeigt sich also eine sichtbare Verschiebung der Kurve zugunsten der Wenig- zuungunsten der Mehrgebärenden. Dadurch ist die Fertilitätsverminderung der Frau bewiesen. Wir können also von diesem Gesichtspunkte aus ebenfalls eine weibliche Fertilitätsverminderung annehmen, die sich in konsequenter Folge seit den achtziger Jahren für Oberbaden eingestellt hat.

Ich habe, wie das aus dem Worte „eheliche“ hervorgeht, für diese Tabelle 9 und Kurve 4 natürlich nur verheiratete Frauen genommen. Bei der Einrechnung der Ledigen, die meist Erstgebärende sind, würde unbedingt eine unrichtige Beeinflussung der Aufstellung zugunsten der Erstgebärenden stattfinden. Natürlich weiß ich, daß die Aufstellung für die verheirateten Frauen auch nicht ganz einwandfrei ist, weil, wie wir später sehen werden, ein sehr großer Prozentsatz von Frauen schon vor der Ehe Kinder bekommen hat. Diese Frauen werden bei der Aufstellung für die Erstgebärenden bis zu einem gewissen Prozentsatze bei mir verloren gehen. Da aber meine Aufstellung keine absoluten Zahlen darstellen kann, sondern sich auf relative Werte beschränken muß, so wird dieser einmalige Fehler für jedes Jahrzehnt wiederholt und dadurch die Beurteilung und Richtigkeit meiner Tabelle 9 nicht beeinträchtigt.

Man kann endlich von einem anderen Standpunkte aus die Fertilitätsverminderung ebenfalls, und zwar meines Erachtens sogar noch treffender beweisen. Dieser nächste Beweis kann aus den allgemeinen Statistiken nicht erbracht werden und resultiert aus meinen persönlichen Umfragen bei 604 aufeinanderfolgenden Frauen, deren Hochzeitstermin vor 1900 liegt. Ich habe die Frauen zusammengestellt und in 4 Gruppen eingeteilt, je nachdem ihre Hochzeiten bis einschließlich 1870, zwischen 1871—1880, 1881—1890 und 1891—1900 stattgefunden haben, also eine Einteilung in Dekaden vorgenommen. Ich habe angenommen, daß diese Frauen heute, 1917, am Ende ihrer Fertilität angelangt sind. Das stimmt für die ersten drei Abteilungen sicher, weniger sicher für die letzte Gruppe, und zwar um so weniger, je mehr sich der Hochzeitstermin 1900 nähert.

In dem späteren Abschnitte über die Fertilitätsdauer der Frau sieht man aber, daß das durchschnittliche Heiratsalter der Frau für meine Beobachtungsreihe heute 26 Jahre ist. Würde man also 26 Jahre als durchschnittliches Heiratsalter annehmen, so wären die Frauen, die 1900 heirateten, heute 43 Jahre alt. Nach der späteren Tabelle 15 stehen diesen Frauen 17,5 befruchtungsmögliche Jahre zur Verfügung. Sie sind außerdem heute mit 43 Jahren in einem Alter, wo nach meiner Kurve für die Prädilektionszeit der Geburten die Chance, ein Kind zu bekommen, geringer als 1% (cf. Kurve 1) und ihre befruchtungsmöglichen Jahre im Durchschnitt zum Abschluß gekommen sind. Außerdem wird für die Gruppe 4 auch dadurch ein Ausgleich gebracht, als einmal die 1900 jung heiratende Frau mit ihrer langen Fertilitätsdauer den 1900 alt heiratenden Frauen mit ihrer kurzen Fertilitätsdauer gegenübersteht. Wir dürfen also ruhig annehmen, daß auch die Gruppe 4 in ihrer Fertilität heute zum Abschluß gekommen ist.

Aus den in Tabelle 10 zusammengestellten 604 Fällen, die in 4 Dekadengruppen geteilt sind, ersieht man diese zunehmende Fertilitätsverminderung. Sie wird um so deutlicher, je mehr sich das Heiratsjahr 1900 nähert. Die durchschnittliche Kinderzahl sinkt von 6,3 für die Ehefrau bis 1870 auf 4,9 für die Dekade 1891—1900.

Die weibliche Fertilitätsverminderung setzt danach also nicht erst 1900 ein wie der Beginn des Geburtenrückganges, sondern wesentlich früher. Ihre Anfänge gehen schon viel weiter zurück. Das ist wichtig zu wissen. Während bis 1870 der Höhepunkt bei der Viert-, Fünft-, Sechst-, Siebent- und Achtgebärenden liegt, während hier die erst- und zweitgebärende und die absolut sterile Frau eine ganz untergeordnete Rolle spielt, verschiebt sich das Geburtenmaximum konsequent zugunsten der weniggebärenden Frauen und liegt bei

Tabelle 10.

Rückgang der ehelichen Fruchtbarkeit, berechnet aus den Heiratsjahren der Frauen.

Zeitraum	Zahl der Fälle	Kinderzahl	Kinderdurchschnitt	0	1	2	3	4	5	6	7	8	9	10	11	12	mehr Geburten	
bis 1870	59	373	6,3	3,4	3,4	3,4	3,4	13,5	12,0	13,5	13,5	13,5	3,4	3,4	–	8,5	5,1	=100%
1871 bis 1880	94	547	5,8	–	6,4	6,4	7,4	23,2	10,5	11,7	6,4	9,6	6,4	3,2	2,1	1,1	5,6	=100%
1881 bis 1890	156	858	5,5	2,5	5,0	10,2	16,0	17,3	8,3	9,0	5,7	7,1	3,2	2,5	4,5	4,0	4,7	=100%
1891 bis 1900	295	1453	4,9	6,8	8,5	12,0	14,1	10,1	12,2	9,2	6,6	4,3	5,8	3,1	3,1	2,1	2,1	=100%
bis 1900	604	3231	5,4	3,2	5,7	8,0	10,2	16,1	10,7	10,8	8,1	8,5	4,6	3,4	2,5	4,3	3,9	=100%
heutige absolute Fertilität (Tabelle 2)			4,7	6,7	9,2	13,1	13,4	13,7	9,9	9,1	6,3	4,6	4,0	2,9	2,2	1,9	3,0	=100%

den Frauen, die zwischen 1891 und 1900 geheiratet haben, bereits bei den zweit-, dritt-, viert- und fünftgebärenden Frauen. Die erstgebärenden und die absolut sterilen Frauen für 1891—1900 machen mit zusammen 15,3% einen ganz bedeutend höheren Prozentsatz aus, wie die aus der Zeit vor 1870, wo sie nur 6,8% umfaßten.

Wir müssen nun annehmen, daß diese Verschiebungen nach 1900 noch mehr zum Ausdruck kommen werden. Weil aber die Ehen, die nach 1900 eingegangen wurden, in ihrer Fertilität noch nicht abgeschlossen sind, können sie hier nicht herangezogen werden. Daß das aber der Fall sein muß, läßt ein Vergleich der gesamten 604 Fälle mit den Fällen der Tabelle 2, der heutigen absoluten Fertilität der Allgemeinheit, erkennen. Wenn auch vor 1900 die viertgebärende Frau in gleicher Weise wie heute das Hauptkontingent darstellt, so sind doch die prozentualen Verhältnisse der Gebärenden wesentlich verschieden und zeigen für die Eheschließungen vor 1900 bedeutend günstigere Verhältnisse. Auch der Kinderdurchschnitt für die Ehe vor 1900 mit 5,4 und der der Ehen, die zwischen 1891 und 1900 geschlossen wurden, mit 4,9 ist höher als die mittlere Kinderzahl der heutigen Allgemeinheit mit 4,7.

Die Betrachtungen der ehelichen Fertilität an unserem klinischen Material zeigen also einen deutlichen Rückgang der weiblichen Fruchtbarkeit. Er beweist sich durch das Seltenerwerden der vielgebärenden Frauen in den einzelnen Dekaden von 1870—1900 (Tabelle 10), durch die Abnahme der vielgebärenden Frauen, wie sie in unserer Gebäranstalt in den Dekaden 1880—1916 zur Geburt kamen (Tabelle 9). Die Ursachen sind in der Abwanderung der Landbevölkerung von dem Lande und in der zunehmenden Zentralisation der Bevölkerung in den Städten und Fabrikbezirken zu suchen (Kurve 3 und Tabelle 8). Der zunehmende wirtschaftliche Wohlstand und die damit verbundenen gesteigerten Ansprüche bilden einen weiteren Grund der Fertilitätsverminderung (Tabelle 4 bis 7). Neben diesen Ursachen, die in rein sozialen und wirtschaftlichen Bedingungen ihre Erklärungen finden, spielen, wie das auch hier schon, freilich nur indirekt zu sehen ist, die Krankheitsursachen eine bedeutende Rolle, die einerseits operative, dauernd sterilisierende Eingriffe bedingen (Tabelle 3), andererseits an sich die Fertilität herabsetzen (siehe später: Die körperlichen Ursachen der Fertilitätsverminderung).

Die uneheliche Fertilität.

Auf Grund meiner Erfahrungen bei dieser Arbeit ergibt sich die Notwendigkeit, bei jeder Arbeit über Fertilitätsfragen die uneheliche Fertilität zu berücksichtigen. Unter unehelicher Fertilität soll die Fruchtbarkeit der Frau vor der Heirat verstanden werden.

Es ist bekannt, daß ein großer Teil von Frauen mit unehelichen Kindern heiratet. Bei diesen verwischt sich später die Unehelichkeit ihrer ersten Geburten. Sie werden praktisch meistens in die eheliche Fertilität der Frau hineingerechnet, und zwar um so eher.

je mehr man nur auf rein staatliches und statistisches Material angewiesen ist. Die uneheliche Fertilität ist aber zweifellos von einer bestimmten Bedeutung für die Frau. Bei den Frauen, die unehelich geboren haben und später heiraten, übt die vorausgegangene uneheliche Fertilität einen ganz wesentlichen Einfluß auf die spätere eheliche Fertilität aus. Bei diesen Frauen ist die Fortpflanzungskraft und das eheliche Fertilitätsvermögen herabgesetzt und beeinträchtigt.

Um die Bedeutung der unehelichen Fertilität zu ermitteln, habe ich für die letzten 12 Jahre diejenigen unverheirateten Frauen herangezogen, die nach Abklingen ihrer Geschlechtsreife, also nach dem 47. Jahre, zu uns in Beobachtung kamen. Es sind das verhältnismäßig wenig Frauen, nämlich nur 258. Diesen 258 stehen die 2000 eingangs erwähnten verheirateten Frauen gegenüber. Von 2258 Frauen über 47 Jahren waren also 258 nicht verheiratet, das heißt 11,4%.

Von diesen 258 Ledigen haben 63 = 24,8% Geburten durchgemacht. Sie bekamen zusammen 90 Kinder. Die Geburtenzahl bei den unverheiratet gebliebenen Frauen ist natürlich gegenüber den verheirateten gering, weil die äußeren Verhältnisse eine volle Ausnützung der weiblichen Fruchtbarkeit nicht zuließen. Sie staffelt sich nach der folgenden Tabelle 11.

Tabelle 11.

Uneheliche Fertilität der über 47jährigen Ledigen.

Zahl der Fälle	Zahl der Kinder	Kinder-durchschnitt	0	1	2	3	4 Geburten
258	90 (von 63 Ledigen)	0,35	217	41	18	3	1

Hiernach wird jede dritte unverheiratete Frau durch ein Kind dieser Frauen ersetzt. Die höchste Kinderzahl betrug 4. Meistens haben diese Frauen aber nur ein Kind, weil die soziale Stellung, in die sie durch das uneheliche Kind kamen, sie abschreckte, ihre Fertilität weiter auszunutzen.

Zur richtigen Einschätzung der unehelichen Fertilität muß man aber auch diejenigen verheirateten Frauen heranziehen, die einerseits schon vor der Ehe Kinder bekommen, die andererseits das erste lebensfähige Kind vor dem Ende des achten Monats der Ehe geboren haben. Nur wenn man diese Fälle hinzuzieht, kann ein annähernd vollständiges Bild über die uneheliche Fertilität gewonnen werden.

Um das zu ermitteln, habe ich bei den 1713 verheirateten Frauen, wie sie mir innerhalb des letzten Jahres aufeinanderfolgend in der klinischen Sprechstunde zu Gesichte kamen, ausnahmslos persönlich Erkundigungen darüber eingezogen. Es fand sich nun das folgend Interessante.

Von den 1713 Frauen hatten 329 vor der Heirat geboren. Das entspricht einem Verhältnis von 18,6% der später verheirateten Frauen. Diese später verheirateten Frauen brachten im ganzen vor der Ehe 442 uneheliche Kinder zur Welt. Ich habe nun weiter versucht, diese unehelichen Kinder zu teilen, je nachdem sie von dem späteren Ehemanne oder von einem anderen Manne stammen. Sie verteilen sich folgendermaßen:

bei 187 = 42,3% Kindern war der spätere Ehemann,
„ 205 = 46,4% „ waren andere Männer als Vater anzusprechen,
„ 50 = 11,3% „ konnte der Vater nicht ermittelt werden.

Man sieht also einen überraschend hohen Prozentsatz von Frauen, die vor der Ehe unehelich geboren haben; und zwar nicht nur einmal, sondern zwei-, drei-, vier- und sogar fünfmal. Dabei ist der spätere Mann nur in 42,3% sicher der Vater. Die Frau wurde also von einem anderen Manne geheiratet, auch wenn sie mehrere uneheliche Kinder gehabt hat. Die Tabelle 12 zeigt, wieviel uneheliche Kinder diese Frauen vor der Ehe geboren haben.

Tabelle 12.

Häufigkeit der unehelichen Geburten der später verheirateten Frauen.

Zahl der Fälle	Zahl der Fälle mit unehelichen Kindern	Zahl der unehelichen Kinder	1	2	3	4	5 uneheliche Geburten	Unehelicher Kinderdurchschnitt auf alle Ehen
1713	326 = 18,6%	442	77	17	3	2	1% der Fälle	0,26

Die Bedeutung der unehelichen Fertilität wird nun endlich ermessen, wenn man berücksichtigt, wieviel lebensfähige Kinder vor dem Ablauf der ersten 8 Monate in der Ehe geboren wurden, d. h. bei wieviel Prozent der Frauen die Grundlage zu dem Kinde schon vor der Hochzeit gelegt wurde. Von den beobachteten 1713 Frauen bekamen 384 Frauen innerhalb der ersten 8 Monate ihrer Ehe lebensfähige Kinder. Das bedeutet einen Prozentsatz von 22,4%.

Diese Zahlen werfen ein interessantes Licht auf die sozialen Verhältnisse in Oberbaden. Freilich muß ich hier gleich die Einschränkung machen, daß sich mein Material nur auf die klinischen und poliklinischen Frauen beschränkt, die dem Stand II und III nach Prinzing entsprechen. Bei der vermögenden Klasse sind solche Aufstellungen unmöglich. Vielleicht sind da die Verhältnisse anders. Das muß ich offen lassen. Eine Diskussion darüber ist zwecklos und dürfte nur reine Standesstreitfragen fördern. Praktisch kommen ja auch nur die Verhältnisse beim Volke als der Masse in Frage.

Von 1713 aufeinanderfolgend beobachteten verheirateten Frauen haben 329 vor der Heirat unehelich, 384 während der Ehe vorzeitig geboren, d. s. 713 = 41,0%. Diese 41,0% Frauen haben also mit anderen Worten schon vor Eingehen der Ehe mit dem Endeffekt eines lebensfähigen Kindes geschlechtlich verkehrt.

Dabei sind nun noch gar nicht die Frauen eingerechnet und werden auch nie in einer genauen Aufstellung zusammenzustellen sein, die überhaupt extramatrimoniell geschlechtlich verkehrt haben, ohne daß es zu einer Befruchtung oder zu einem lebensfähigen Kinde gekommen ist. Aber ich glaube auf Grund meiner Erfahrungen nicht zu hoch zu gehen, wenn man diese auf weitere 30—40% veranschlägt.

Ich werde nämlich durch eine weitere Beobachtung in meiner Annahme von 70—80% vor- oder außerehelichen Geschlechtsverkehr bestärkt. Ich habe alle ledigen Frauen, die mir im letzten halben Jahre in der Sprechstunde zur Untersuchung kamen, auf ihre Virginität geprüft. Von 550 ledigen Frauen waren 104 sicher Virgines. Bei 25 mußte die Virginität in Frage gestellt werden. Es wurde aber von diesen 25 Mädchen jeder Verkehr in Abrede gestellt. Wenn ich weit greife, dann waren also von 550 ledigen Frauen in geschlossener Reihe 129 Virgines, also 24%. Danach hatten 76% außerehelichen Verkehr.

Durch diese Rechnung und Beobachtung ist man vielleicht erstmalig in der Lage, einen annähernd richtigen Überblick über den geschlechtlichen Verkehr vor der Ehe für ein bestimmtes Gebiet auf konkreten Grundlagen zu bekommen. Es dürften also in Oberbaden 70—80% aller später verheirateten Frauen (natürlich nur der Volksschichten Stand II und III nach Prinzing) vor der Ehe geschlechtlich verkehrt haben.

Bei diesem hohen Prozentsatz von Kindern und Schwängerungen vor der Ehe drängt sich die Frage auf, ob das Volksempfinden speziell in Oberbaden ein primitiveres oder, vielleicht besser ausgedrückt, ein viel natürlicheres ist, wie wir gewohnt sind, es als Norm anzunehmen. Es wird immer erzählt, daß in gewissen Volksschichten schon vor der Ehe gleichsam die Probe auf das Exempel gemacht und erst gesehen wird, ob die Frau auch fähig ist, Kinder zu bekommen, weil erst mit dem Kinde der eigentliche Zweck der Ehe erreicht ist. Erst wenn die Frau diese Fähigkeit durch eine überstandene oder eingetretene Schwangerschaft bewiesen hat, wird die Ehe geschlossen. Nun ist doch möglich und denkbar, daß diese Erscheinung, die sich hier bei den sozialen Verhältnissen in Oberbaden zeigt, vielleicht unbewußt aus dieser Volksauffassung resultiert. Das dürfte aber andererseits auch mit Erklärung werden, warum die Sterilität in Oberbaden gegenüber den bisher angenommenen 10% so gering ist. Im Volke findet gleichsam eine Selektion statt. Diejenigen Frauen, die gebärunfähig sind, die das Kontingent zur Sterilitas matrimonii bilden würden, werden einfach nicht geheiratet. Das wäre vom rein volkswirtschaftlichen Standpunkte aus ein interessantes und sehr beachtenswertes Prinzip, das auch einen gewissen Anspruch auf eine ethische Grundlage hat.

Mit dem zunehmenden Heiratsalter der Frau nun steigt die Zahl der unehelichen Geburten. Je früher die Frau heiratet, um so weniger wird sie die Gelegenheit zum unehelichen Kinde haben. Je später sie heiratet, um so mehr wird sie diese Gelegenheit ausnutzen.

Ich habe zu dieser Feststellung von den obigen 1713 Frauen die 453 aufeinanderfolgenden Frauen herausgezogen, die, weil sie zu alt sind, nicht mehr gebären können, die also heute unfruchtbar sind. Diese Frauen habe ich nun nach ihrem Heiratsalter eingeteilt, auf ihre unehelichen Kinder untersucht und dieses Resultat in den folgenden Tabellen 12 und 13 zusammengefaßt.

In den Kurven 5 und 6 sind die Ergebnisse graphisch zum Ausdruck gebracht worden.

Die Abhängigkeit der unehelichen Geburt vom Heiratsalter der Frau kommt dabei eklatant zum Ausdruck. Während bei Frauen, die mit 20 resp. 25 Jahren ihre Ehe eingehen, der Prozentsatz der vorher unehelich gebärenden Frauen sich auf 14—8,5% hält, steigt er bei den Frauen, die bis zum 30. Jahre heiraten, auf 16%, die bis zum 35. Jahre heiraten, auf 32%, die bis zum 40. Jahre hei-

Tab. 13. Abhängigkeit der unehelichen Geburten vom Heiratsalter der Frau.

Heiratsalter	Zahl der Fälle überhaupt	davon Frauen mit unehelichen Kindern	Prozentsatz der Frauen mit unehelichen Kindern
bis 20 Jahre	36	5	14,0 %
21 „ 25 „	201	17	8,5 %
26 „ 30 „	131	21	16,0 %
31 „ 35 „	56	18	32,0 %
36 „ 40 „	20	9	45,0 %
41 „ 47 „	9	6	66,5 %

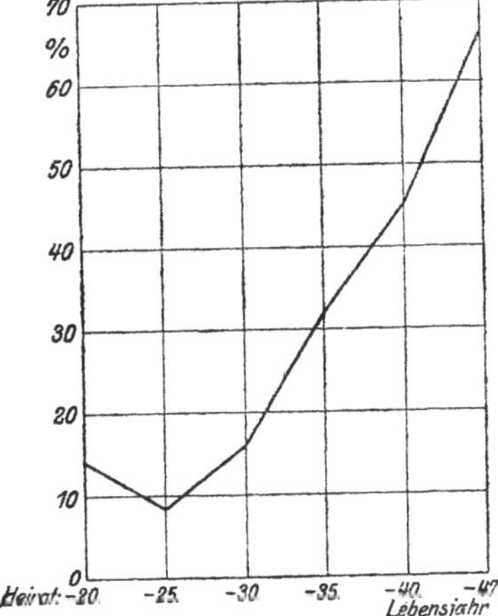

Kurve 5. Zunahme der unehelichen Geburten, abhängig vom Heiratsalter der Frau.

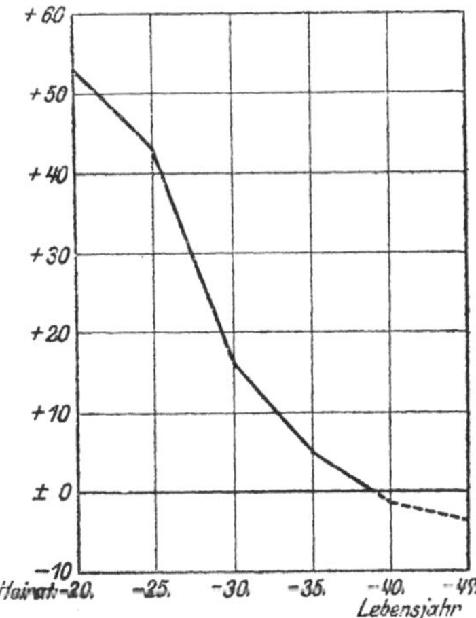

Kurve 6. Abhängigkeit der Zahl der ehelichen u. unehelichen Kinder vom Heiratsalter der Frau (auf ein uneheliches Kind wieviel eheliche). Überwiegen der ehelichen Kinder: —— Überwiegen der unehelichen Kinder: ....

Tabelle 14. Abhängigkeit der Zahl der ehelichen und unehelichen Kinder vom Heiratsalter der Frau.*)

Heiratsalter	Zahl der ehelichen Kinder	Zahl der unehelichen Kinder	Prozentuales Verhältnis
bis 20 Jahre	258	5	52 : 1
21 „ 25 „	1040	24	43 : 1
26 „ 30 „	540	34	16 : 1
31 „ 35 „	184	35	5 : 1
36 „ 40 „	28	30	—1,3 : 1
41 „ 47 „	4	14	—3,5 : 1

*) Anmerkung: Die Zahl der Fälle ist aus Tabelle 13 ersichtlich.

raten, auf 45% und die nach dem 40. Jahre heiraten, sogar auf 66,5%. Es könnte demnach fast scheinen, als ob sich die Frau gleichsam für das Nichteingehen der Ehe durch ein uneheliches Kind entschädigen will.

Noch schärfer werden diese Verhältnisse beleuchtet, wenn man die Zahl der unehelichen Kinder mit den der ehelichen vergleicht. Von 36 Frauen, die bis zum 20. Jahre heirateten, wurden 258 eheliche und 5 uneheliche Kinder geboren. Es kämen also hier auf 53 eheliche Kinder nur ein uneheliches Kind. Die Zahl der ehelichen Kinder nimmt nun mit dem zunehmenden Heiratsalter der Frau im Verhältnis zu den unehelichen Kindern rasch ab. Bei Frauen mit der Hochzeit zwischen 31 und 35 Jahren ist das Verhältnis nur noch 5 : 1. Von da ab überwiegt die Zahl des unehelichen Kindes. Bei den 9 Frauen, die erst nach dem 40. Jahre heirateten, kommen nur noch 4 eheliche Kinder auf 14 uneheliche. Hier ist also das Verhältnis der ehelichen Kinder zu den unehelichen wie — 3,5 : 1.

Die interessanten Verhältnisse über die Häufigkeit und die Ausdehnung der unehelichen Fruchtbarkeit sind von großem kulturhistorischen und volkswirtschaftlichen Werte. Die Hinausschiebung des Heiratsalters begünstigt die uneheliche Geburt. Das ist hier zahlenmäßig festgelegt. Die letzten Tabellen zeigen aber auch, daß mit der Zahl der Geburten vor der Ehe die Fertilitätsverminderung in der Ehe Hand in Hand geht. Je mehr die Frau vor der Ehe Geburten durchmacht, um so weniger wird sie, wie ich hier zeigen konnte und später nochmals beweisen werde, in der Lage sein, in der Ehe Kinder zu produzieren. Die möglichst frühe Eheschließung ist also im Interesse der ehelichen Fertilität wünschenswert und muß im Kampfe gegen die extramatrimonielle Kohabitation und gegen die weibliche Fertilitätsverminderung in erster Linie angestrebt werden.

Die eheliche Fruchtbarkeitsdauer der Frau.

Zur Beurteilung der Fertilitätsverminderung gehört eine Betrachtung über die Fruchtbarkeitsdauer der Frau. Natürlich kommen dafür nur verheiratete Frauen in Betracht, da sich nur diesen Frauen nach menschlicher Berechnung die günstigsten Bedingungen für einen dauernden und gesicherten geschlechtlichen Verkehr bieten.

Die Fruchtbarkeitsdauer der Frau ist bestimmt und genau umgrenzt durch das Aufhören der primären Sterilität und durch den Beginn der sekundären Sterilität.

Sie ist nicht identisch mit der Fertilität der Frau überhaupt. Sie ist aber auch nicht dasselbe wie die befruchtungs- oder fertilitätsmögliche Zeit der Frau. Die befruchtungsmögliche Zeit einer verheirateten gesunden Frau umfaßt die Zeit von ihrer Heirat bis zum 50. resp. 47. Lebensjahre oder bis zum Tode ihres Mannes. Die tatsächliche Befruchtungsdauer der Frau umfaßt dagegen nur die Zeit von ihrer ersten ehelichen Schwängerung bis zur Geburt ihres letzten Kindes. Je länger eine Ehe dauert, um so größer ist die tatsächliche Fruchtbarkeitsdauer, ohne es sein zu müssen. Befruchtungsmögliche Zeit und Fruchtbarkeitsdauer brauchen also nicht parallel zu gehen.

Ich habe bei Frauen, die das Ende ihrer Geschlechtsreife erreichten, die durch eine Operation ihre Fortpflanzungsmöglichkeit verloren haben (Myomoperation, Tubensterilisation) oder die frühzeitig Witwe wurden, die Zahl der befruchtungsmöglichen Jahre ihrer Ehe berechnet. Das Material dazu stellen die im Abschnitte über die uneheliche Fertilität (Tabelle 13) verwendeten 453 aufeinanderfolgenden Fälle des letzten Jahres, die ich persönlich beobachtete.

Von diesen 453 Frauen heirateten 36 bis zum 20. Lebensjahre. Diese 36 Frauen besaßen eine befruchtungsmögliche Zeit von insgesamt 909 Jahren, d. h. im Durchschnitt von 25 Jahren. Tatsächlich waren aber diese 36 Frauen insgesamt nur 496 Jahre fruchtbar. Das ist die Zahl der Jahre von der ersten Schwängerung in der Ehe bis zum letzten Kinde. Die tatsächliche Fertilitätsdauer betrug demnach im Durchschnitt für diese Frauen nur 14 Jahre, also 11 Jahre weniger als die befruchtungsmögliche Zeit.

Vom 21.—25. Lebensjahre heirateten 201 Frauen. Hier sinkt natürlich die befruchtungsmögliche Zeit, und zwar auf 4137 Jahre, d. h. im Durchschnitt für die Frau auf 21 Jahre. Die tatsächliche Befruchtungsdauer ist hier ebenfalls geringer. Sie beträgt 1911 Jahre, also durchschnittlich 10 Jahre; wiederum 11 Jahre weniger als die befruchtungsmögliche Zeit. In gleicher Weise besteht nun für die anderen Gruppen mit den Heiratsaltern von 26–30, 31–35, 36–40 und 41–47 Jahren eine auffallende Differenz zwischen befruchtungsmöglicher Zeit und tatsächlicher Fertilitätsdauer. Die Gruppen sind in Tabelle 15 gesondert zusammengestellt.

Es ergibt sich bei den 453 Fällen eine durchschnittliche befruchtungsmögliche Zeit von 17,5 Jahren. Dagegen beträgt die durchschnittliche tatsächliche Fruchtbarkeitsdauer nur 8 Jahre. Es verhalten sich also befruchtungsmögliche Zeit zu tatsächlicher Fruchtbarkeitsdauer wie 9 : 4. Überträgt man Tabelle 15 auf eine Kurve (Kurve 7), so sieht man deutlicher als in der Tabelle, daß die befruchtungsmögliche Zeit mit dem späteren Heiratsalter schneller abnimmt als die tatsächliche Fruchtbarkeitsdauer, daß also befruchtungsmögliche Jahre und tatsächliche Fruchtbarkeitsjahre weder identisch sind noch parallel laufen. Sie ist ferner der Gegenbeweis für die Ansicht, daß die Fertilitätsfähigkeit der Frau mit dem zunehmenden Alter ebenso schnell oder gar noch schneller wie die Zahl der befruchtungsmöglichen Jahre abnimmt.

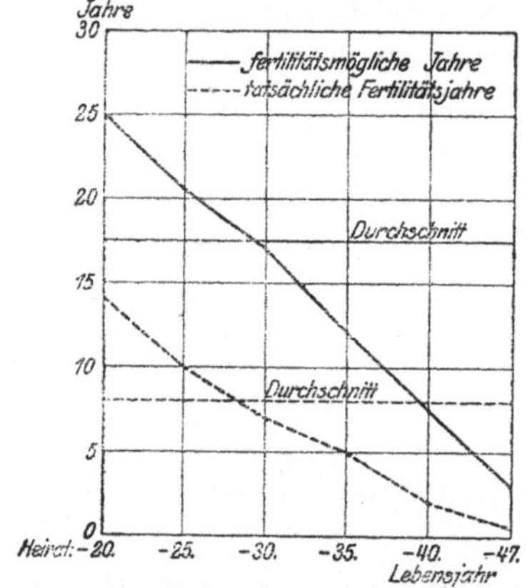

Kurve 7. Verhältnis der fertilitätsmöglichen Jahre zur tatsächlichen Fruchtbarkeitsdauer der Frau.

Tabelle 15.

Verhältnis der fertilitätsmöglichen Jahre zur tatsächlichen Fertilitätsdauer der Frau.

Heiratsalter	Zahl der Fälle	fertilitätsmögliche Jahre Summe	fertilitätsmögliche Jahre Durchschnitt	tatsächliche Fertilitätsdauer Summe	tatsächliche Fertilitätsdauer Durchschnitt	Differenz im Jahre
bis 20 Jahre	36	909	25	496	14	11
21 „ 25 „	201	4137	20,5	1911	10	10,5
26 „ 30 „	131	2155	17	970	7	10
31 „ 35 „	56	678	12	292	5	7
36 „ 40 „	20	151	7,5	41	2	5,5
41 „ 47 „	9	26	3	4	0,5	2,5
	453	8056	17,5	3514	8	10

Bei 17,5 fertilitätsmöglichen und 8 tatsächlichen Fertilitätsjahren im Mittel müssen wir das durchschnittliche Heiratsalter demnach zwischen das 28. und 29. Jahr legen.

Die Fertilitätsfähigkeit der Frau.

- Es ist ohne weiteres klar, daß mit dem zunehmenden Heiratsalter für die Frau die Chance zum Kinde sinkt, daß, mit anderen Worten, eine sichtbare Fertilitätsverminderung eintritt. Dabei ist nun aber wichtig, daß diese Fertilitätsverminderung nur durch den Rückgang der tatsächlichen Fertilitätsdauer bedingt ist. Daher muß die weibliche Fertilitätsverminderung langsamer abnehmen als die Zahl der befruchtungsmöglichen Jahre,

Sie ist weiter von der Fertilitätsfähigkeit der Frau abhängig. Unter Fertilitätsfähigkeit verstehe ich das Vermögen der Frau, Kinder zu bekommen. Diese Fähigkeit läßt sich messen. Sie ist um so größer, je mehr Kinder die Frau durchschnittlich in jedem befruchtungsfähigen Jahre bekommt. Man erhält diese Fertilitätsfähigkeit, indem man die Zahl der ehelichen Kinder durch die Zahl der befruchtungsmöglichen Ehejahre dividiert, die begrenzt werden einerseits vom Heiratsalter und andererseits vom Eintritt der senilen Sterilität, vom Zeitpunkte des Todes des Mannes, von sterilisierenden therapeutischen Eingriffen usw. Der Quotient ergibt den Kinderdurchschnitt für das befruchtungsfähige Jahr und ist der jeweilige Ausdruck der Fertilitätsfähigkeit der betreffenden Frau. Eine Frau, die in jedem befruchtungsmöglichen Jahre durchschnittlich 0,3 Kinder hervorgebracht hat, ist eben fertilitätsfähiger gewesen wie die, die nur 0,2 Kinder bekommen hat.

Von diesen Überlegungen aus betrachtet kann ich meine 453 Fälle in der folgenden Tabelle zusammenfassen.

Tabelle 16.

Berechnung der weiblichen Fertilitätsfähigkeit.

Heiratsalter	Zahl der Fälle	Zahl der ehelichen Kinder	Kinder durchschnitt	Durchschnitt der fertilitätsmöglichen Jahre (Tabelle 15)	Fertilitätsfähigkeit
bis 20 Jahre	36	258	7,2	25	0,29
21 „ 25 „	201	1040	5,2	20,5	0,26
26 „ 30 „	131	540	4,1	17	0,24
31 „ 35 „	56	184	3,3	12	0,28
36 „ 40 „	20	20	1,0	7,5	0,14
41 „ 47 „	9	4	0,45	3	0,15
	453	2046	4,5	17,5	0,25—0,26

Man sieht aus dieser Tabelle, daß mit der Abnahme befruchtungsmöglicher Jahre die Kinderzahl konstant fällt. Die Frau, die früh heiraten kann, hat durchschnittlich die größte Anzahl der befruchtungsmöglichen Jahre zur Verfügung und wird demnach auch die meisten Kinder hervorbringen. Die Frauen, die bis zum 20. Jahre heiraten, bekamen 258, im Durchschnitt also 7,2 Kinder. Diejenigen Frauen dagegen, die erst zwischen dem 36. und 40. Lebensjahre heirateten, bekamen durchschnittlich nur noch 1 Kind. Die Abstufung dieser Verhältnisse ist nach der Tabelle 16 absolut konstant und beinahe erschreckend präzis, insofern nämlich, als der Unterschied zwischen den Frauen, die bis zum 20. Lebensjahre heiraten, und denen, die erst zwischen dem 21. bis 25. Jahre heiraten, schon enorm ist.

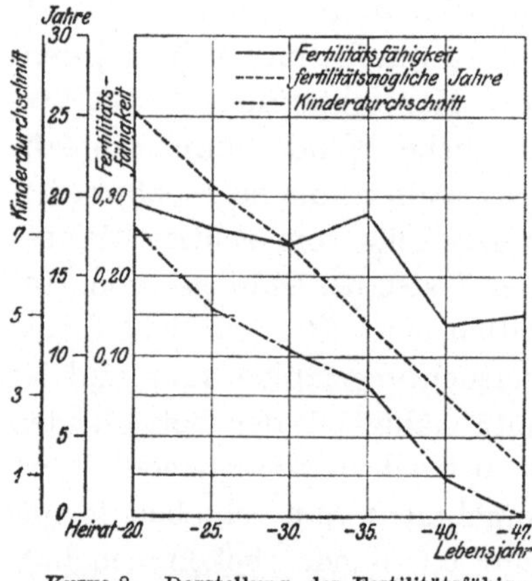

Kurve 8. Darstellung der Fertilitätsfähigkeit der Frau.

Mit der durchschnittlichen Kinderzahl hat nun die Fertilitätsfähigkeit gar nichts zu tun. Sie ist nach der oben angegebenen Berechnung für alle Frauen, die bis zum 35. Jahre heiraten, fast gleich und schwankt nur zwischen 0,24 bis 0,29. Erst nach dem 36. Lebensjahre setzt eine Abnahme der Fertilitätsfähigkeit ein. Sie sinkt auf die Hälfte. Die Frauen, die bis zum 35. Lebensjahre heiraten, sind also gleich fertilitätsfähig. Bei den später Heiratenden ist sie auf die Hälfte gesunken. Die unterschiedliche Kinderzahl hat demnach ihren Grund nicht in verschiedener Fertilitätsfähigkeit, sondern in allererster Linie in der geringeren Anzahl der befruchtungsmöglichen Jahre. Die Kurve 8 stellt das nochmals klar. Man sieht die starke Abnahme der befruchtungsmöglichen Jahre und die starke Abnahme des Kinderdurchschnittes. Dagegen erfährt die Linie der Fertilitätsfähigkeit nur geringe Schwankung.

Bei der Zusammenstellung aller 453 Fälle betragen der Geburtendurchschnitt 4,5 Geburten und die fertilitätsmöglichen Jahre im Durchschnitt 17,5 Jahre. Der Quotient ergibt als Fertilitätsfähigkeit 0,25—0,26 Geburten für das Jahr. Diese Zahl 0,25—0,26 müssen wir als „normale Fertilitätsfähigkeit" der Frau bezeichnen. An ihr soll die abnehmende oder zunehmende Fertilitätsfähigkeit beurteilt werden. Wir sind damit in der Lage, an diesem Fertilitätsmaß eine höhere oder geringere Fruchtbarkeitsfähigkeit der Frau gleichsam zu messen. Die Fertilitätsfähigkeit der Frau ist danach also, wenn sie mit 20 Jahren heiratet, um 0,03 erhöht, wenn sie mit 36 Jahren heiratet, um 0,13 vermindert.

Diese Messungen der weiblichen Fertilitätsfähigkeit werden in den späteren Abschnitten über die körperlichen Ursachen der weiblichen Fertilitätsverminderung noch eine bestimmte Rolle spielen, da sie allein ermöglichen, schon in der Geschlechtsreife der Frau ein Urteil über die weibliche Fertilität zu gewinnen.

Wichtig ist hier weiter die Gegenüberstellung der durchschnittlichen Kinderzahl zur durchschnittlichen tatsächlichen Fertilitätsdauer.

Tabelle 17.

Beziehungen zwischen Kinderdurchschnitt und tatsächlicher Fertilitätsdauer.

Heiratsalter	Kinderdurchschnitt	tatsächliche Fertilitätsjahre	Kinder für das tatsächl. Fertilitätsjahr
bis 20 Jahre	7,2	14	0,51
21 „ 25 „	5,2	10	0,52
26 „ 30 „	4,1	7	0,59
31 „ 35 „	3,0	5	0,60
36 „ 40 „	1,0	2	0,50
41 „ 47 „	0,45	0,5	0,90

Bei dieser Gegenüberstellung zeigt sich bei den spätheiratenden Frauen sogar eine Zunahme der durchschnittlichen Kinderproduktion für das tatsächliche Fruchtbarkeitsjahr.

Das darf nun nicht zu falschen Schlüssen verleiten. Die Erklärung für dies Verhalten ist leicht. Bei Frauen mit vielen Kindern, wie bei frühheiratenden Frauen, kommen nur die ersten Kinder schnell aufeinander, die späteren Kinder dagegen in größeren Pausen (vgl. Tabelle 25). Darum werden die Kinderdurchschnitte für die tatsächlichen Fertilitätsjahre bei den frühheiratenden

Frauen zu ihren Ungunsten beeinflußt. Bei den spätheiratenden Frauen folgen dagegen die wenigen Kinder so schnell aufeinander wie die ersten bei den Frühheiratenden. Es fallen aber die späteren Kinder mit ihren größeren Pausen weg. Hier wird also der Kinderdurchschnitt für jedes Fertilitätsjahr nur günstig beeinflußt. So erklärt sich zwanglos die demnach nur scheinbare Zunahme der durchschnittlichen Kinderzahl für das tatsächliche Fruchtbarkeitsjahr bei den spätheiratenden Frauen.

Es läge nun nahe, den Quotienten aus Kinderdurchschnitt und tatsächlicher Fertilitätsdauer ebenfalls als Fertilitätsfähigkeit zu bezeichnen analog dem Quotienten aus Kinderdurchschnitt und befruchtungsmöglichen Jahren. Das geht aber meines Erachtens nicht an. Die Fruchtbarkeit der Frau wird durch die Zahl ihrer Kinder bewiesen. Dabei ist es absolut gleichgültig, ob eine Frau mit beispielsweise vier Kindern ihre vier Kinder innerhalb 10 oder 20 Jahren bekommt. Das Resultat ist das gleiche: nämlich vier Kinder. Also ist ihre Fertilitätsfähigkeit ebenfalls die gleiche. Der Quotient aus Kinderproduktion und tatsächlicher Fertilitätsdauer kann also höchstens die Schnelligkeit der Geburtenfolge zeigen, oder wenn man so will, die Fähigkeit der Frau, wie schnell sie aufeinander Schwangerschaften durchmachen kann. Er zeigt aber nicht die durchschnittliche Fähigkeit zum Kindererzeugen überhaupt. Freilich wird eine Frau, die viel Kinder bekommt, die also eine hohe Fertilitätsfähigkeit aufweist, ihre Kinder meist auch schnell bekommen. Eine Frau, die ihre Kinder schnell bekommt, braucht darum noch lange nicht viel zu bekommen. Sie kann wohl eine hohe Fertilitätsfähigkeit aufweisen. Diese braucht dabei jedoch nur ganz temporär zu sein. Die durchschnittliche, tatsächliche Fertilitätsfähigkeit kann dabei weit unter dem Durchschnitt bleiben. Darum wäre der Quotient aus Kinderdurchschnitt und tatsächlicher Fertilitätsdauer höchstens ein Maß für die zeitliche Aufeinanderfolge der Geburten, nie aber ein Maßstab für die Fähigkeit, Kinder zu bekommen.

Die Tabelle 17 zeigt endlich in Gemeinschaft mit den Beobachtungen über die Fertilitätsfähigkeit der Frau, daß mit dem zunehmenden Alter die Befruchtungsfähigkeit der Frau tatsächlich nicht oder nur ganz wenig abnimmt, auch wenn die Frau erst sehr spät in die Ehe tritt. Nur durch die dann viel kürzere Fertilitätsdauer der Frau ist eine Fertilitätsverminderung bedingt.

Die Fertilitätsverminderung bei der spätheiratenden Frau ist also einzig und allein Folge der begrenzteren Fertilitätsdauer, nicht aber der herabgesetzten Produktionsfähigkeit.

Diese Beobachtung ist deswegen wichtig, weil Tabelle 1 und Kurve 1 über das Prädilektionsalter der Geburten, d.h. über die Chance für die Frau, unter gleichaltrigen Frauen ein Kind zu bekommen, mit dem zunehmenden Alter der Frau eine enorme Verminderung zeigt. Daraus könnte man schließen, und es ist bisher auch so geschlossen worden, daß mit dem zunehmenden Heiratsalter der Frau auch ihre Fertilitätsfähigkeit sinken soll. Das ist aber nicht der Fall. Das bringt

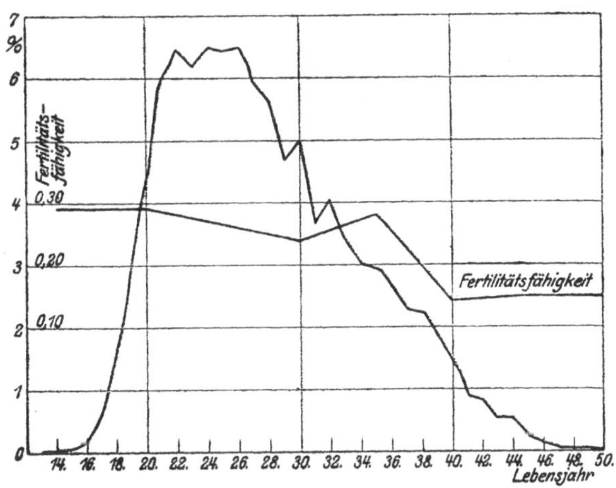

Kurve 9. Beziehung zwischen Prädilektionsalter der Frau für die Geburten und Fertilitätsfähigkeit der Frau. (Aus Kurve 1 und Kurve 8.)

Kurve 9 zum Ausdruck. Hier ist die Fertilitätsfähigkeit der Frau in die Kurve 1 über das Prädilektionsalter der Geburten eingezeichnet. Während die Linie über das Prädilektionsalter der Geburten einen großen Ausschlag, ein An- und Absteigen bringt, läuft dazwischen die Linie der Fertilitätsfähigkeit bis auf die Zeit nach dem 36. Jahre fast unbeirrt und ohne Schwankungen auf beinahe gleicher Höhe.

Die Berechnung der Fertilitätschance der Frau.

Von besonderem Werte ist die Berechnung der Fertilitätschance der Frau. Ich wähle den Ausdruck „Chance“, weil wir keinen passenden kurzen deutschen Ausdruck dafür haben. Unter Fertilitätschance verstehe ich die Möglichkeit zur praktischen Fruchtbarkeit, die aber von unbestimmten, nicht ohne weiteres ergründbaren, zuweilen sogar zufälligen Umständen beeinflußt wird. Sie muß hier erörtert werden, um festlegen zu können, von wann ab wir die primäre Sterilität als absolute bezeichnen müssen. Damit wird die Fertilitätschance zur noch wichtigeren Sterilitätschance. Die Frage lautet dann: Wann muß die Frau damit rechnen, daß sie dauernd steril ist?

Um diese Sterilitätschance der Frau zu erhalten, muß man das Zeitintervall zwischen Hochzeit und erster Geburt berechnen. Eine derartige Berechnung ist von unserer Klinik schon einmal von Epstein angestellt worden. Epstein berichtet über 1515 Fälle, die er aus den geburtshilflichen Journalen der Freiburger Universitäts-Frauenklinik ausgerechnet hat. Auf Grund seines Materials war es ihm natürlich nicht möglich, ein vollgültiges, für die Berechnung der Fertilitätschance brauchbares Material zu bekommen. Er konnte nur Frauen nehmen, die wirklich fruchtbar waren. Unfruchtbare Frauen kommen ja nicht auf die geburtshilfliche Station. Dies bedingt eine Verschiebung seines Materials um mindestens 6,7%, nämlich um den Prozentsatz der sterilen Frau für unsere Klinik. Dann ist die Gleichartigkeit seines Materials durch die von weit hergekommenen Privatpatientinnen und durch den hohen Prozentsatz alter Erstgebärender beeinflußt, die aus verständlichen Gründen für die erste Geburt häufiger eine Gebäranstalt aufsuchen. Für seinen Zweck, den Unterschied des Zeitintervalls zwischen Heirat und erster Geburt bei dem verschiedenen Vermögensstand der Bevölkerung zu zeigen, bedeutet das keinen Fehler. Für meinen Zweck dagegen ist die Aufstellung nicht ohne weiteres brauchbar.

Ich habe daher unabhängig eine neue Berechnung des Zeitintervalls zwischen Heirat und erster Geburt der Frau aufgestellt, indem ich diesmal dazu persönliche Umfragen bei 1713 aufeinanderfolgenden Frauen nur oberbadischer Bevölkerung vornahm, wie sie mir in der poliklinischen Sprechstunde zu Gesichte kamen. Der Vorteil meiner Aufstellung ist sofort ersichtlich. Bei mir treten diejenigen Frauen, die nach langer Ehedauer ihr erstes Kind bekommen und aus Angst vor diesem ersten Kinde häufiger die Klinik aufsuchen gegenüber den Frauen, die jung verheiratet ihr erstes Kind bekommen, nicht in den Vordergrund. Sie beeinflussen daher die prozentualen Verhältnisse nicht. Außerdem bekomme ich dabei einen Überblick über die absolut sterilen Frauen und durch die Kürze der Beobachtungszeit von einem Jahre ein nach Möglichkeit vollgültiges Material.

Ich habe ferner von diesen 1713 Fällen nur diejenigen Frauen verwerten können, bei denen vor der Heirat keine Geburt und kein Abort, und in der Ehe vor der ersten Geburt kein Abort stattgefunden hat. Ebenso wurden alle Fälle ausgeschaltet, bei denen das erste Kind vor dem vollendeten 8. Monat der Ehe kam. Nach Abzug dieser Fälle, die nach der Aufstellung im Abschnitte über die uneheliche Fertilität 713 betrugen, verfüge ich über 1000 Fälle.

Das Zeitintervall ist eingeteilt in die Zeit zwischen dem vollendeten 8. bis zum vollendeten 12. Monate. Diese Teilung ist dann von $^1/_2$ zu $^1/_2$ Jahr fortgesetzt worden. Als erstes eheliches Kind habe ich dasjenige angenommen, das nach dem vollendeten 8. Monat der Ehe geboren wurde. Das mag vielleicht nicht ganz genau sein, weil ein Kind, das im 9. Monat geboren wird, noch vor der Ehe empfangen sein könnte. Aber ich glaube, dieser Fehler wird gering sein. Zu dieser Einteilung haben mich vor allen Dingen auch die soeben erschienene Arbeit Ahlfelds über kurzfristige Schwangerschaften und meine durch den Krieg ermöglichten Beobachtungen über die Dauer der Schwangerschaftszeit bestimmt. Wir finden nämlich tatsächlich, daß die Schwangerschaftszeit nicht unerhebliche Schwankungen erfährt, daß tatsächlich ausgetragene, dauernd lebensfähige Kinder in einem gewissen Prozentsatz schon nach einer Tragzeit von 240 und 250 Tagen geboren werden können. Dies wissenschaftlich zu belegen, gehört nicht hierher. Jedenfalls glaube ich aber, daß der Fehler, den ich mit dieser Umfristung begehe, wesentlich geringer ist wie derjenige, den Epstein und Kisch begehen, die die Geburt des ersten ehelichen Kindes erst nach 10 Monaten, also 300 Tagen nach der Eheschließung, annehmen. Zweifellos gehen da viele eheliche Kinder für die Beurteilung verloren.

Tabelle 18. Zeitintervall zwischen Heirat und Geburt des ersten Kindes.

Kinderlose Ehejahre	$^3/_4$–1	1–$1^1/_2$	$1^1/_2$–2	2–$2^1/_2$	$2^1/_2$–3	3–$3^1/_2$	$3^1/_2$–4	4–$4^1/_2$	$4^1/_2$–5	5–$5^1/_2$	$5^1/_2$–6	6–20	Steril
Zahl der ersten Kinder in %	46,4	25,2	9,7	3,5	2,7	1,4	1,6	0,8	0,2	0,5	0,3	1,1	6,6

Aus dieser Tabelle ersieht man, wie sich die 1000 Fälle auf die einzelnen Intervalle verteilen und wie hoch jeweils das prozentuale Verhältnis der ersten Geburt bei der entsprechenden Ehedauer ist. Man sieht, daß mit der größeren Ehedauer die Prozentzahlen kleiner werden. Mit anderen Worten heißt das: Die Chance zur ersten Geburt und damit zur Geburt überhaupt sinkt mit der zunehmenden Größe des Intervalls. Sie ist nach 6 Jahren nur noch 1,1%. Nach sechsjähriger Ehe bekamen von den 1000 Frauen also nur noch 11 Frauen Kinder und zwar

bis zum vollendeten 7. Jahre	. . . . . .	2 Frauen
„ „ „ 8. „	. . . . . .	6 „
„ „ „ 9. „	. . . . . .	2 „

Die elfte Frau gebar zum ersten Male 20 Jahre nach der Heirat. Außer diesem elften Falle, der als ganz besondere Ausnahme zu bezeichnen ist, trat nach 9 Jahren bei meinen Fällen absolute Sterilität ein. 6,6% der Frauen Oberbadens sind nach dieser Aufstellung steril. Dieser Prozentsatz deckt sich mit dem der Tabelle 2, die aus einem ganz anderen, von diesem absolut unabhängigen Materiale gewonnen ist und 6,7% beträgt, vollkommen.

Ich darf daher den Satz aufstellen: **In Oberbaden beträgt die absolute Sterilität der Frau 6,6—6,7%.**

Zur besseren Übersicht habe ich die einzelnen Jahre zusammengefaßt. Dann ergibt sich als Fertilitätschance, als Chance das erste Kind zu bekommen, die Prozentzahl, die man erhält, wenn man die Prozentzahlen der noch eventuell fertilen Jahre addiert. Das ergibt folgende Aufstellung:

Tabelle 19. **Die Berechnung der Fertilitätschance der Frau.**

nach 1 Jahr kinderloser Ehe	47,0%	(100% — 46,4% — 6,6%).
„ 2 Jahren „ „	12,1%	
„ 3 „ „ „	5,9%	
„ 4 „ „ „	2,9%	
„ 5 „ „ „	1,9%	
„ 6 „ „ „	1,1%	
„ 7 „ „ „	0,9%	
„ 8 „ „ „	0,3%	
„ 9 „ „ „	0,0%	

Aus dieser Tabelle kann man sich nun die Chance der Frau, nach einer gewissen ungewollten kinderlosen Ehedauer ein Kind zu bekommen, einfach ablesen.

Die Berechnung der Sterilitätschance der Frau.

Die Chance der Frau, steril zu bleiben, erhält man, indem man die Tabelle 19 der Fertilitätschance einfach, umkehrt. Besitzt die Frau nach einem bestimmten Zeitraume eine Fertilitätschance von 47,0%, so ist umgekehrt die Möglichkeit, steril zu bleiben, 53,0%. Nach dieser Überlegung würde sich die Tabelle 18 als Tabelle 20 für die Sterilitätschance folgend gestalten, wenn man den einen Fall, wo 20jährige primäre Sterilität bestand, wegläßt.

Tabelle 20. **Die Sterilitätschance der Frau.**

Kinderlose Ehejahre	$^3/_4$–1	1–$1^1/_2$	$1^1/_2$–2	2–$2^1/_2$	$2^1/_2$–3	3–$3^1/_2$	$3^1/_2$–4	4–$4^1/_2$	$4^1/_2$–5	5–$5^1/_2$	$5^1/_2$–6	6–9	mehr
Sterilitätschance in %	53,0	78,2	87,9	91,4	94,1	95,5	97,1	97,9	98,1	98,6	98,9	99,1	100,0

Oder in analoger Zusammenfassung wie oben in Tabelle 19 steigt die Sterilitätschance folgend:

Tabelle 21. **Berechnung der Sterilitätschance der Frau.**

nach 1 Jahr	kinderloser	Ehe	53,0%
„ 2 Jahren	„	„	87,9 „
„ 3 „	„	„	94,1 „
„ 4 „	„	„	97,1 „
„ 5 „	„	„	98,1 „
„ 6 „	„	„	98,9 „
„ 7 „	„	„	99,1 „
„ 8 „	„	„	99,7 „
„ 9 „	„	„	100,0 „

Auch hier kann die Gefahrchance der Frau, ungewollt steril zu bleiben, direkt aus der Tabelle abgelesen werden.

Die Sterilitätschance steigt also ganz auffallend rasch. Wenn eine Frau nach 2 Jahren nicht geboren hat, ist die Wahrscheinlichkeit für sie, **kein** Kind zu bekommen, schon fast 90%, wenn sie nach 4 Jahren nicht geboren hat, sogar rund 97%.

Die Fertilitäts- und Sterilitätschancen lassen sich nun nach den Tabellen graphisch in Kurve 10 darstellen.

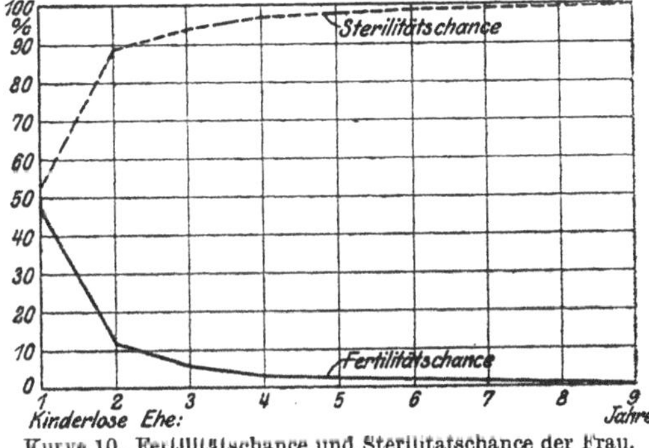

Kurve 10. Fertilitätschance und Sterilitätschance der Frau.

Die Abnahme der Fertilitätslinie bedingt das entsprechende Ansteigen der Sterilitätslinie. Ich glaube freilich, daß man den ersten zwei kinderlosen Ehejahren keine ganz besondere Bedeutung beilegen darf, weil hier die Möglichkeit offengelassen werden muß, daß tatsächlich die Ehepartner in den ersten Jahren keine Kinder haben wollten und Präventivverkehr übten. Aber diese Berechnung der Sterilitätschance ist für alle die Frauen, die diesen Präventivverkehr nicht geübt haben, praktisch deswegen von Bedeutung, weil nach ihr bei einer Sterilitätschance von fast rund 90% der Arzt berechtigt ist, nach zweijähriger Ehe eine eventuelle Sterilitätsursache therapeutisch anzugreifen. Diese Berechtigung steigert sich am Ende des vierten Jahres mit rund 97% Sterilitätschance zur Pflicht. Die Pflicht, bei einer drohenden Sterilität einzugreifen, ist noch größer, wenn die Frau mit 36 oder mehr Jahren heiratet, wo ihre Fertilitätsfähigkeit auf die Hälfte gesunken ist (vgl. Tabelle 16).

Man würde aber ein ganz falsches Bild bekommen, wenn man diese abnehmende Fertilität der Frau mit einem größeren Intervall zwischen Heirat und erster Geburt bei den Spätheiratenden begründen wollte. Aus einer Aufstellung von Kisch (Sterilität des Weibes, 2. Aufl., S. 42) könnte man zu dieser Annahme veranlaßt werden. Ich habe meine Fälle in Parallele zu Kisch gestellt, indem ich unter Berücksichtigung des jeweiligen Heiratsalters der Frau ebenfalls das Zeitintervall zwischen Hochzeit und dem ersten Kinde berechnete. Von meinen 1000 Fällen konnte ich 828 mit derartig genauen Angaben verwerten.

Tabelle 22. **Abhängigkeit des Intervalles zwischen Heirat und erstem Kinde vom mütterlichen Heiratsalter.**

Zahl der Fälle	Heirat der Mutter	Die erste Geburt erfolgt nach der Heirat				
		$^3/_4$—1	1—2	2—3	3 u. mehr Jahre	gar nicht
123	bis 20 Jahre	52	35,5	6	5	1,5%
473	21 „ 25 „	48,5	35,5	6	5	5 %
148	26 „ 30 „	43	29	6	8	14 %
65	31 „ 35 „	49	30	3	4,5	13,5%
19	36 „ 47 „	35,5	6	11	21,5	26 %
Verhältnisse bei allen 1000 Fällen nach Tabelle 18		46,4	34,9	6,2	5,9	6,6%

Man sieht aus dieser Tabelle, daß in dem Zeitintervall zwischen Heirat und der Geburt des ersten Kindes keine wesentliche Vergrößerung eintritt. Die Differenzen sind bis zum 35. Jahre ganz gering. Bei den 19 Fällen nach dem 36. Jahre muß wieder berücksichtigt werden, was ich schon früher betonte, daß bei dem dafür geringen Materiale durch einen einzigen Fall schon ein Ausschlag von 5% bedingt wird. Ich habe an den Schluß die analoge Berechnung aus Tabelle 18 zum Vergleich gesetzt.

Die Tabelle 22 zeigt, daß, wie wir schon wissen, die Sterilität mit dem zunehmenden Heiratsalter der Frau wegen der gekürzten Befruchtungsjahre und geringen tatsächlichen Fertilitätsdauer häufiger wird. Sie zeigt aber gleichzeitig, daß die Fertilitätsfähigkeit der Frau mit dem zunehmenden Heiratsalter nicht oder erst nach dem 36. Jahre herabgesetzt ist und bestätigt damit meine Anschauung und Berechnung der weiblichen Fertilitätsfähigkeit. Der Grund, warum man bei einem späteren Heiratsalter eine drohende Sterilität früher als bei einer früh heiratenden Frau beseitigen muß, liegt nur in der kürzeren Fertilitätsmöglichkeit, in der geringen Anzahl von Jahren, die zur Fertilität zur Verfügung stehen. Eine Frau, die mit 36 Jahren heiratet und nach zwei Jahren kein Kind bekommen hat, ist viel schlechter gestellt als eine Frau, die mit 20 Jahren heiratet und mit 22 Jahren noch nicht schwanger ist. Denn daß mit dem zunehmenden Heiratsalter eine tatsächliche Fertilitätsverminderung der Frau eintritt, das zeigen schon die zunehmenden Sterilitäten, das zeigt ebenso der Rückgang der durchschnittlichen Kinderzahl. Tabelle 22 und 17 geben uns darüber ohne weiteres Aufschluß.

Es sollen im folgenden, nur der Übersicht halber, aus den beiden Tabellen das dafür Beweisende nebeneinandergestellt werden.

Tabelle 23.

Die weibliche Fertilitätsverminderung, bedingt durch die Zunahme des Heiratsalters.

Heiratsalter der Frau	Kinderdurchschnitt nach Tabelle 17	Sterilitätsprozent nach Tabelle 22
bis 20 Jahre	7,2	1,5%
21 „ 25 „	5,2	5 %
26 „ 30 „	4,1	14 %
31 „ 35 „	3,3	13,5%
36 „ 40 „	1,0	26 %
41 „ 47 „	0,45	

Die Fertilitätschance der Frau sinkt, die Sterilitätschance der Frau steigt mit dem zunehmenden Heiratsalter und zwar konstant.

Das leuchtet an und für sich sofort ein und brauchte von mir nicht besonders betont zu werden, wenn nicht Duncan und Kisch diese einfachen Verhältnisse in Abrede gestellt hätten. Duncan stellte nämlich für Edinburg 1855 folgende Tabelle für die Fertilitätschance auf, die ich nach Kisch hier anführe:

Tabelle 24.

Sterilitätschance nach Duncan, zitiert nach Kisch.

Alter der Frau bei der Verheiratung	Anzahl der Frauen	Sterilität in Prozent
15. bis 19. Lebensjahr	700	7,3
20. „ 24. „	1835	0,0
25. „ 29. „	1120	27,7
30. „ 34. „	402	37,5
35. „ 39. „	205	53,2
40. „ 44. „	110	90,9
45. „ 49. „	46	95,6
„ 50. „	29	100,0

Er kommt dabei zu dem Schluß, den ja auch Kisch in seiner oben erwähnten Aufstellung (siehe Seite 42) beweisen will, nämlich daß Frauen, die zwischen dem 20. und 24. Jahre heiraten, eine geringere Sterilitätschance besitzen als die Frauen, die vor dem 20. Jahre heiraten. Ich glaube, daß die Begründung dafür, die Kisch in der mangelhaften Keimbildung der noch nicht vollentwickelten Ovarien bei der Jugendlichen sucht, nicht einwandfrei ist. Meine Beobachtungen wenigstens widersprechen dieser Auffassung.

Die Aussicht, Kinder zu bekommen, ist für die Frau um so günstiger, je früher, um so ungünstiger, je später sie heiratet. Sie nimmt nach einer kinderlosen Ehe schon von 2 Jahren rasch ab, um nach 6 Jahren fast erloschen zu sein. In direkt umgekehrtem

Verhältnis dazu steht die Sterilitätschance. Fertilitäts- und Sterilitätschance haben daher für die Beurteilung der weiblichen Fruchtbarkeit und Fruchtbarkeitsverminderung eine große Bedeutung.

Die temporäre, physiologische Fertilitätsverminderung der Frau.

Für die Betrachtung der Fertilitätsverminderung ist von besonderer Wichtigkeit, daß die Frau schon aus physiologischen Gründen zu bestimmten Zeiten eine Verminderung ihrer Fertilitätsfähigkeit zeigt. Wenn auch, wie ich später zeigen kann, diese temporäre Fertilitätsverminderung im allgemeinen bekannt ist, gleichsam Volkswissen ist, und wenn diese Fertilitätsverminderung der Frau schon früher praktisch ausgenutzt wurde, so ist sie wissenschaftlich doch noch nicht genügend bewiesen.

Der erste Versuch, sie wissenschaftlich festzulegen, stammt von Haßler, der 1876 unter 248 Fällen mit bekannten Kopulationstagen den ersten Tag nach der Menstruation als besonders wirksam gefunden hat. Er stellte fest, daß bei 86% seiner Fälle die befruchtenden Kohabitationen in den ersten 10 Tagen nach Ende der letzten Menstruation stattgefunden haben, und daß sich der Rest der Konzeptionen mit 14% auf die nächsten 17 Tage verteilte. Das weist auf eine scheinbare physiologische Fertilitätsverminderung der Frau im zweiten Teile des Menstruationsintervalles hin. Zu einem ähnlichen Resultat kommen Fürst und Feoktiestow.

Ich habe mich nun gleich nach dem Beginn des Krieges mit der Frage der Empfängnisfähigkeit der Frau beschäftigt und schon verschiedenfach darauf hingewiesen, daß der jetzige lange Krieg vielleicht die einzige Möglichkeit bietet, diese Frage einwandfrei zu lösen.

Die Frage läßt sich meines Erachtens wenigstens am Menschen im Frieden nie lösen, weil wir da nie genaue und verläßliche Angaben über den geschlechtlichen Verkehr erhalten können. Die Ungenauigkeiten in den Angaben sind zu groß. Die Frauen sind am Ende der Schwangerschaft beim besten Willen nicht mehr in der Lage, anzugeben, wie sie nach der letzten stattgehabten Menstruation kohabitiert haben. Da sprechen Gedächtnistäuschungen, Schamgefühl u. a. m. mit.

Da hat uns der Krieg mit einem Schlage einen unschätzbaren Dienst geleistet. Wir sind durch ihn in die Lage gesetzt worden, wenigstens in einer Anzahl von Fällen den Kohabitationstermin genau fixieren zu können, ohne dazu indiskrete Fragen an die Frau stellen zu müssen. Wenn z. B. eine Frau am 31. Juli 1914 ihre letzte Periode gehabt hat, wenn ihr Mann am 6. August 1914 in den Krieg gezogen und dann bis tief hinein in die Schwangerschaft nicht wiedergekommen ist, dann können wir mit einer großen Sicherheit annehmen, daß das Kind aus einem Verkehr in der Zeit zwischen dem Periodenbeginn und dem Zeitpunkte, wo der Mann in den Krieg gezogen ist, empfangen sein muß, also zwischen dem 31. Juli und 6. August 1914. Analog ist es mit dem Urlaube des Mannes. Der Mann bekommt zwei, drei oder acht Tage Urlaub. Die Folge dieses Urlaubes ist eine Schwängerung der Frau. Auch dann kann man mit einer ziemlichen Sicherheit annehmen, daß die Schwängerung aus dieser Urlaubszeit stammt. Es wäre unrecht und falsch, wenn man im Durchschnitt diesen Frauen eine mögliche extramatrimonielle Schwängerung unterschieben wollte. Das mag wohl einmal vorkommen. Aber die Regel ist das sicher nicht. Dabei darf auch nicht vergessen werden, daß die Frau, um dem Vorwurfe der extramatrimoniellen Schwängerung zu entgehen, so raffiniert sein müßte, diese extramatrimonielle Schwängerung in eine Zeit zu legen, in der der Mann zu Hause war, damit Schwangerschaftsdauer und Reifezustand des Kindes dem Urlaube des Mannes entsprächen. Da das für den Durchschnitt unwahrscheinlich ist, so dürfte tatsächlich der Krieg uns nach Möglichkeit einwandfreie Kohabitationstermine aus Beobachtungen an Militärurlaubern liefern.

Von diesen Überlegungen ausgehend habe ich nun jede schwangere Frau in der Sprechstunde in dieser Hinsicht geprüft. Ich habe die Urlaubstage des Mannes den Kohabitationstagen gleichgesetzt und unberücksichtigt gelassen, wievielmal Mann und Frau Verkehr gehabt hatten. Eine derartige Fragestellung ist unnötig und darum töricht. Sie verwirrt nur. Außerdem wird eine Frau beim besten Willen, auch wenn sie alles Schamgefühl beiseitelegt und volles Vertrauen zum Arzte hat, in den meisten Fällen das einfach nicht angeben können. Aussagen erzwingen wollen, ist der erste Schritt zum verhängnisvollen Fehler. Ich habe mich daher bei all meinen Untersuchungen mit kohabitationsmöglichen Tagen begnügt und gesagt: eine Frau, deren Mann vom 10. bis 18. Tage nach ihrem letzten Menstruationsbeginn in

Urlaub war, hatte die Möglichkeit, am 10., 11. usw. bis 18. Tage mit ihrem Manne zu kohabitieren. An welchem Tage sie kohabitiert hat, will ich gar nicht wissen. Ich lehne es ab, mir bestimmte Tage der Urlaubszeit als Kohabitationstage aufdrängen zu lassen. Ich glaube eben nur in der Lage zu sein, kohabitationsmögliche Tage zu bestimmen. Außerdem darf der Urlaub nicht zu lange sein. Ich habe nur Urlauber bis höchtens neun Tage in Betracht gezogen.

Nach diesem Beobachtungsplane habe ich nun nach und nach mein Material von 100 Fällen (Deutsche med. Wochenschr. 1915, Nr. 42), dann 220 Fällen (Münch. med. Wochenschr. 1916, Nr. 28) auf heute 300 Fälle erhöht. Es sind dies alle Fälle bis neun Tage Urlaub, die ich seit Januar 1915 ohne Auslassung sammeln konnte. Sie setzen sich nur aus Befunden dieser bestimmt umgrenzten Urlaube von Kriegsteilnehmern zusammen. Die Ergebnisse habe ich in einer Kohabitations- resp. Konzeptionskurve der Frau ver-

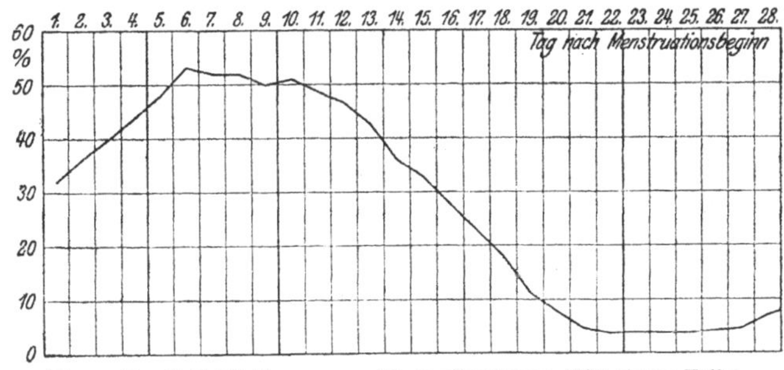

Kurve 11. Kohabitations- resp. Konzeptionskurve (300 eigene Fälle).

einigt. Sie ist die Vervollständigung der zwei früher von mir aufgestellten. Natürlich wird die Sammlung der Fälle fortgesetzt, so daß mit dem zunehmenden Material meine Kurve noch eine Änderung erfahren kann. Das Wesentliche und Typische der Kurve wird aber bleiben und in jeder weiteren Kurve ebenso wiederkehren, wie es sich in meinen drei jetzigen Kurven immer gleich wiederholt hat. Die größere Zahl der Fälle wird nur zu einem besseren und gefestigteren Beweis führen,

Die Kurve zeigt, daß physiologisch zu den verschiedenen Zeiten des Menstrualintervalles ein auffallender Unterschied in der Fertilitätsfähigkeit der Frau besteht. Die Kurve erreicht am 6. Tage nach Menstruationsbeginn mit 53% ihren Höhepunkt, d. h. bei

53% der zur Befruchtung führenden 300 Kohabitationen war der 6. Tag post menstruationem als Empfängnistag möglich. Hier ist also die Fähigkeit der Frau, zu konzipieren, am größten. Sie hält sich bis zum 13. und 14. Tage auf beinahe gleicher Höhe, immer über 40%, um dann bis zum 22. Tage steil abzufallen. Es ist sogar anzunehmen, daß der Abfall noch steiler werden würde, wenn unter meinen Fällen nicht auch die Frauen mitrechnen müßten, bei denen der Mann beispielsweise vom 13. bis 22. Tage nach Menstruationsbeginn zu Hause war. Obwohl nach meiner Kurve die zur Befruchtung führende Kohabitation auf einen früheren Tag, vielleicht den 14. zu legen wäre, kann doch der 22. Tag nicht ausgeschlossen werden, wenn er auch unwahrscheinlicher ist. Nach dem 22. Tage ist bis zum Beginn der nächsten Menstruation die Empfängnisfähigkeit der Frau auf ein Minimum herabgesetzt. Sie ist freilich nicht gleich Null, wie ich früher annahm. Sie ist nur mit 3—5% so gering, daß Konzeptionen in dieser Zeit praktisch eine untergeordnete Rolle spielen.

Teilt man die Zeit in die menstruellen Phasen ein (was durch die stärkeren senkrechten Linien in Kurve 11 zum Ausdruck gebracht ist), dann sieht man also *im Postmenstruum den Höhepunkt, im Intermenstruum den Abfall und im Prämenstruum den stärksten Rückgang der weiblichen Empfängnisfähigkeit.*

Natürlich habe ich nur *diejenigen Frauen* nehmen können, die regelmäßig in *28tägigem* Zyklus menstruieren. Menstruieren die Frauen in kürzerem oder längerem Zyklus, dann wird sich die Kurve verkürzen oder verlängern. Bei total unregelmässiger Menstruation wird man sich mit der Tatsache begnügen müssen, daß *direkt nach* dem Unwohlsein die Empfängnisfähigkeit der Frau *am höchsten, unmittelbar vor* den Menses *am geringsten* ist. Bestimmte Tage werden sich da nicht festlegen lassen.

Daß aber tatsächlich eine Fertilitätsherabsetzung einige Tage vor dem Eintritt der Menses besteht, konnte ich auch aus den nunmehr auf 25 Fälle gestiegenen Beobachtungen erkennen, bei denen der Mann einige Tage vor Beginn der Menstruation gekommen war und dann wieder fort mußte oder bis einige Tage nach der Menstruation dablieb. Dabei zeigte sich, daß in allen den Fällen, wo der Mann die Menstruation nicht abwarten konnte, die Frau auch nicht schwanger geworden war. In den Fällen dagegen, wo der Mann noch einige Tage nach der eingetretenen Menstruation zu Hause geblieben war, trat die Konzeption erst nach der Periode ein. Es ist doch sehr auffällig, daß in diesen Fällen die Frauen nicht vor, sondern erst nach der Periode konzipiert hatten.

Auf diese Beobachtung hin habe ich nun aus unseren geburtshilflichen Krankengeschichten für die letzten 10 Jahre diejenigen verheirateten, erstgebärenden Frauen zusammengestellt, bei denen die Konzeption für dies erste Kind innerhalb der ersten fünf Wochen der Ehe stattgefunden hat. Das sind 160 Fälle mit genauen Angaben. Es ist interessant, daß bei den 65 Fällen, in denen die Hochzeit innerhalb der letzten acht Tage vor Menstruationsbeginn stattfand, alle 65 Frauen nach der Hochzeit noch diese Menstruation durchmachten, um erst dann zu empfangen.

Diese 65 Fälle aus dem Frieden, die obigen 25 Fälle aus dem Kriege und meine Kurve 11 machen es nun doch klinisch sehr wahrscheinlich, daß im Praemeustruum die Empfängnisfähigkeit der Frau tatsächlich sehr stark reduziert ist.

Wenn auch meine Kohabitationskurve, wie ich schon sagte, durch weitere Fälle noch Änderungen erfahren kann, so wird sie wohl immer das heute schon Charakteristische der Fertilitätsschwankung der Frau in den einzelnen Phasen des Menstruationsintervalles auch weiterhin zeigen.

Die Hypothese über die Ursache der physiologischen temporären Fertilitätsschwankungen der Frau.

Die Ursachen der physiologischen Fertilitätsschwankungen sind noch unbekannt. Wir bewegen uns mit unseren Vermutungen hier rein auf hypothetischem Gebiete.

Die auffallende Erscheinung, daß im Praemenstruum die Empfängnisfähigkeit der Frau sehr stark herabgesetzt ist, bringt uns zunächst auf die anatomischen Veränderungen, die die Tubenschleimhaut in diesem Stadium erfährt. Es liegt nahe, hier eine rein mechanische Behinderung der Eiwanderung anzunehmen. Diese Behinderung beruht vielleicht auf einem Tubenverschluß, vielleicht auch nur auf einer Verkleinerung des Tubenlumens, die durch die menstruelle Schwellung der Schleimhaut bedingt sind. Eine solche rein mechanische Störung müßte aber auch zum Ausdrucke kommen, wenn intra menses verkehrt würde, weil auch hier die Schleimhautschwellung noch besteht. Diese Kohabitationen intra menses führen aber zu einer Befruchtung, ebenso wie diejenigen, die direkt ante und post menses stattfinden.

Wenn nun die herabgesetzte Empfängnisfähigkeit im Praemenstruum durch die Schleimhautveränderung vielleicht erklärt werden kann, so ist das für das Abfallen der Empfängnisfähigkeit vom 14.—21. Tage post Menstruationsbeginn nicht mehr möglich. Zu dieser Zeit besteht noch keine Schleimhautschwellung, die eine rein mechanische Erklärung geben könnte.

Es kann also nach diesen Überlegungen gegenüber meiner früheren Annahme der rein mechanischen Eiwanderungsbehinderung nur eine ganz bedingte Rolle zugemessen werden. Vielleicht ist sie nur unterstützendes, wahrscheinlich aber nicht Hauptmoment. Möglich erscheint mir darum heute noch eine andere Ursache, die auf chemischer Grundlage beruht. Natürlich ist auch dies nur Hypothese in Ermangelung eines experimentellen Beweises.

Das normale intermenstruelle Vaginalsekret reagiert schwach sauer. Zur Zeit der Menstruation wird die Reaktion alkalisch. Die Alkalescenz während der Menstruation dürfte durch die Vermischung des Sekretes mit dem alkalisch reagierenden Blut bedingt sein. Diese Alkalreaktion verschwindet, je mehr Tage nach der Menstruation verflossen sind. Nun kann es vorkommen, daß das Vaginalsekret abnorm sauer ist. In diesem abnorm sauren Vaginalsekret sind die Lebensbedingungen für die Spermatozoen ungünstig. Das Absterben der Spermatozoen in der Vagina scheint in dem gesteigerten Säuregehalt des Vaginalsekrets seinen Grund zu haben. Das konnte Hoehne und Behne an dem intensiv sauren Vaginalsekret der Schwangeren einwandfrei nachweisen. Im Gegensatz zu den Verhältnissen bei der nicht graviden Frau waren bei der Graviden eine halbe Stunde post coitum keine lebenden Spermatozoen mehr in der Scheide vorhanden.

Man kann sich nun den Vorgang bei der Kohabitation so vorstellen, daß durch die Ejakulation das schwach sauer reagierende Vaginalsekret leicht alkalisch wird, daß dadurch erst Lebensbedingungen für die Spermatozoen geschaffen werden. Das normale Vaginalsekret ist nun aber in der Lage, sich innerhalb von 3—4 Stunden nach dem Kohitus zu neutralisieren und endlich wieder säurehaltig werden. Wird nun schon an sich abnorm saures Vaginalsekret produziert, so genügt die Alkalisierung der Spermaflüssigkeit nicht, um günstige Lebensbedingungen für die Spermatozoen zu schaffen. So dürfte wohl nur zu erklären sein, warum Ernst Runge bei sterilen Frauen 34mal, d. h. in 51,5% keine Spermatozoen im Genitaltrakt nachweisen konnte, während bei 17 untersuchten normalen Frauen die Spermatozoen unter den gleichen Voraussetzungen nur 3 mal, also in 16,6% fehlten.

Diese Betrachtung dürfte vielleicht die Möglichkeit zu einer Erklärung für die Beteiligung der chemischen Beschaffenheit des Vaginalsekret an der Befruchtungsfähigkeit der Frau eröffnen. Nach meiner Kohabitations- und Konzeptionskurve 11 besteht eine erhöhte Empfängnisfähigkeit der Frau unmittelbar nach den Menses. Das Blut bei der Menstruation macht das Vaginalsekret alkalisch. Es wäre nun doch denkbar, daß das alkalischreagierende Sekret in allmählich sauer reagierendes übergeht. Also das Spermatozoen günstige Sekret würde nun langsan spermatozoenfeindlich.

Dann müßten in der Tat die Lebensbedingungen für die Spermatozoen direkt nach dem Unwohlsein viel günstiger sein als später. Am günstigsten wäre sie eigentlich während der Menstruation. Meine Kohabitationskurve kann das nicht zeigen, weil der Mensch in den meisten Fällen während der Menstruation nicht verkehrt. Aber bei den Tieren ist das ja anders. Hier findet der Verkehr während der Brunst statt, also zu einer Zeit, wo sicherlich das Vaginalsekret des weiblichen Tieres seine höchste alkalische Reaktion hat. Das Tier verkehrt also zur zweckmäßigsten Zeit. Dafür hat das Belegen des Tieres meistens Erfolg. Der Mensch aber, weil seine Sexualvita nicht an eine oder mehrere Brünste gebunden ist, kohabitiert aus Angewöhnung außerhalb der brünstigen, der menstruellen Zeit. Darum bedeutet beim Menschen nicht jede Kohabitation auch eine Konzeption. Wenn man nun endlich bedenkt, daß die Vagina zur Zeit eines hyperämischen Zustandes, d. h. zur Zeit der Schwangerschaft, wie dies Hoehne und Behne bewiesen haben, ein besonders stark sauer reagierendes Sekret produziert, so kann sich damit die auf ein Minimum herabgesetzte Empfängnisfähigkeit der Frau kurz vor der Menstruation, d. h. zur Zeit des Prämenstruums, zwanglos erklären. Hier findet ebenfalls eine Hyperämisierung des Genitaltraktes statt. Diese Hyperämisierung reagiert mit der Produktion eines intensiver saueren Vaginalsekretes. Das saure Vaginalsekret ist spermafeindlich und zerstört in kürzester Zeit die Keime. Die Empfängnisfähigkeit der Frau ist dann auf ein Minimum herabgesetzt.

Die fakultative Fertilitätsverminderung der Frau.

Unter fakultativer Fertilitätsverminderung der Frau versteht man jede gewollte Einschränkung ihrer Fruchtbarkeit. Diese Einschränkung der Fruchtbarkeit wird in erster Linie durch den Präventivverkehr bedingt. Der Präventivverkehr ist aber nicht in jedem Falle derart sicher, daß er eine fakultative Sterilität der Frau garantieren könnte. Er wird also, wie sich Grotjahn sehr richtig ausdrückt, immer nur eine Geburtenverminderung aber keine sichere Geburtenvermeidung zur Folge haben. Diese Geburtenverminderung hat mit der durch die körperlichen Veränderungen bedingten Fertilitätsverminderung der Frau nichts gemein. Diese gewollte fakultative Sterilität der Frau, die im Präventivverkehr ihre Ursache hat, kann aber durch körperliche oder psychische Alterationen (Vaginitiden, sexuelle Neurasthenie, psychische Impotenz usw.) Ursache einer ungewollten Fertilitätsverminderung werden. Im allgemeinen wird jedoch der Präventivverkehr als solcher für die Fertilitätsverminderung der Frau nur eine untergeordnete Rolle spielen, natürlich nicht für den Geburtenrückgang.

Anders ist es mit der fakultativen Fertilitätsverminderung der Frau, die einfach durch sexuelle Abstinenz erzielt wird. Diese sexuelle Abstinenz zur weiblichen Fertilitätsverminderung und ihre Einhaltung zu Zeiten, wo die Frau sehr konzeptionsfähig ist, d. h. nach meiner Kohabitationskurve kurz nach Ende der Menstruation, spielt in der Religion der Völker schon frühzeitig eine bedeutende Rolle. Eine derartige Enthaltsamkeit wird von den Hindus und Juden aus religiösen Gründen mehr oder weniger eingehalten. Namentlich die Juden haben durch ihre Sittengesetze scharf umgrenzte Zeiten für diese sexuelle Abstinenz bestimmt. Nach den Geboten im 3. Buch Moses darf zur Zeit der Reinigung, d. h. so lange, wie die Frau menstruiert, nicht verkehrt werden. Durch eine Zusatzbestimmung ist später von Raschi diese Zeit sexueller Karenz auf weitere 7 Tage nach Beendigung der Menstruation ausgedehnt worden. Wir müssen also rechnen, daß heute der orthodoxe Jude, wenn wir die Menstruation auf 5 Tage ansetzen, die ersten 12 Tage nach Menstruationsbeginn im Durchschnitt nicht verkehrt. Wie hoch der Prozentsatz dieser orthodoxen Juden ist, kann nicht festgestellt werden. In Deutschland beträgt die Zahl der Juden ungefähr 600 000, von denen nach zuverlässigen Schätzungen, die mir von orthodoxer jüdischer Seite gegeben wurden, 10—15% als strenggläubig erachtet werden. Daß 55,2% der jüdischen Gemeinden in Deutschland ein Mikwe, ein Tauchbad haben, wie Hanauer ausgerechnet hat, soll nach meinen Gewährsmännern an der geringen Zahl der orthodoxen Juden nichts ändern. In Rußland, und besonders in Rumänien, ist der Prozentsatz der orthodoxen Juden größer. Aber auch hier kann das Tauchbad nie ein zuverlässiger Gradmesser für die Häufigkeit und Strenge der Orthodoxie werden.

Die Fertilitätsverminderung, die durch die sexuelle Karenzzeit bei den Juden bedingt ist, wird aber dadurch teilweise wettgemacht, daß der jüdische Ritus fordert, daß direkt nach dem Aufhören dieser rituell vorgeschriebenen Zeit, also nach dem sogen. Reinigungs- oder Tauchbad, möglichst bald der eheliche Verkehr stattfinden soll. Nehmen wir nun an, daß das Tauchbad am Ende des 12. Tages genommen wird, so wird als Gegenleistung bei den Juden viel häufiger, als es sonst der Fall wäre, am 13. und 14. Tage nach Beginn der Menstruation verkehrt werden. Der Verkehr fällt also wie sich aus meiner Kohabitationskurve ergibt, noch in eine für die Konzeption sehr günstige Zeit. Das erklärt, warum diese rituell geforderte fakultative Sterilität höchstens zu einer Fertilitätsverminderung der sonst vielleicht noch fertileren Juden führt, warum aber dadurch kein allmähliches Aussterben der orthodoxen Judenfamilien einzutreten braucht. Wie groß diese Fertilitätsverminderung ist, kann nicht bestimmt werden, da die dazu notwendigen Beobachtungen unmöglich durchzuführen sind.

Dieses sexuelle Problem der Juden ist wissenschaftlich zu wichtig, um hier übergangen zu werden. Vielleicht können doch einmal in dieser Hinsicht angestellte Beobachtungen wertvolle Ergebnisse über die Fertilitätsfähigkeit der Frau bringen.

Es ist ferner bekannt, daß alle Religionen, die eine bestimmte Stellung zum Präventivverkehr einnehmen und diesen strikte verbieten, solche Karenzzeiten einzuhalten für berechtigt erklären. Das ist, um ein Beispiel zu nennen, bei den Katholiken der Fall. Der katholische Pastoralmediziner Capellmann gibt in seinem Buche über fakultative Sterilität den Rat, die dem Beginne der letzten Menstruation folgenden zwei Wochen und die letzten 3 bis 4 Tage vor Beginn der nächsten Menstruation nicht zu verkehren, um sich vor übergroßem Kindersegen zu schützen. Danach ständen nur 10 Tage zum Verkehr zur Verfügung, die in das Intermenstrum fallen. Natürlich hat ein derartiges Verhalten nicht Sterilität zur Folge, wie das meine Kohabitationskurve zeigt. Zweifelsohne bedeutet es aber eine für den Staat und unser Bevölkerungsproblem ernste weibliche Fertilitätsverminderung.

Die Sterilität.

Unter Sterilität versteht man den als krankhaft zu bezeichnenden Zustand der Frau im geschlechtsreifen Alter, also zwischen dem 14. und 47. Lebensjahr, nicht fortpflanzungsfähig zu sein. Die Sterilität kann angeboren, sie kann später erworben sein. Man unterscheidet demnach eine kongenitale und eine akquirierte Sterilität. Die kongenitale Sterilität ist immer eine primäre Sterilität, die erworbene meist eine sekundäre Sterilität. Da sowohl der Mann wie auch die Frau Ursache der kinderlosen Ehe sein und da dies nicht ohne weiteres festgestellt werden kann, bezeichnen wir diesen Zustand als sterilitas matrimonium.

Der Normalzustand der Frau ist, während der Ehe zu konzipieren. In dem Moment, wo Schwangerschaft eintritt, hört die primäre Sterilität auf. An Stelle der primären Sterilität tritt jetzt die tatsächliche Fertilität der Frau, die ihren Abschluß findet, wenn die Frau keine Kinder mehr bekommt. Damit wird die Frau sekundär steril. Die primäre Sterilität kann mit dem Eintritt in die Ehe sofort aufhören. Sie ist dann für diese Frau und für diese Ehe gleich Null gewesen. Die primäre Sterilität kann endlich überhaupt nicht aufhören, d. h. die Frau bekommt aus irgendwelchen Gründen gar kein Kind. Die primäre Sterilität wird, wenn dieser Zustand die Geschlechtsreife der Frau oder einen großen Abschnitt derselben überdauert hat, zur absoluten Sterilität. 6,6—6,7 % der oberbadischen Frauen sind absolut steril (Tabelle 4 und 18).

In die Frage, nach wie langer kinderloser Ehedauer wir die Frau als steril bezeichnen sollen, ist noch keine Einigkeit gebracht worden. Kisch und Kleinwächter wollen nach 3 Jahren, Jaquet nach $2^1/_2$ Jahren, Chrobak, v. Rosthron und Hofmeyer schon nach 2 Jahren (zitiert nach E. Fränkel) und E. Fränkel selbst erst nach 5 Jahren Kinderlosigkeit die Ehe als steril ansehen. Die Frau ist zweifelsohne dann als steril zu bezeichnen, wenn die Fertilitätschance so gering oder die Sterilitätschance so groß geworden ist, daß Kinder praktisch kaum zu erwarten sind. Diese Vorbedingung ist aber nach zwei- resp. dreijähriger kinderloser Ehe, wo die Fertilitätschance noch 12,1 % resp. 5,9% nach Tabelle 19 ist, sicherlich nicht genügend erfüllt. Ich stehe ganz auf der Seite von E. Fränkel, wenn er fordert, daß für die allgemeine Berechnung der Sterilität eine für primäre und sekundäre Sterilität gleichmäßige Zeitdauer zugrunde gelegt werden soll. Ich möchte aber diese Zeitdauer auf 6 Jahre festgelegt wissen. Nach 6jähriger kinderloser Ehedauer ist nach Tabelle 19 die Fertilitätschance 1,1%, nach Tabelle 21 umgekehrt die Sterilitätschance 98,9% für die primär sterile Frau. Also von 100 Frauen wird dann nur noch rund eine Frau ein Kind bekommen. Das hindert natürlich nicht, daß wir eine vermutete primäre Sterilitätsursache schon früher therapeutisch angreifen sollen.

Dieses scheinbar sehr große Intervall von 6 Jahren fordere ich aber besonders im Interesse der Einheitlichkeit mit der sekundärsterilen Frau. Der Zeitraum, wann wir nach einem Kinde kein weiteres erwarten können, ist hierfür viel größer. Meines Wissens bestehen darüber heute noch gar keine exakten Beobachtungen. Ich habe nun dazu aus meinen 1000 aufeinanderfolgenden Frauen, an denen ich die Fertilitäts- und Sterilitätschance berechnet habe, auch das Verhalten des Zeitintervalles zwischen der 1. und 2., 2. und 3. und vorletzten und letzten Geburt beobachtet. Die Ergebnisse sind in der folgenden Tabelle zusammengefaßt:

Tabelle 25: **Zeitintervall zwischen den Geburten.**

Zeitintervall zwischen	Zahl der Fälle	0—1	1—2	2—3	3—4	4—5	5—6	über 6	Gesamt-	durchschnittliche
									Jahre	
Hochzeit u. 1. Geburt	934	464	349	62	30	10	8	11	2181	1½
1. „ 2. „	322	47	148	55	40	13	5	14	1258	2—2½
2. „ 3. „	267	31	104	50	22	18	17	25	1453	3
vorletzter und letzter Geburt	309	22	95	66	33	26	15	52	2105	3½—4

Diese Tabelle zeigt uns, daß mit der Zahl der Geburten das Zeitintervall zwischen ihnen konstant zunimmt. Der Organismus scheint eben tatsächlich im Durchschnitt in seiner Fähigkeit, Kinder zu entwickeln, bei der Mehr- und Vielgebärenden herabgesetzt zu sein. Während im Durchschnitt die erste Geburt $1^1/_2$ Jahre nach der Heirat erfolgt, tritt die letzte erst $3^1/_2$—4 Jahre nach der vorletzten ein. Das bedeutet eine Verzögerung des Intervalls um 2—$2^1/_2$ Jahre, also um 150%. Das erklärt aber auch, warum die Frau mit jedem Kinde eine bedeutend höhere Chance zur — jetzt sekundären — Sterilität erwirbt.

Wichtig für die Bestimmung des Beginnes der sekundären Sterilität ist nun die Berechnung, wieviel Geburten vor und nach 6jährigem Intervall stattfinden. Aus der obigen Tabelle nehme ich dazu die notwendigen Angaben heraus und fasse sie zusammen.

Tabelle 26.

Abhängigkeit der Geburten vor und nach 6jährigem Zeitintervall von der Zahl der Geburten.

Zeitintervall zwischen	weniger als 6 Jahre	mehr als 6 Jahre
Hochzeit und 1. Geburt . . .	98,9%	1,2%
1. und 2. Geburt. . .	95,7 „	4,4 „
2. und 3. Geburt. . .	90,7 „	9,4 „
vorletzter und letzter Geburt	83,0 „	17,0 „

In 9,3% liegen zwischen 2. und 3. Geburt, in sogar 17% zwischen vorletzter und letzter Geburt mehr wie 6 Jahre. Das beweist, daß wir schon sehr weitherzig sein müssen, wenn wir den Beginn der sekundären Sterilität 6 Jahre nach dem letzten Kinde legen. Wir können das eben nur allenfalls damit rechtfertigen, daß im Interesse der Einheitlichkeit für primäre und sekundäre Sterilität gleiche Zeiten zugrunde gelegt werden sollen.

Die sekundäre Sterilität braucht aber auch erst mit dem Aufhören der Geschlechtsreife einzutreten. Dann ist sie als senile Sterilität zu bezeichnen.

Mit der Zunahme der mangelhaften Kinderproduktion von nur einem Kind kam dann noch der Ausdruck „Einkind-Sterilität" auf. Er stammt von Ansell und wurde in England als „onlychild-sterility" erstmalig geprägt. Dieser Ausdruck „Einkind-Sterilität" weist durch die Hinzufügung des Wortes „Sterilität" auf das Abnorme des Zustandes hin. Ebenso abnorm ist er, wenn die Frau nur 2 Kinder bekommt, so daß man analog von einer Zweikind-Sterilität sprechen könnte. Man könnte so in der Graduierung fortfahren und nach einer Drei-, Vier- und Fünfkind-Sterilität einteilen. Aber da die Ehen heute kaum mehr wie 3—4 Kinder produzieren, wird diese Drei- und Vierkinderproduktion nicht als anormal empfunden und nicht durch das Beiwort „Sterilität" charakterisiert.

Unter relativer Sterilität versteht man die Sterilität der Frau mit einem bestimmten Manne, während sie mit einem anderen Manne Kinder erzeugen kann. Das kann bei Frauen in Betracht kommen, die vor der Ehe mit anderen Männern als dem späteren Ehemanne verkehrt oder die mehrmals geheiratet haben.

Um darüber einen Überblick zu bekommen, habe ich an meinem Material der 1713 Frauen folgende Beobachtungen angestellt:

329 dieser Frauen (s. Abschnitt: Die uneheliche Fertilität) hatten unehelich geboren, und zwar hatten 167 Frauen Kinder bekommen von Männern, die sie später nicht heirateten. 17 = 10,2% dieser Frauen blieben, trotzdem sie bis zum 33. Jahre heirateten und bei meiner Nachfrage über 6 Jahre verheiratet waren, in der späteren Ehe steril, trotzdem sie vor der Ehe den Beweis ihrer Fertilitätsfähigkeit erbracht hatten. Die Ehe war demnach in 10,2% relativ steril, wobei freilich die Möglichkeit besteht, daß die relative Sterilität auf eine Erkrankung durch die erste Schwangerschaft zurück zu führen ist.

25 Frauen von den 1713 Frauen waren zweimal zur Zeit der vollen Geschlechtsreife je über 6 Jahre verheiratet, d. s. 1,5%. Von diesen 25 Frauen war eine in erster und zweiter Ehe steril. Diese Frau war also absolut steril und trug wahrscheinlich allein die Schuld an der Unfruchtbarkeit. Eine Frau war in der 12jährigen ersten Ehe steril, brachte aber in der 8jährigen zweiten Ehe 3 Kinder hervor. Hier war also die Sterilität der ersten Ehe nur relativ und wahrscheinlich allein Schuld des Mannes.

3 von den 1713 Frauen waren dreimal verheiratet und hatten in allen drei Ehen Kinder.

Endlich kommt noch eine hereditäre Sterilität in Frage, die von Kisch erwähnt wird. Er bezeichnet diesen Ausdruck selbst als paradox, glaubt ihn aber nicht von der Hand weisen zu können, da nach seinen Beobachtungen Schwestern tatsächlich gleichmäßig steril sein können. Er sah in seinem Falle 3 Schwestern, die alle drei keine Kinder bekamen. Er schließt daraus, daß für diesen abnormen Zustand ein hereditäres Moment vorliegen muß.

Die Sterilität, gleichgültig welcher Art, stellt, und das ist für meine Arbeit das Wesentliche, den höchsten Grad der Fertilitätsverminderung dar.

Die körperlichen Ursachen der weiblichen Fertilitätsverminderung.

Nachdem ich im Vorhergehenden die Häufigkeit und den Grad, und wenn man so will, die sozialen und wirtschaftlichen Gründe und Tatsachen für die Fertilitätsverminderung der Frau untersucht habe, wird es notwendig, auf die durch rein körperliche Veränderungen bedingte Fertilitätsherabsetzung der Frau einzugehen.

Die Fertilitätsverminderung der Frau kann durch beide Partner, durch den Mann wie durch die Frau bedingt sein. Einmal kann der Mann steril oder in seiner Potenz herabgesetzt, das andere Mal kann die Frau steril oder in ihrer Fertilität vermindert sein. Dann kann auch der wohl potente Mann durch kontagiöse Geschlechtskrankheiten die Frau in ihrer Fertilität bis zur Sterilität herabsetzen. Endlich kann auch umgekehrt eine fertile Frau durch Übertragung von Krankheiten eine Sterilität beim Manne erzeugen. Diese Überlegung weist uns den Gang der folgenden Untersuchung.

Der Mann als Ursache der weiblichen Fertilitätsverminderung.

Daß im letzten Grunde der Mann die Ursache der weiblichen Fertilitätsverminderung und Sterilität sein kann, ist eine Tatsache, über die heute nicht mehr diskutiert zu werden braucht. Freilich hat sich die Kenntnis dieser Tatsache sehr spät eingebürgert, in ihrem vollständigen Umfang wohl erst durch die grundlegende Arbeit Noeggeraths über die latente Gonorrhoe beim weiblichen Geschlecht. In dieser Arbeit wurde zum ersten Male mit aller Entschiedenheit auf die außerordentliche Bedeutung des männlichen Einflusses für die weibliche Fertilitätsverminderung hingewiesen. Während bis dahin die Beteiligung des Mannes an dieser Fertilitätsverminderung gering geschätzt und die männliche Impotentia coeundi als beinahe einzige Ursache für sie angesehen wurde, ist man durch die Noeggerathsche Arbeit zum Gegenteil gekommen. Man schob von nun an dem Manne eine viel größere Schuld zu, als wohl tatsächlich auf ihm ruht. Das kann man sich sofort klar machen, wenn man sich überlegt, daß ungefähr 80% der Männer einmal eine Gonorrhoe durchgemacht haben. Nach der Noeggerathschen Auffassung sollen nun von diesen Männern 90% ihre Gonorrhoe nicht ausheilen. Die Frauen dieser Männer mit nicht ausgeheilter Gonorrhoe sollen endlich in höchstens 10% gesund bleiben.

Überträgt man das in nackte Zahlen, dann würden also von 100 verheirateten Männern 80 eine Gonorrhoe durchgemacht haben. 72 hätten ihre Gonorrhoe nicht ausgeheilt und 65 dieser Männer hätten ihre Frauen gonorrhoisch infiziert. Von diesen 65 Frauen wäre nun nach Bumm die Gonorrhoe bei 27% = 15 zur Uterusgonorrhoe, bei 13%=8 zur Tubengonorrhoe aszendiert. Nehmen wir nun an, daß die Tubengonorrhoen und die Hälfte der Uterusgonorrhoen Sterilität erzeugen, dann müßten 15% aller verheirateten Frauen allein durch aszendierte Gonorrhoe primär oder sekundär steril sein. Nach meiner Tabelle 2 sind aber überhaupt im ganzen nur 6,7+9,2=15,9% aller Frauen primär oder Einkindsteril. Diese müßten dann alle ascendierte Gonorrhoe als Ursache ihrer Fertilitätsverminderung haben. Das ist nicht möglich und darum werden diese einfachen Zahlen bereits Gegenbeweis für die Noeggerathsche Auffassung.

Dieser Gegenbeweis bleibt auch trotz folgender Noeggerathscher Angabe zu Recht bestehen: Noeggerath gibt nämlich an, daß von 81 von ihm als gonorrhoisch infiziert gefundenen verheirateten Frauen nur 23 am Ende des 9. Monats lebensfähige Kinder erzeugten. Diese 23 Frauen hatten mit einer Kinderproduktion von 12×1 Kind, 7×2 Kinder, 3×3 und 1×4 Kinder im ganzen also nur 39 Kinder erzeugt. Es muß nach meiner Berechnung zweifellos sein, daß diese Noeggerathschen Aufstellungen, die schon seinerzeit von ruhigeren Beurteilern (Schröder) als extravagant bezeichnet wurden, einseitig sind. Das hindert aber nicht, daß die Aufstellungen Noeggeraths in der Hauptsache doch wahre Angaben und Schlußfolgerungen bringen, Wahrheiten, die nach Ohlshausen wohl mancher geahnt, niemand aber in vollem Maße hat eingestehen mögen.

Wenn Noeggeraths Angaben auch äußerst bekämpft wurden, so ist die einmal durch Noeggerath angeschnittene Frage der Schuldbeteiligung des Mannes an der weiblichen Fertilitätsverminderung nie wieder zum Schweigen gekommen. Damit wurde ein ganz neues Beobachtungs- und Forschungsgebiet für die weibliche Sterilität eröffnet.

Mir ist hier nur möglich, einerseits auf die Bedeutung Noeggeraths hinzuweisen und anderseits den heutigen Standpunkt über die Mitbeteiligung des Mannes an der weiblichen Fertilität in kurzen Worten zu skizzieren. Ich muß mich darauf beschränken, zu zeigen, wie weit der Mann Ursache der weiblichen Fertilitätsverminderung ist.

Beeinträchtigung der weiblichen Fertilität durch den Mann tritt durch die Impotentia coeundi des Mannes ein, die ihren wesentlichen Ausdruck in dem Erektionsmangel findet. Dabei ist es für mich hier gleichgültig, auf welcher Ursache der Erektionsmangel beruht. Zahlenmäßige Angaben werden dafür wohl niemals zu erheben sein.

Häufiger als dieses Unvermögen ist die Impotentia generandi des Mannes, die, um mit Fürbringer zu sprechen, die Samenlosigkeit resp. die Unfruchtbarkeit des Samens zur Grundlage hat. Der Aspermatismus im engeren Sinne des Wortes, d. h. der Zustand, in welchem die am Ejakulat beteiligten Drüsen alle ihre Tätigkeit gleichzeitig vollkommen eingestellt haben, dürfte nicht existieren. Wenigstens ist er noch nicht einwandfrei beobachtet worden. Es handelt sich vielmehr im Grunde nur um eine mangelhafte Entleerung dieser Samendrüsen. Der Aspermatismus auch in diesem weiteren Sinne ist nicht häufig.

Dagegen bildet die Azoospermie die häufigste Ursache der männlichen Sterilität. Die Zeugungsunfähigkeit besteht hier in einem Ejakulat, das frei von Spermatozoen ist. Die Azoospermie, bei der ätiologisch fast immer Gonorrhoe in Betracht kommt, ist deswegen besonders gefährlich, weil sich der Mann durch das Ejakulat für potent hält, weil erst die mikroskopische Untersuchung des Ejakulats den Mangel an Samenfäden beweist. Diese Azoospermie ist meist dauernd und nur in seltenen Fällen vorübergehend. Sie zeigt als Unterarten die Nekrospermie, bei der im Ejakulat tote, nicht bewegliche Samenfäden gefunden werden, die Oligozoospermie, bei der wenige, schwach bewegliche Spermien vorhanden sind, und endlich die Asthenospermie, die zwischen Nekro- und Oligozoospermie steht. Da bei diesen letzten drei Unterarten noch Spermatozoen vorhanden sind, so sind sie im allgemeinen reparabler und weniger gefährlicher als die reine Azoospermie.

Um die Bedeutung der Beteiligung des Mannes als Ursache der weiblichen Sterilität zu ergründen, hat Torkel eine Sammelstatistik aus den Arbeiten von Kehrer, Lier und Ascher, Groß, Levy, Kleinwächter, Ballin, Treub, Schuwarski aufgestellt. Er fand bei 923 sterilen Ehen, bei der die beiden Partner untersucht worden sind, 222 mal Azoospermie, 17 mal Aspermatismus (natürlich nicht absoluten) und 2 mal Mißbildung des Genitale beim Manne. Nach diesem zurzeit größten gesammelten Material ist also die direkte Schuld für die weibliche Sterilität in 26% aller Fälle beim Manne zu suchen. Dabei muß weiter berücksichtigt werden, daß, wenn man die Beobachtungen Levys ausschaltet, der in seiner Arbeit über Mikroskop und Sterilität die allzu starke Beteiligung des Mannes bestreitet, sich die direkte prozentuale Beteiligung des Mannes an der sterilitas matrimonium auf 30% erhöht. Endlich muß ich bei diesen Durchschnittszahlen für die Sammelstatistiken besonders hervorheben, daß einzelne, wie Kehrer mit 35,1%, Ballin mit 36,5% und Lier und Ascher mit 43,7% Schuld beim Manne, die höchsten Ziffern aufweisen. Ferner hat Fürbringer bei 600 Männern steriler Ehen in 83,3% Azoospermie bzw. erhebliche Oligospermie oder Oligozoospermie und Schenk bei 110 Männern in 46,4% Sterilität, bedingt durch Impotenz, Azoospermie und Oligospermie, gefunden. Wir dürfen nach dem Vorhergesagten die Sammelstatistik, die Torker gibt, wohl im allgemeinen als den Ausdruck für die richtigen Verhältnisse ansehen, und zwar um so mehr, als pathologisch-anatomische Untersuchungen an der Leiche Frischverstorbener ungefähr dieselben Verhältnisse ergeben. So fanden Schlemmer und Busch in 27% und Finger in 25% Azoospermie.

Neben dieser direkten Beteiligung des Mannes an der Sterilität der Frau muß noch eine indirekte Beteiligung des Mannes anerkannt werden. Der Mann kann die Gonorrhoe auf die Frau übertragen und die Frau dadurch steril machen. Neben den Zahlen, die ich oben bereits für Noeggerath angegeben habe, der die durch den Mann gonorrhoisch infizierten Frauen auf 64% schätzt, berechnet Schenk diese „indirekte männliche Sterilität', auf 12,7%. Lier und Ascher fanden sie 35mal bei 197 Fällen, d. h. in 14%. Die indirekte prozentuale Beteiligung des Mannes an der sterilitas matrimonium beträgt also 13—14 %.

Was ich hier bringe, bezieht sich natürlich nur auf die Sterilität. Im gleichen Verhältnis wie die Sterilität steigt aber auch die Fertilitätsverminderung der Frau. Alle Sterilitätsursachen sind daher gleichzeitig auch Ursachen der allgemeinen Fertilitätsverminderung.

Die Frau als Ursache der weiblichen Fertilitätsverminderung.

In erster Linie interessierten mich für diese Arbeit die Ursachen der Fertilitätsverminderung, die bei der Frau selbst liegen. Nur die Frau selbst ist das Material, das uns in unserer Klinik in uneingeschränktem Maße für diese Frage zur Verfügung steht. Nur an ihr können wir hier einwandfrei beobachten und die Größe der Fertilitätsverminderung durch Vergleiche feststellen. Es setzt sich aus dem schon oben erwähnten, durch eigene Beobachtungen gewonnenen Material sowie aus den Klinikjournalen der letzten 10 Jahre (1. Oktober 1906 bis 1. Oktober 1916) zusammen.

Die Ursache der weiblichen Fertilitätsverminderung muß zunächst in Anomalien der Genitalorgane gesucht werden. Da kommt erstens eine ungenügende Keimbildung in Betracht, die durch ungenügende Entwicklung und Funktionstüchtigkeit oder durch Erkrankung der Ovarien bedingt ist, also eine non facultas generandi. Zweitens kann die Ursache der weiblichen Sterilität in der Unfähigkeit des Kontaktes zwischen Mann und Frau, in pathologischen Zuständen der Art liegen, daß die Kohabitation nicht lege artis ausgeführt werden kann. Dies wäre als non facultas coeundi zu bezeichnen. Drittens ist endlich als Grund der Fertilitätsverminderung eine herabgesetzte Empfängnisfähigkeit der Frau, eine Behinderung des Zusammenkommens normal entwickelter Ovula und Spermatozoen, also eine non facultas concipiendi anzusprechen. Diesen Arten des Unvermögens reiht sich als letzte, außerhalb stehend, die non facultas gestandi an. Sie ist deshalb gesondert zu führen, weil bei ihr die Ovarien gut funktionieren, weil Kohabitation und Empfängnis möglich, die Frau aber außerstande ist, die sich entwickelnde Frucht zu einem lebensfähigen Kinde auszutragen. Jede frühzeitig ausgestoßene lebensunfähige Frucht stellt einen Fruchtbarkeitsverlust dar.

Das Unvermögen der Frau, die Frucht auszutragen. (Non facultas gestandi.)

Das Unvermögen der Frau, die einmal empfangene und sich entwickelnde Frucht auszutragen, bietet deswegen ein ganz besonderes Interesse, weil meines Wissens diese Frage noch nicht genügend geklärt ist. Während wir über alle anderen Arten des weiblichen sexuellen Unvermögens eine reiche Literatur besitzen, versagt sie hier fast vollständig.

Diese Impotentia gestandi wird wohl als Tatsache anerkannt, aber wissenschaftlich nicht genügend erforscht. Das hat vielleicht seinen Grund in den ungenügenden Angaben der Frauen. Eine Fehlgeburt wird viel leichter von der Frau übersehen, vielleicht nur als vorübergehende Menstruationsstörung bewertet. Eine Fehlgeburt wird endlich viel leichter vergessen. Darum kann meine folgende Betrachtung nur das Mindeste darstellen, was wir an ungewollten Aborten sehen.

Das Unvermögen, ein Kind auszutragen, ist theoretisch eigentlich nicht gleichbedeutend mit Sterilität, kommt aber praktisch auf eine Sterilität und vor allen Dingen auf eine ganz wesentliche Fertilitätsverminderung der Frau hinaus. Es ist also für das Bevölkerungsproblem ein sehr wesentlicher Faktor.

Unter dieser non facultas gestandi verstehe ich:

1. im engsten Sinne die Hervorbringung von nur Fehlgeburten oder nur nicht lebensfähigen Frühgeburten;
2. im weiteren Sinne das Überwiegen von Fehlgeburten gegenüber lebensfähigen Kindern;
3. im weitesten Sinne den Eintritt jeder Fehl- oder lebensunfähigen Frühgeburt überhaupt.

Die non facultatis gestandi kann dauernd, kann aber auch nur vorübergehend sein.

Unter meinen 2000 Fällen von Frauen über 47 Jahre konnte ich eine dauernde non facultas gestandi 15mal beobachten, das sind 0,75%. Diese 15 Frauen hatten also nur Aborte oder faultote Frühgeburten. Sie konnten eine Schwangerschaft bis zur Lebensreife des Kindes nicht durchhalten. 9 Frauen machten einen Abort, 4 Frauen zwei, je eine Frau drei und vier Aborte durch. Die Ursache dieser Impotentia gestandi ließ sich nicht mehr einwandfrei feststellen, weil die Frauen erst, als sie über 47 Jahre alt waren, in unsere Sprechstunde kamen, also zu einem Zeitpunkte, wo sich die Ursachen lange verwischt hatten. Trotzdem gebe ich hier der Vollständigkeit halber die Genitalbefunde wieder, die wir erhoben haben.

Es wurde bei den Frauen mit non facultas gestandi gefunden:

normales Genitale	1 mal
infantiles Genitale	1 „
frühzeitig senil atrophisches Genitale	3 „
Prolaps (virgineller?)	1 „
Myom	4 „
Ovarialkarzinom	2 „
doppelseitiges Kystom	1 „
Retroflexio uteri fixata	1 „
Pelveoperitonitis chronica adhaesiva	1 „

Vielleicht war das frühzeitig atrophisch gewordene Genitale früher einmal infantil. Das entzieht sich bei der Untersuchung der über 47 Jährigen dem Tastsinne. Rechnet man aber diese Fälle zum Infantilismus, dann fällt freilich auf, daß Infantilismus, Myome und Adhäsionen im Bereiche der Genitalorgane, also diejenigen lokalen Genitalerkrankungen, die für die Ursache der Impotentia gestandi immer angesprochen werden, bei $^2/_3$ meiner Fälle noch nach dem 47. Lebensjahre der Frauen gefunden wurden. Vielleicht ist das doch ein Hinweis auf die Ätiologie dieser Krankheitserscheinung.

Über die Beziehung von Lues und Nephritis zur Impotentia gestandi konnte ich bei diesen Fällen keine Anhaltspunkte mehr finden. Das soll natürlich nicht heißen, daß wir bei uns nie Lues gesehen hätten. Darüber wird in dem Abschnitt über Lues berichtet werden. Ich will mich hier nur auf den Hinweis beschränken, daß selbst für den habituellen Abort heute der Lues nur eine untergeordnete Rolle zugeschrieben wird. Es darf also die Ansicht Ahlfelds, daß Lues bei Abort häufig ist, nicht mehr gelten. Der

Abort ist nur in den wenigsten Fällen die Folge der Syphilis und kein Maßstab für ihre Verbreitung.

Mehr Aborte als Geburten machten 21 Frauen durch, d. s. 1,05 %. Diese 21 Frauen trugen 63 Schwangerschaften aus. 107 Schwangerschaften wurden frühzeitig spontan unterbrochen. Darunter befinden sich 2 Frauen, denen je einem Kinde 6 resp. 9 Aborte gegenüberstehen. Diese Frauen dürften wohl sicher zur Gruppe der Frauen mit non facultas gestandi zählen.

Wie viele Frauen nun vor ihrer ersten Geburt ein oder mehrere Aborte gehabt haben, d. h. bei wieviel Frauen das Fertilitätsvermögen sich erst ungenügend gezeigt hat, um dann später normal zu werden, habe ich bei den 1000 aufeinanderfolgenden, von mir persönlich beobachteten, verheirateten Frauen ausgerechnet, die nie unehelich geschwängert wurden. Das sind die Fälle, aus denen ich früher das Zeitintervall zwischen Heirat und erster Geburt berechnet habe. Dabei zeigt sich, daß in 46 Fällen, d. i. in 4,6 %, einer regelrechten Fertilität eine Impotentia gestandi vorausgegangen ist.

Endlich habe ich zur Bestimmung der non facultas gestandi im weitesten Sinne aus der Beobachtungsreihe der 2000 Frauen über 47 Jahre die Häufigkeit des Abortes überhaupt berechnet. Von diesen Frauen über 47 Jahre abortierten im ganzen 504 Frauen, d. s. 25,2 %. Also jede vierte Frau hat in der Zeit ihrer Geschlechtsreife mindestens einmal abortiert. Die Aborte verteilen sich auf die Frauen folgend:

Es abortierten von 2000 Frauen:

299	Frauen	=	15 %	1 mal	=	299	Aborte
129	„	=	6,45 „	2 „	=	258	„
46	„	=	2,3 „	3 „	=	138	„
21	„	=	1,0 „	4 „	=	84	„
3	„	=	0,15 „	5 „	=	15	„
1	„	=	0,05 „	6 „	=	6	„
2	„	=	0,1 „	7 „	=	14	„
0	„	=	0,0 „	8 „	=	0	„
2	„	=	0,1 „	9 „	=	18	„
1	„	=	0,05 „	10 „	=	10	„
504	Frauen	=	25,2 %		=	842	Aborte

Von den 2000 Frauen über 47 Jahre war also 842 mal abortiert und, wie ich früher zeigte, 9406 mal regelrecht geboren worden.

Es endigten hiernach 10 258 Schwangerschaften 842 mal mit Abort. Der Abort stellt demnach 8,2 % aller Geburten dar. Es kommen also mit anderen Worten in Oberbaden auf einen Abort 12,2 regelrechte Geburten.

Das Verhältnis von Geburten zu den nachgewiesenen Aborten ist an meinem Material mit 12,2:1 sehr günstig. Da aber, wie ich schon sagte, sehr viel ungewollte, spontane Aborte daneben noch unbemerkt verlaufen, so dürfte sich tatsächlich das Verhältnis nicht ganz so günstig stellen.

Wenn auch diese Aborte nur in weitestem Sinne zur non facultas gestandi gehören, so muß ich sie doch bringen. Sie stellen gleichsam eine temporäre non facultas gestandi dar.

Diese Schwangerschaften gehen außerdem für die Menschheit verloren, sind nutzlos gewesen und bedeuten neben den Gefahren, die sie für die weitere Fertilitätsfähigkeit der Frau bringen können, an sich schon eine Fertilitätsverminderung, einen Verlust für den Staat.

Ich muß auch deswegen hier die enorme Bedeutung der non facultas gestandi als Ursache des Aborts berühren, da der Streit über den gewollten Abort so leidenschaftliche Formen angenommen hat, daß es nötig ist, die Häufigkeit des ungewollten, spontanen Aborts für uns in Oberbaden genau festzulegen.

Ich habe dazu außerdem in Anlehnung an die Arbeiten von Bumm, Benthin und Nürnberger unser Material auf die Kriminalität der Aborte eingehend geprüft. Natürlich konnte ich dazu nicht die obige Beobachtungsreihe verwenden. Vielmehr habe ich an einem ganz neuen von allen bisherigen Beobachtungen unabhängigem Material des letzten Jahres, also bei den tatsächlichen heutigen Verhältnissen, die Beurteilung vorgenommen. Grundbedingung dabei war für mich die persönlich erhobene Anamnese, der persönlich erhobene Untersuchungsbefund und der selbst beobachtete klinische Verlauf des Aborts.

Ich habe innerhalb des letzten Jahres unter 600 aufeinanderfolgenden Schwangerschaften 43 mal bestehenden oder drohenden Abort gesehen. Außerdem sah ich 6 mal drohenden Abort, der wieder zum Stillstand kam. Die Häufigkeit des Aborts betrug demnach hier 7,2—8,0%, war also unter diesen Fällen noch seltener wie bei dem oben verwendeten Material. Das zeigt aber, wie schon die obige Frequenzzahl 8,2%, daß auch heute bei uns der Abort noch nicht zugenommen hat. Noch heute besteht für Oberbaden im wesentlichen die seinerzeit von Hegar aufgestellte Frequenzzahl: 1 Abort auf 8—10 Geburten.

Höchstens 8—10% der Schwangerschaften endigen in Oberbaden durch Abort.

Unsere Abortzahlen bleiben also hinter denen der Großstädte Berlin und München, wie sie von Bumm und Nürnberger angegeben worden sind, weit zurück. Bei Gegenüberstellung meiner Zahlen mit denen für die Großstädte zeigen sich als Abortkoeffizient rund folgende Prozentsätze:

Berlin	über 20%	Aborte
München	15%	„
Freiburg.	10%	„

Bei der Verallgemeinerung der Zahl für den Abort, die erstmalig Bumm vorgenommen hat, ergeben sich also für Deutschland mit einer jährlichen Schwangerschaftenzahl von 2000000 Schwangerschaften nach dem großstädtischen Material Bumms 20% = 400000, Döderleins 15% = 300 000, nach meinem kleinstädtischen und ländlichen Material 10% = 200 000 Aborte. Weil nun der Anteil der großstädtischen Bevölkerung für Deutschland ca. 25% der Gesamtbevölkerung[1]) beträgt, so dürfen wir das Mittel aus den Zahlen der Großstadt und den Zahlen von Kleinstadt und Land als annähernd richtigen Stand annehmen. Wenn also nach den Verhältnissen bei $^1/_4$ der Bevölkerung (Großstadt) jährlich 400000, bei $^3/_4$ der Bevölkerung (Land und Kleinstadt) jährlich 200000 Aborte zu erwarten sind, dann finden bei der Gesamtbevölkerung in Deutschland wahrscheinlich 250 000 nachweisbare Aborte im Jahre statt, wobei ich also der Großstadtbevölkerung eine ganz besondere Stellung einräume, da ich bei der Beurteilung das Extrem Berlin zugrunde lege. Es endigen dann heute ungefähr 12—13% aller Schwangerschaften in Deutschland durch Abort.

Diese Feststellungen sind wichtig.

Diese Berechnung zwingt uns nach einer Erklärung der Differenzen bei den Abortzahlen zwischen den großstädtischen und ländlichen Bezirken zu suchen. Es liegt die Frage nahe, ob in der Großstadt die Möglichkeit zum Abort größer ist. Diese erhöhte Chance zum Abort kann ihre Ursache nur finden:

1. im kriminellen Abort,
2. in Erkrankungen, die hauptsächlich der Großstadt eigen sind.

[1]) Nach der Volkszählung von 1910 zählte Deutschland 64 925 933 Einwohner. Davon hatten die 52 Großstädte 15 713 708 Einwohner.

Ich muß daher mit wenigen Worten auf diese beiden eventuellen Ursachen des gesteigerten Abortes eingehen, besonders, da wir in einer Zeit leben, in der dem kriminellen Abort eine sehr große Bedeutung zugeschrieben wird. Ich habe bereits früher diese Frage eingehend erörtert (Abort und Geburtenrückgang, Zentralbl. f. Gynäkol. 1917, Nr. 11) und kann mich daher hier auf das Wesentlichste aus dieser Arbeit beschränken.

Non facultas gestandi und krimineller Abort.

Mit der Frage des kriminellen Abortes haben sich vor allen Dingen die Universitäts-Frauenkliniken Berlin, München, Königsberg und Freiburg beschäftigt. Die Verhältnisse für diese einzelnen Kliniken sind von Bumm, Nürnberger, Benthin und mir niedergelegt worden. Es ergaben sich dabei für diese Kliniken folgende kriminelle Abortzahlen:

Bumm (Berlin)	kriminelle	Aborte	66—89%
Döderlein (München)	„	„	33%
Krönig (Freiburg und Oberbaden)	„	„	7,0%
Winter (Königsberg).	„	„	6,4%
„ (Ostpreußen).	„	„	1,2—2,0%

Nehme ich als Abortzahl in Deutschland nach meinen Berechnungen 250 000 an, dann würde bei einer Übertragung der Zahlen aus der soeben angeführten Tabelle auf die Allgemeinheit, wie das Bumm mit seinen Zahlen getan hat, sich als kriminellen Abortzahlen ergeben nach

Berlin	166 700—223 500	kriminelle	Aborte
München	83 000	„	„
Freiburg und Oberbaden	17 500	„	„
Königsberg	16 000	„	„
Ostpreußen	3 000—5 000	„	„

Es schwanken also die Frequenzzahlen des kriminellen Abortes zwischen 1,2% und 89%, also um 88%. Bei Übertragung der Prozentsätze auf absolute Zahlen bedeutet das eine Differenz zwischen 223 500 kriminellen Aborten nach den Verhältnissen in Berlin und 3000 nach denen in Ostpreußen bei einer Gesamtzahl von 250 000 Aborten und 2 000 000 Schwangerschaften.

Diese Gegenüberstellung zeigt ohne weiteres, daß eine Verallgemeinerung jeder einzelnen dieser Prozentzahlen auf Deutschland falsche Verhältnisse geben muß. Für die mittlere Stadt, die Kleinstadt und das Land besteht eben ein außerordentlich großer Unterschied gegenüber der Großstadt. Die Differenzen sind in dieser Form unüberbrückbar.

Wenn wir alle Konzessionen an die Großstadt und den Einfluß der Großstadtaborte machen wollen, dann dürfen wir bei einer Verallgemeinerung der Zahlen, indem ich wieder 25% Großstadtbevölkerung zu 75% übriger Bevölkerung annehme, höchstens bis 15% aller Aborte als kriminell einschätzen. Von den oben berechneten 250 000 Aborten sind dann also im Höchstfalle bis 32 500 Aborte kriminell.

Ich gebe zu, daß mit der Größe der Großstadt die Frequenzzahl des kriminellen Abortes steigt. Am günstigsten liegen die Verhältnisse in den ländlichen Bezirken (Ostpreußen), am ungünstigsten in den größten Zentralisationen (Groß-Berlin).

Zu den kriminellen Aborten rechne ich die durch keine genügende Indikation gestützte Schwangerschaftsunterbrechung durch Ärzte hinzu. Unabhängig davon sind die notwendigen, künstlichen Schwangerschaftsunterbrechungen zu führen.

Im Interesse der Mutter ist nach den obigen vier Kliniken auf Grund streng ärztlicher Indikation heute ungefähr in 1% künstliche Unterbrechung der Schwangerschaft notwendig. Das würde bei 2 000 000 Schwangerschaften 20 000 notwendigen künstlichen Unterbrechungen entsprechen und bedeutet 8% der 250 000 Aborte, die wohl provoziert aber nicht kriminell sind.

15% der Aborte sind also provoziert und kriminell, 8% der Aborte wohl provoziert, aber nicht kriminell.

77% aller Aborte in Deutschland sind nicht provoziert, sondern es besteht hier eine tatsächliche non facultas gestandi, die sich auf Erkrankungen oder Entwicklungshemmungen des weiblichen Genitales zurückführen lassen. Auf Grund meiner Beobachtungen und später Niederlegungen kommen als abortfördernde Momente der Infantilismus, die Gonorrhoe und die Lues in Frage. Die größte Rolle spielt aber zweifelsohne der Infantilismus.

Non facultas gestandi und Infantilismus.

Der Infantilismus ist, wie ich in dem entsprechenden Abschnitt später zeigen werde, nach Bumms Ansicht in der Großstadt mit 65—70% viel häufiger als bei uns in der Kleinstadt und auf dem platten Lande, wo er nur 25% beträgt. Der Infantilismus bedingt neben ungenügender Keimbildung eine ungenügende Ausdehnungsfähigkeit des Corpus uteri und eine zu frühe Einbeziehung des vergrößerten, infantilen Isthmus resp. der verlängerten, infantilen Cervix in die Plazentation. Hierdurch wird durch ungenügende Ernährung der Plazenta und damit des Föten ein frühzeitiges Absterben der Frucht zum ungewollten spontanen Abort führen. Wenn nun in der Großstadt der Infantilismus beinahe dreimal so häufig ist wie bei uns, so könnte sich damit eine beinahe dreifach gesteigerte Abortzahl in der Großstadt erklären. Nehmen wir für Freiburg, wie ich das eben getan habe, 8—10 Aborte, für Berlin 20 bis 23,42 Aborte (nach Bumm) auf je 100 Schwangerschaften an, so findet man eine auffallende Übereinstimmung zwischen den Frequenzzahlen der Aborte und der Frequenzzahl des weiblichen Infantilismus. In der Großstadt besteht gegenüber dem Lande neben dreimal so häufigem Infantilismus dreimal so häufiger Abort. Wir finden hierdurch vielleicht eine zwanglose Erklärung, warum die Großstadt so reich an Aborten ist, und brauchen uns nicht zwangweise in den Gedanken hineinzuleben, daß diese gesteigerte Abortzahl unbedingt nur auf eine enorme Steigerung des kriminellen Abortes zurückgeführt werden muß. Die Verhältnisse zwischen Großstadt und Land und die Überlegung, daß Berlin, obwohl es sich mit Recht rühmen darf, in Deutschland die scharfsinnigsten Staatsanwälte und die beste Polizei zu besitzen, trotzdem den Abort nicht hat eindämmen können, beweisen doch nur, daß der ungewollte Abort seine Erklärung allein in der Beeinträchtigung der körperlichen Entwicklung bei der Großstädterin finden kann.

Diese Überlegung zeigt uns aber auch den Weg zur Bekämpfung der Aborte. Der Abort ist eben in der Mehrzahl der Fälle unverschuldet und stellt als non facultas gestandi der Frau einen unvermeidlichen Faktor der Kultur dar.

Er ist eine Degenerationserscheinung, gegen die wir so lange vergeblich ankämpfen werden, bis es uns gelingen wird, wirkliche Besserung zu schaffen. Ein Weg, auf den uns meine Beobachtungen unweigerlich hinweisen, scheint mir dazu ganz besonders geeignet, der Weg der Dezentralisation: Dezentralisation der Bevölkerung und innere Kolonisation im Sinne Grubers. Der Weg der Dezentralisation ist schwer und bedeutet für den Staat eine große Aufgabe. Bei der ungemeinen Bedeutung der Fertilitätsbeeinträchtigung durch den Abort, muß man sich aber fragen, ob es nicht doch notwendig wird, diesen schwereren, aber dafür rationellen Weg der Dezentralisation und inneren Kolonisation zu gehen.

Die Ursachen der absoluten Sterilität.

Bevor ich auf die Gründe der Fertilitätsverminderung im einzelnen eingehe, muß ich die Krankheitsursachen, die ich bei meinen sterilen Frauen gefunden habe, zusammenstellen. Ich kann natürlich nur, wie jeder andere, den Befund wiedergeben, den wir bei der Untersuchung erhoben haben. Diese Befunde direkt als Sterilitätsursache anzusprechen, ist nur dann möglich, wenn eine größere Zahl steriler Frauen die gleiche Erkrankung zeigen.

Mir stehen nun dafür aus meinem Material zwei Beobachtungsreihen zur Verfügung. Das sind erstens die 2000 Frauen über 47 Jahre, aus denen ich die absolute Fertilität berechnete, zweitens die aufeinanderfolgenden 1000 Fälle, aus denen ich die Sterilitäts- resp. Fertilitätschance aufgestellt habe. Bei den Fällen der Gruppe 1 muß man folgendes berücksichtigen: Die Frauen, die wir bei dieser Untersuchungsreihe sahen, waren alle über 47 Jahre alt. Sie kamen also zu einer Zeit zu uns, wo sie nicht mehr auf Kinder rechnen konnten. Sie wurden daher nicht speziell auf diesen Grund untersucht. Außerdem müssen wir bedenken, daß bei derartigen Frauen eventuelle Sterilitätsursachen, die vielleicht zur Zeit ihrer Geschlechtsreife bestanden (wie Chlorose, Infantilismus, Tubenerkrankung, akute und subkutane Pelveoperitonitiden), nach diesem, manchmal mehr wie 20jährigem Zeitraum nicht mehr ätiologisch ergründet und nicht mehr durch die Untersuchungen festgestellt werden konnten. Natürlich wird es öfters möglich und berechtigt sein, bei relativ jungen Frauen mit seniler Atrophie der Genitalien auf einstigen Infantilismus zu schließen, wie ich das im Abschnitte über die non facultas gestandi bereits getan habe. Dagegen wird man chronischen Pelveoperitonitiden im allgemeinen kaum noch nach ihrer Ätiologie unterscheiden können. Das muß man sich also bei der Beurteilung der folgenden Aufstellung in Tabelle 27 vergegenwärtigen.

Tabelle 27.

Untersuchungsbefund der über 47 jährigen, sterilen Frauen.

Befund	Anzahl	
Nicht genital exploriert	10 mal	
Normales Genitale	20 „	= 14,5%
Retroflexio uteri mobilis	6 „	= 4,4%
Senil-atrophisches Genitale	14 „	
Infantiles Genitale	2 „	
Spitzwinklige Anteversio-anteflexio uteri	4 „	= 30 mal = 21,2%
Anaemia gravis	1 „	
Adipositas permagna	9 „	
Metropathia uteri haemorrhagica	4 „	
Myoma uteri intramurale	34 „	
Myoma cervicis	2 „	= 41 mal = 30,0%
Myoma subserosum	5 „	
Korpuskarzinom	8 „	
Kollumkarzinom	2 „	
Ovarialkystom, einseitig	4 „	
Ovarialkystom, doppelseitig	1 „	= 10 mal = 7,2%
Ovarialkarzinom	5 „	
Allgemeine Karzinose	3 „	
Douglasabszeß	1 „	
Prolapus vaginae et uteri	5 „	
Pelveoperitonitis chronica adhaesiva	3 „	
Peritonitis tuberculosa	2 „	= 8 mal = 6,0%
Retroflexio uteri fixata	3 „	

Für die 134 Fälle wurden also nach Abzug der 10 nicht explorierten Genitalien 138 Befunde erhoben. Bemerkenswert ist die hohe Beteiligung des Myoms mit 30%. Dann folgen die drei Befunde: infantiler, senilatrophischer und spitzwinklig-anteflektierter Uterus, die mit einer gewissen Wahrscheinlichkeit auf Infantilismus in der Geschlechtsreife schließen lassen, mit 14,5%. Unter weitgehendster Hinzurechnung der Anämie und Adipositas würde der Infantilismus sogar 21,2% betragen. Dann folgen die Ovarialerkrankungen mit 7,2%, die mit Adhaesionsbildungen einhergehenden Genitalerkrankungen mit 6,0% und endlich die Retroflexionen mit 4,4%. Die Retroflexio uteri mobilis stellt 25% der Uteruslagen dar. Sie ist daher mit 4,4% (4 mal 4,4% = 17,6%, siehe Seite 81) nur ganz wenig häufiger bei der Sterilität wie das normale Genitale.

In den nächsten beiden Tabellen 28 und 29 sind die primär Sterilen von den 1000 aufeinanderfolgend von mir persönlich untersuchten Frauen zusammengestellt. In Tabelle 28 wurden als absolut steril alle die Frauen gezählt, die über 6 Jahre primär steril waren, in Tabelle 29 als primär steril alle die Frauen geführt, die nach 3 jähriger Ehe noch kein Kind geboren hatten.

Tabelle 28.

Untersuchungsbefunde der über 6 Jahre primär sterilen Frauen.

Befund	Anzahl	
Normales Genitale	7 mal	= 9,1%
Retroflexio uteri mobilis	6 „	= 6,8%
Senil-atrophisches Genitale	2 „	
Infantiles Genitale	8 „	
Spitzwinklige Anteversio-anteflexio uteri	3 „	
Fluor albus (Leukorrhoe)	1 „	= 24 mal = 27,6% (Senil-atrophisches Genitale bis Zervixstenose)
Anaemie gravis	2 „	
Adipositas permagna	6 „	
Dysmenorrhoe	1 „	
Zervixstenose	1 „	
Metropathia uteri haemorrhagica	1 „	
Myoma uteri	13 „	= 14,8%
Korpuskarzinom	2 „	
Elevatio uteri	2 „	
Ovarialkystom, einseitig	5 „	= 5,7%
Pelveoperitonitis chronica adhaesiva	8 „	
Retroflexio uteri fixata	7 „	
Pelveoperitonitis chronica gonorrhoica	1 „	
Pelveoperitonitis chronica septica	1 „	= 24 mal = 27,6% (Pelveoperitonitis chronica adhaesiva bis Pyosalpinx tuberculosa)
Pelveoperitonitis chronica ex appendicidite	1 „	
Pyosalpinx gonorrhoica	4 „	
Pyosalpinx tuberculosa	2 „	
Parametritis chronica	3 „	

Für die 66 Fälle kamen also 87 Befunde in Betracht, die bei den primären Sterilitäten gefunden wurden.

Hier stehen an erster Stelle die entzündlichen Erkrankungen des Genitale, die Pelveoperitonitiden und Pyosalpingitiden mit 27,6% als Beweis meiner obigen Ansicht, daß bei den 47jährigen die Erkrankungen bereits so verwischt sind, daß sie nicht mehr getastet werden können. Dann folgen die infantilen Formen des Genitale mit demselben Prozentsatz von 27,6%. Diese beiden Befunde überwiegen also in dominierender Weise. Nun kommen die Myome mit 14,8% und endlich die Retroflexionen mit 6,8%. Hier ist die Beteiligung der Retroflexio uteri gegenüber der Anteflexio schon stärker ausgesprochen.

Die Adipositas als Begleit- oder ursächliche Erscheinung des Infantilismus ist in beiden Tabellen 27 und 28 gleich häufig. Da kann ja auch keine Differenz erwartet werden.

Ich habe nun aus meinem Material endlich alle die Fälle herausgesucht, die am Ende des 3. bis 5. Ehejahres noch nicht schwanger waren, also eine Sterilitätschance von $\frac{94,1 + 98,1}{2} = 96,1\%$ (nach

Tabelle 20) besaßen und in der nächsten Tabelle 29 zusammengestellt. Ich nehme dabei an, daß eigentlich zwischen dem 3. und 6. Ehejahre die zur Sterilität führenden Ursachen am leichtesten zu erkennen sein müßten. Natürlich muß ich dabei den einen Vorbehalt machen, daß in diesen Fällen doch noch einmal Schwängerung eintreten kann.

Tabelle 29.

Untersuchungsbefunde der zwischen dem 3. bis 6. Jahre primär sterilen Frauen.

Normales Genitale	5 mal	= 15,5%
Retroflexio uteri mobilis	2 „	= 6,3%
Hypoplasia uteri	1 „	
Spitzwinklige Anteversio-anteflexio uteri	1 „	
Infantiler Uterus	1 „	
Virgineller Prolaps	1 „	
Dysmenorrhoe	1 „	= 10 mal = 31,3%
Konische Portio	1 „	
Chlorose	2 „	
Adipositas	2 „	
Myoma uteri	3 „	= 9,3%
Retroflexio uteri fixata	3 „	
Fortgeleitete Appendicitis auf die rechten Adnexe	2 „	
Chronische Salpingitis bilateralis	1 „	= 10 mal = 31,3%
Pyosalpinx gonorrhoica	1 „	
Pyosalpinx septica unilateralis	2 „	
Parametritis	1 „	
Lues	1 „	= 2 mal = 6,3%
Subakute Gonorrhoe	1 „	

Die Zahl der dafür zur Verfügung stehenden Fälle ist natürlich noch geringer. Bei 25 Fällen konnten 32 Befunde erhoben werden. Hier kristallisieren sich die einzelnen Krankheiten nun noch deutlicher heraus. Zuerst kommen alle auf Infantilismus und entzündliche Adnexerkrankungen zurückzuführenden Ursachen mit je 31,3%. Dann folgt das Myom mit 9,3% und endlich die Retroflexio uteri mobilis mit 6,3%.

Die Nebeneinanderstellung der Tabellen 27—29 zeigt eine Umordnung in der Häufigkeit der Krankheiten als primär resp. absolute Sterilitätsursache. Sie ist dadurch bedingt, daß die Frauen mit jeder Tabelle in einem jüngerem Alter untersucht wurden, d. h. viel näher der Zeit ihrer ursächlichen zur Sterilität führenden Krankheit. Natürlich ist mit diesen drei Tabellen nur ein annäherndes Ideal erreicht.

Die Kurve 12 gibt das Verhältnis der einzelnen Erkrankungen als Sterilitätsursache graphisch wieder.

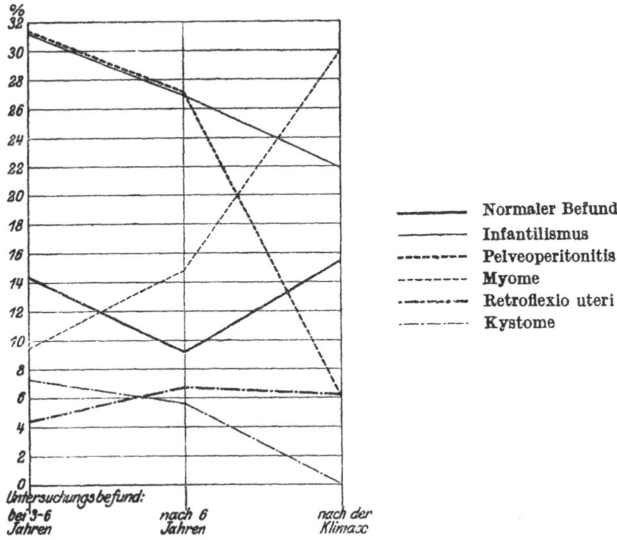

Kurve 12. Absolute Sterilitätsursachen der 47 jährigen, 6 Jahre und 3—6 Jahre primär Sterilen.

Je älter die Frau bei der Untersuchung ist, um so deutlicher treten die vorwiegend an die Klimax gebundenen Erkrankungen, die Myome und Ovarialtumoren in den Vordergrund. Die Myome und Kystome bedingen also eine sexuelle Minderwertigkeit der Frau, die sich biologisch schon frühzeitig in der Geschlechtsreife als Fertilitätsverminderung, gesteigert bis zur Sterilität, bemerkbar macht. Diese mangelnde Anlage kommt klinisch dem groben Tastsinne aber sehr spät, meist erst in der Klimax zum Ausdruck.

Dagegen haben sich die hauptsächlichsten Ursachen, der Infantilismus, die entzündlichen Genitalerkrankungen und die Retroflexionen des Uterus zur Zeit der Klimax bereits ganz wesentlich verwischt. Hier liegen die Verhältnisse also gerade umgekehrt. Hier reicht der Tastsinn in der Klimax nicht mehr aus, während wir zur Zeit der Geschlechtsreife einen deutlichen Befund erheben konnten.

Der Vergleich der drei Tabellen ist sehr interessant und wichtig. Er zeigt die Notwendigkeit der Trennung des Materials in die Beobachtungsjahre. Das dürfte der einzige Weg sein, ein annäherndes Urteil über die Beteiligung der einzelnen Erkrankungen an der Sterilität zu gewinnen. Das Einwandfreieste wäre, wenn die Frauen alle am Beginn ihrer zur Sterilität führenden Krankheiten untersucht würden, und wenn diese Erkrankungen dann noch alle getastet und festgestellt werden könnten. Das bietet aber unüberbrückbare Schwierigkeiten, so daß wir wohl stets in günstigsten Fällen auf meine Art der obigen Tabellierung und graphischen Darstellung angewiesen bleiben werden.

Die Ursachen der Einkindsterilität.

Da neben der absoluten Sterilität die Einkindsterilität die größte Bedeutung für die Fertilitätsverminderung der Frau darstellt, habe ich hier ihre Ursachen in Analogie zu den absoluten Sterilitätsbefunden ebenfalls gesammelt. Die Aufstellung gewinnt dadurch an Bedeutung, daß man aus der Änderung der Ursachen vielleicht eine Möglichkeit erhält, die Gründe für die sekundäre Sterilität zu erkennen, die in der Einkindsterilität am deutlichsten zum Ausdruck kommen.

Tabelle 30.

Untersuchungsbefunde der über 47 jährigen einkindsterilen Frauen.

Befund	Anzahl	Gruppe	%
Nicht genital exploriert	6 mal		
Normales Genitale	49 „		= 24,7%
Retroflexio uteri mobilis	10 „		= 5,0%
Senil-atrophisches Genitale	5 „	= 14 mal	= 7,0%
Anaemia gravis	2 „		
Adipositas permagna	7 „		
Metropathia uteri haemorrhagica	7 „		
Myoma uteri intramurale	25 „	= 31 mal	= 16,4%
Myoma submucosum	4 „		
Myoma subserosum	2 „		
Korpuskarzinom	10 „		
Kollumkarzinom	11 „		
Retroflexio uteri fixata	4 „		
Ovarialkystom, einseitig	9 „	= 18 mal	= 9,0%
Ovarialkystom, doppelseitig	1 „		
Ovarialkarzinom	8 „		
Allgemeine Karzinose	3 „		
Vulvitis chronica	1 „		
Vulvakarzinom	2 „		
Prolapsus uteri et vaginae I° u. II°	20 „		
Totalprolaps	10 „		
Pelveoperitonitis chronica adhaesiva	6 „	= 8 mal	= 4,0%
Pelveoperitonitis chronica ex appendicidite	1 „		
Pyosalpinx chronica bilateralis	1 „		
Extirpatio uteri puerperalis	1 „		

Tabelle 31.

Untersuchungsbefunde der über 6 Jahre einkindsterilen Frauen.

Befund	Anzahl		
Normales Genitale	8 mal		= 10,4%
Retroflexio uteri mobilis	7 „		= 9,1%
Senil-atrophisches Genitale	1 „		
Hypoplasia uteri	1 „		
Fluor albus (Leukorrhoe)	1 „	= 9 mal	= 11,7%
Anaemia gravis	1 „		
Adipositas permagna	5 „		
Metropathia uteri haemorrhagica	1 „		
Myoma uteri intramurale	13 „		= 16,9%
Korpuskarzinom	3 „		
Kollumkarzinom	2 „		
Ovarialkystom, einseitig	4 „		
Ovarialkarzinom	1 „	= 5 mal	= 6,5%
Vulvakarzinom	1 „		
Prolapsus uteri et vaginae I° u. II°	6 „		
Totalprolaps	2 „		
Pelveoperitonitis chronica adhaesiva	4 „		
Pelveoperitonitis chronica ex appendicidite	2 „		
Pyosalpinx chronica bilateralis	8 „		
Pyosalpinx septica unilateralis	2 „	= 18 mal	= 23,4%
Bartholinitis	1 „		
Parametritis chronica	1 „		
Extirpatio uteri puerperalis	1 „		
Adhäsionen post Tubargravidität	1 „		

Für die 184 Fälle der 47jährigen ergaben sich nach Abzug der nicht explorierten Genitalien 197, für die 67 Frauen mit über 6 Jahren Einkindsterilität entsprechend 77 Befunde. Bei den Frauen über 47 Jahren fällt hier sofort der sehr hohe Satz scheinbar normaler Genitalien auf, der bei den über 6 Jahre einkindsterilen Frauen nur halb so groß ist. Wichtig ist dann auch hier, daß die chronisch entzündlichen Genitalerkrankungen bei den jüngeren Frauen der letzten Tabelle wieder überwiegen. Das beweist wiederum, daß diese Entzündungen bis zur makroskopischen Unkenntlichkeit ausheilen können. Die Myome sind in beiden Tabellen fast gleich zahlreich, die Retroflexionen in Tabelle 31 um die Hälfte geringer. Dagegen zeigen die 47jährigen einen beträchtlichen Zuwachs der Prolapse.

Vergleich der Ursachen für die absolute und die Einkindsterilität.

Durch Gegenüberstellung der Tabellen 27—29 für die absolute und der Tabellen 30 und 31 für die Einkindsterilität müssen sich die Gründe der sekundären Sterilität deutlich kennzeichnen. Ich habe dazu aus den Tabellen die Durchschnitte für die Erkrankung berechnet und dann diese Durchschnitte für die absoluten und die Einkindsterilität nebeneinandergestellt. Das ergibt:

Befunde bei der:	absoluten Sterilität (Tabelle 27—29)	Einkindsterilität (Tabelle 30—31)
Ovarialtumoren	4,3%	7,3%
Retroflexionen	5,8%	7,1%
Normaler Genitalbefund	13,0%	17,6%
Myome	18,0%	16,7%
Entzündliche Adnexkrankheiten	21,6%	13,7%
Infantilismus	26,8%	8,1%

In der Kurve 13 zeigt sich der Unterschied in der graphischen noch deutlicher.

Retroflexionen und Myome zeigen bei primärer und sekundärer Sterilität eine beinahe gleich hohe Beteiligung. Sie sind also reine Sterilitätsursachen. Stärker divergiert bereits die Beteiligung der Ovarialtumoren. Sie sind bei der Einkindsterilität häufiger. Die stärksten Unterschiede zeigen sich endlich bei den entzündlichen Adnexerkrankungen und dem Infantilismus. Beide sind an der absoluten Sterilität außerordentlich beteiligt. Bei der Einkindsterilität tritt der Infantilismus ganz wesentlich zurück, so daß es fast scheinen möchte, als ob er durch eine durchgemachte reguläre Schwangerschaft in vielen Fällen gleichsam ausheile. Vielleicht hat er dann auch nie in seiner biologischen Vollwertigkeit bestanden.

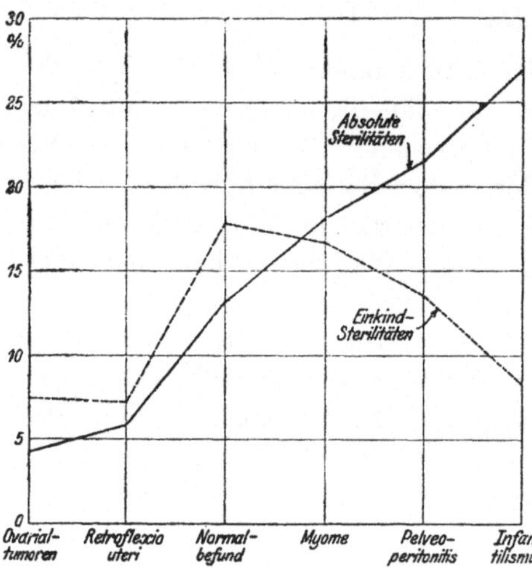

Kurve 13. Vergleich der Ursachen für die absolute und die Einkindsterilität.

Die entzündlichen Adnexerkrankungen sind freilich auch bei der Einkindsterilität seltener als bei der absoluten Sterilität. Aber sie überflügeln mit 13,7%, ausgenommen die Myome, alle übrigen Ursachen. Das ist von Bedeutung.

Die meist erworbene Adnexentzündung bewirkt also die Einkindsterilität. Der meist angeborene Infantilismus stellt die Hauptursache für die absolute Sterilität dar. Er wird für die sekundäre Sterilität eine um so untergeordnetere Rolle spielen, je später diese eine eintritt, mit anderen Worten, je mehrmal die Frau geboren hat.

Auffallen muß der höhere Prozentsatz der Einkindsterilen mit normalem Genitalbefund. Das muß den Gedanken nahelegen, daß der Wille, mehr Kinder zu gebären, bei den Eltern häufig nicht so groß ist wie der Wunsch, überhaupt ein Kind zu haben, und daß nach dem ersten Kind tatsächlich viel mehr Präventivverkehr geübt wird.

Die Beteiligung der einzelnen Befunde an der absoluten und Einkindsterilität und damit an der primären und sekundären Sterilität zeigt nun folgende Frequenzfolge:

	Absolute Sterilität	Einkindsterilität
Zunehmende Frequenz	Ovarialtumoren	Retroflexionen
	Retroflexionen	Ovarialtumoren
	Normaler Befund	Infantilismus
	Myome	Entzündliche Adnexerkrankungen
	Entzündliche Adnexerkrankungen	Myome
	Infantilismus	Normaler Befund

Läßt man Ovarialtumoren und Retroflexionen unberücksichtigt, dann ist die Frequenzbeteiligung der übrigen Befunde für die beiden Sterilitätsarten direkt umgekehrt.

Diese Gegenüberstellung bringt uns wichtige und interessante Ergebnisse, die zum Weiterverfolgen des Gedankens anregen müssen.

Einteilung der fertilitätsvermindernden Ursachen.

Bei der Übersicht über die Ursachen der absoluten und der Einkindsterilität meines Materials wird uns ohne weiteres der Weg für die weiteren Betrachtungen gewiesen. Wir müssen die Ursachen der Fertilitätsverminderung in unvermeidbare Ursachen, bedingt durch sexuelle Minderwertigkeit, durch mangelhaft entwickelte Genitalorgane, und in vermeidbare Ursachen, in erworbene, einteilen.

Ich kann mich hier nur auf das Wichtigste beschränken, soweit mein Material eine geeignete kritische Verwertung zuläßt, und muß Ursachen, die sicher fertilitätsvermindernd sind, aber durch ihre relative Seltenheit keinen wesentlichen Einfluß auf die Fertilitätsverminderung der Allgemeinheit ausüben, unberücksichtigt lassen. Das sind: chronische Vergiftung, Blutsverwandtschaft, Diabetes, die sogen. Oophoritis, Hymenal- und Vaginalatresien, Vaginismus, Dyspareunie, anormale Beschaffenheit des Vaginalsekretes und vorzeitiger Wiederabfluß des Samens.

Läßt man diese selteneren Ursachen der Fertilitatsverminderung außer Acht, dann kommen als unvermeidbare Ursachen in Betracht:

- Die Retroflexio uteri mobilis
- Der Infantilismus
  - Die Chlorose
  - Die Adipositas
  - Der infantile Uterus
  - Die Dysmenorrhoe und Stenose cervicis
  - Der virginelle Prolaps
- Die Myome
- Die Ovarialtumoren
- Die Pyosalpingitiden
  - tuberkulöser Ätiologie
  - septischer Ätiologie
  - postappendikulärer Ätiologie.

Den Übergang zwischen vermeidbaren und unvermeidbaren Ursachen bilden

- Die Pelveoperitonitiden unbekannter Ätiologie.

Vermeidbare Ursachen sind endlich:

- Die Gonorrhoe
- Die Pyosalpinx gonorrhoica
- Die Lues
- Die Tuben- und Radiosterilisation.

Diese Einteilung dürfte im wesentlichen das für die Beurteilung der Frage Wichtigste treffen.

Die unvermeidbaren Ursachen der weiblichen Fertilitätsverminderung.

Die Retroflexio uteri mobilis.

Die Rückwärtslagerung der Gebärmutter ist mit 25% eine sehr häufige Lageanomalie. Es besteht ein, wenn auch geringer, so doch deutlicher Einfluß dieser Retroflexio als fertilitätsvermindemdes Moment. Das zeigte sich schon aus meinen Aufstellungen über die Ursachen der Sterilität. Wenn dabei normales Genitale häufiger aufgefunden wurde, als Retroflexio, so darf das nicht zu Trugschlüssen führen. Es muß dabei bedacht werden, daß die Retroflexio nur in 25%, normal gelagertes Genitale dagegen in 75% vorkommt, wie ich das schon dort betonte. Man muß also die Beteiligung der Retroflexio an der Sterilitätsquote mit 4 multiplizieren (wie ich das Seite 72 getan habe) und den nun erhaltenen Prozentsatz mit dem für das normale Genitale vergleichen. Erst dann kann man aus dem Unterschiede sehen, ob eine Fertilitätsverminderung durch die Retroflexio bedingt ist. Nach den Tabellen 27—31 erhält man dann für die absolute Sterilität 23,2% und für die Einkindsterilität 28,4% und damit den Beweis der durch die Retroflexio uteri mobilis bedingten weiblichen Fertilitätsherabsetzung.

Bei jeder Retroflexio uteri mobilis muß man daran denken, daß sie erst als Folge der Geburt entstanden sein kann. Das macht von vornherein eine Scheidung der zu beobachtenden Fälle notwendig.

Diejenigen Frauen, die primäre Sterilität bei gleichzeitig bestehender Retroflexio uteri mobilis zeigten, sind im folgenden zuerst gesondert betrachtet. In einer zweiten Beobachtungsreihe sind dann alle Fälle von Retroflexio utri unterschiedslos vereinigt.

Mein Material umfaßt 201 Fälle von beweglicher Retroflexio uteri. Von diesen 201 Fällen waren 21 Fälle absolut steril im Sinne meiner früher gegebenen Auffassung, das sind 10,5%. Diese 21 Frauen waren trotz mehr als 6jähriger Ehe nicht geschwängert worden. In 180 Fällen dagegen hatten die Frauen schon geboren, als sie in unsere Beobachtung kamen.

Diese 201 Frauen mit Retroflexio uteri zeigen also mit **10,5%** primärer Sterilität gegenüber dem normalen Prozentsatz an absolut sterilen Frauen von **6,6—6,7%** eine Zunahme von **3,8—3,9%**.

Von den 21 sterilen Frauen konnten 16 nachbeobachtet werden. 12 dieser Frauen hatten jetzt nach der Operation in 94 Ehejahren 31 Kinder bekommen. Das beträgt für jedes Jahr nach der Operation 0,33 Kinder im Durchschnitt. 4 Frauen blieben weiter steril. Bei den 12 Frauen, d. h. bei 75% der mit Retroflexio mobilis behafteten primär sterilen und deswegen operierten Frauen müssen wir also die Retroflexio uteri mobilis sicherlich als Ursache der Sterilität annehmen, da die Sterilität hier durch die Operation behoben wurde. Es wurde ausschließlich nach Alexander Adams operiert. Es ist möglich, daß bei den übrigen 4 weiter steril gebliebenen Fällen die Operation nicht Erfolg gehabt hat, und daß da die Retroflexio uteri rezidivierte und auch Ursache der Sterilität war. Das konnte ich, da ich nur schriftlich Nachricht bekam, nicht feststellen.

Nach der zweiten Beobachtungsreihe hatten die 201 Fälle (ich muß natürlich hier die obigen 21 vor der Operation sterilen Frauen mit einrechnen) von Retroflexio vor der Operation insgesamt 1816 Ehejahre zu verzeichnen und produzierten darin 710 Kinder, d. s. 0,39 Kinder im Ehejahr. Die durchschnittliche Ehedauer betrug 9 Jahre, die durchschnittliche Kinderzahl 3,5. Es läßt sich hier, da die Frauen noch in ihrer Geschlechtsreife zur Operation kamen, nur die Fertilitätsfähigkeit messen (s. S. 35). Die Fertilitätsfähigkeit vor der Operation ist nach der früher angegebenen Rechnung folgend zu bestimmen:

Nach Tabelle 15 wird das Mittel für die befruchtungsfähigen Jahre auf 17,5 Jahre und für die tatsächliche Fruchtbarkeitsdauer auf 8 Jahre zu berechnen sein. Die durchschnittliche Ehedauer bei den Retroflexiofällen betrug 9 Jahre, überschreitet also die normale Fruchtbarkeitsdauer. Daraus ergibt sich, daß auch die ausgerechneten normalen befruchtungsmöglichen Jahre mit 17,5 Jahren einfach verwertet werden können.

Es berechnet sich dann bei einem Kinderdurchschnitt von 3,5 aus dem Quotienten Kinderdurchschnitt und befruchtungsmöglichen Jahren für die

Retroflexio uteri mobilis: die Fertilitätsfähigkeit

$$\frac{3,5}{17,5} = 0,20.$$

Es besteht also auch nach dieser zweiten Beobachtung eine starke Herabsetzung der Fertilitätsfähigkeit bei an Retroflexio uteri mobilis erkrankten Frauen auf 0,20 gegenüber 0,25—0,26 bei der normalen Frau.

Eine Nachkontrolle dieser 201 Frauen war zum Vergleich mit der Zeit vor der Operation unmöglich, da die Frauen ja erst nach durchschnittlich 9jähriger Ehe zur Operation kamen. Nehmen wir das durchschnittliche Heiratsalter mit 28—29 Jahren an, dann waren die Frauen bei der Operation 37—38 Jahre alt. Ihre Kinderproduktionsfähigkeit war also hier durch das Alter der Mutter und die Zahl der vorausgegangenen Geburten schon so vermindert, daß Vergleiche mit den jungen Jahren nicht mehr möglich sind. Außerdem wurden auch nur die 21 primär sterilen Frauen wegen der bestehenden Sterilität operiert, die 180 Frauen dagegen wegen anderer durch die Retroflexio uteri bedingten Beschwerden.

Man sieht aus der ersten Beobachtung an den sterilen Frauen, daß nach Beseitigung einer einfachen Retroflexio Schwangerschaft eintreten kann, auch wenn die betreffende Frau jahrelang steril war. Die Schwangerschaft tritt oft so prompt und konsequent nach der Operation ein, daß von einer inzwischen erfolgten Ausheilung etwa gleichzeitig bestehender anderer Sterilitätsursachen gar keine Rede sein kann. Als Sterilitätsursache ist in diesen Fällen wahrscheinlich eine mechanische Störung anzusprechen, nämlich die abnorme Stellung der Portio unter der Symphyse. Dadurch liegt nach Winter der Muttermund bei der Retroflexio für den Zutritt des Sperma absolut ungünstig. Dazu bedingt die starke Knickung eine erhöhte Verengerung des an und für sich schon engen Zervikalkanales. In dieser Beziehung ist ein Fall vielleicht interessant und beweisend, den Braun von Fernwald anführt.

„Bei einer Patientin, die an einer angeborenen Retroflexion litt, wurde wegen Sterilität der Uterus aufgerichtet und durch ein Pessar in normaler Lage gehalten. Kurz danach Konzeption. Nach dem Wochenbett lag die Gebärmutter wieder retroflektiert. Es trat weiter keine Konzeption ein, bis der Uterus wieder aufgerichtet wurde. Seither läßt sich die Patientin den Uterus nur aufrichten, wenn sie ein Kind haben will, und ist dann sofort wieder in anderen Umständen.

Endlich muß noch erwähnt werden, daß natürlich auch bei bestehender Retroflexio Schwangerschaft eintreten kann. Wir sahen unter den 201 Fällen 22 mal, d. s. 10,9% Retroflexio uteri gravidi. Bei diesen 22 Fällen wird wohl die Retroflexio keine derart ausgesprochene gewesen sein wie bei den 21 steril gebliebenen Frauen.

Der Infantilismus.

Unter Infantilismus versteht man das Stehenbleiben der Genitalorgane auf einer frühen Entwicklungsstufe. Davon können die äußeren und die inneren Genitalorgane gemeinsam oder einzeln betroffen werden. Bei vollständig normalem Uterus kann die Funktionstüchtigkeit der Ovarien herabgesetzt, bei vollkommen normalen Ovarien der Uterus in seiner Entwicklung zurückgeblieben sein. Vollkommen normale äußere Genitalien können bei mangelhaft entwickelten inneren Genitalorganen bestehen. Juvenile Menorrhagie, Oligomenorrhoe und Amenorrhoe können bei vollständig normalem Uterus die Unterfunktion der Ovarien beweisen. Mangelhafte Ovarialfunktion kann von gleichzeitiger Chlorose und übermäßigem Fettansatz begleitet sein. Freilich sind die Ansichten darüber noch nicht geklärt, wieweit die Wechselbeziehungen zwischen Hypofunktion des Ovariums einerseits und Chlorose und Adipositas andererseits gehen. Man weiß noch nicht, wo Ursache und Wirkung liegt, weiß noch nicht, ob bei Infantilismus die Hypofunktion das Primäre, die Chlorose und Adipositas das Sekundäre sind, oder ob die Verhältnisse gerade umgekehrt liegen. Wir neigen jedoch zu der Ansicht, daß die Hypofunktion des Ovariums das Primäre ist, und glauben mit der überwiegenden Mehrzahl der Autoren darin einig zu gehen.

Ebenso können Dysmenorrhoe, Stenose der Zervix, und virgineller Prolaps als Folgezustände des infantilen Uterus angesehen werden. Daneben kann der Uterus angeboren retroflektiert oder spitzwinklig antevertiert-anteflektiert liegen. Der infantile Uterus ist durch ein kleines Corpus uteri, ein ausgezogenes Kollum und eine konische Portio charakterisiert. Konische Portio müssen wir ebenso wie angeborene Retroflexio und spitzwinklige Anteversio-anteflexio nach Bumm nur als Teilerscheinung des Infantilismus ansehen.

Die Bedeutung der konischen Portio wurde seinerzeit von Sims, später von Beigel und Kisch in ihrer klinischen Wertigkeit als Sterilitätsursache weit überschätzt. Sims führt in 85% seiner Fälle von natürlicher Sterilität eine konische Portio als

Ursache an. Er hat aber dieses Symptom sicher nur in Ermanglung der Erkenntnis einer anderen Ursache als selbständige Krankheit herausgegriffen.

Wie häufig Infantilismus vorkommt, darüber besteht heute ebensowenig Klarheit wie über die Beteiligung des Infantilismus an den Ursachen der Sterilität.

Beigel zählte ihn 1878 unter 155 sterilen Frauen 4mal, d. h. in 2,5%. Kisch fand ihn unter 200 Fällen bereits 16mal, d. i. in 8%. In den folgenden Jahren mußte der Infantilismus als Sterilitätsursache durch die Erkenntnis der Bedeutung der Gonorrhoe stark in den Hintergrund treten. Erst 1904 gelangte seine Bewertung als Sterilitätsursache wieder zu besonderer Hervorhebung. Bumm führte nämlich damals die Sterilität der Ehe, die in krankhaften Zuständen der Frau ihren Grund hat, in $^2/_3$ aller Fälle auf angeborene oder erworbene mangelhafte Entwicklung der Genitalien zurück. Sicherlich stellt diese Behauptung ein Extrem dar. Aber dieses Extrem war nötig, um dem Infantilismus die gebührende Beachtung zu verschaffen.

Ernst Fränkel hat dann unter Zugrundelegung der Bummschen Definition des Infantilismus ihn bei 134 primär sterilen Frauen nur 36mal, d. h. bei 26,9% gefunden. Wenn man endlich aus meinen drei Tabellen über die Ursachen der absoluten Sterilität in Anlehnung an E. Fränkel entsprechend den Bummschen Forderungen die Fälle von Infantilismus weitgehendst zusammenfaßt, wenn man zu den schon von mir als infantil oder vielleicht infantil angenommenen Uteri die Fälle von Leukorrhoe, Adipositas und Anämie hinzuzählt, dann würde man aus meinen Tabellen 27—29 im Durchschnitt in 26,7% Infantilismus als Sterilitätsursache annehmen können. Das deckt sich mit den Zahlen von E. Fränkel. Ich sage ausdrücklich: „annehmen können". Damit mache ich schon den Vorbehalt, daß diese Zusammenfassung sehr weit gegriffen ist. Beschränken wir uns auf die rein infantilen Formen des Uterus, bei denen er die oben geschilderte typische Form zeigt, oder bei denen er eine ausgeprägte, hochgradige spitzwinklige Anteversioanteflexionshaltung einnimmt, dann bildet er nur 14,5—15,9% der Sterilitätsursachen.

Nach den Angaben, die ich über die Geschichte und über die Beurteilung des Infantilismus gebracht habe, und nach der Aufstellung der prozentualen Beteiligung des Infantilismus in weiterem und in engerem Sinne als Sterilitätsursache meines Materials sieht man, daß mit der zunehmenden Erkenntnis der Infantilismus viel häufiger ist, als früher angenommen wurde. Die Bummsche Lehre vom Infantilismus zeigt uns aber noch ein Besonderes.

An meinem Material kann ein derartig hoher Prozentsatz von Infantilismus wie an dem Großstadtmaterial Bumms nicht nachgewiesen werden. Während man früher nun annahm, daß der Infantilismus gerade bei der Landbevölkerung vorkäme, muß man heute durch Bumm im Gegenteil daran denken, daß die Großstadtbevölkerung das Hauptkontingent zum Infantilismus stellt. Ja, die Bummschen Zahlen beweisen das geradezu. Alle Zustände, wie Chlorose, pathologische Adipositas, Dysmenorrhoe, infantiler Uterus müssen nach Bumm heute viel häufiger in der Großstadt vorkommen. Sie sind vielleicht ein Degenerationszeichen. Sie sind vielleicht eine Erscheinung der fortschreitenden Kultur.

Für die Bummsche Ansicht finden sich nun tatsächlich beachtenswerte Beweise. Gerade diejenigen Schichten unserer Bevölkerung, die einerseits die älteste Kultur aufweisen, andererseits durch ihre erworbene Bildung eine höhere Kulturstufe erreicht haben, leiden ganz besonders an diesem Infantilismus im weitesten Sinne. Man begegnet chlorotischen und adipösen Frauen besonders bei den Juden; man begegnet chlorotischen Frauen besonders bei den alten Adelsgeschlechtern, man begegnet endlich chlorotischen und dysmenorrhoischen Frauen bei der Aristokratie, bei den Juden und bei den Frauen, die heute am wissenschaftlichem und Berufsleben (Studentin, Lehrerin usw.) besonders beteiligt sind. Wenn man nun den Infantilismus im weitesten Sinne als eine Kultur- und Degenerationserscheinung ansieht, dann erklärt sich auch, warum, wie Bumm bewiesen hat, gerade die Großstadt, als Zentrale der geistigen und beruflichen Tätigkeit der Frau, als Sammelpunkt der Gesellschaft und der Juden, ihn so überaus häufig aufweist.

Der Infantilismus ist, wie ich in den nächsten Abschnitten an unserem Materiale zeigen werde, für die Fertilität der Frau von größter Bedeutung, da er eine bedeutende Fertilitätsverminderung bedingt. Die infantile Frau ist, um mich besonders deutlich auszudrücken, eben keine eigentliche Frau mehr, d. h. sie ist für die weiblichste aller Eigenschaften, für die Fertilität, ruiniert. Sie ist aber auch zur Austragung der einmal empfangenen Frucht unfähig geworden. Neben der reinen Fertilitätsverminderung wird sie also eine weitgehende non facultas gestandi zeigen, d. h. vielmehr ungewollt abortieren. Der gesteigerte Abort und der rasche Geburtenrückgang in der Großstadt erhalten dadurch zwanglos eine Erklärung. Sie sind jetzt nicht mehr der Ausdruck des Willens, sondern vielmehr Ausdruck der Degeneration, Ausdruck der einfachen körperlichen Unfähigkeit.

Die statistischen Aufzeichnungen über die Häufigkeit des Infantilismus, der durch den Infantilismus bedingte Fertilitätsverlust, zwingen uns bei unserer heutigen Erkenntnis, den Geburtenrückgang auch einmal von diesem Gesichtspunkte aus zu betrachten.

Die Chlorose. Schon nach rein logischer Überlegung könnte die Chlorose die Möglichkeit zur Fertilitätsverminderung in sich schließen. Wir wissen heute, daß die Chlorose eine Entwicklungskrankheit ist, die mit einer konstitutionellen Minderwertigkeit den Keim zur herabgesetzten Geschlechtsfunktion in sich trägt. Als äußeres Zeichen dafür finden wir bei der Chlorose Menstruationsanomalien in Form von verlängerten Menses, Menorrhagien, Oligomenorrhoen, sogar Amenorrhoen oder von unregelmäßig verlängerten Menstruationsintervallen mit kurzen oder langen Blutungen. Konstitutionelle Minderwertigkeit zeigt sich häufig noch in dem gleichzeitigen Bestehen von infantilem Uterus.

Die Chlorose ist eine Erkrankung des Pubertätsalters, kann aber weit in die Geschlechtsreife der Frau hineinreichen. Sie heilt in ihren Symptomen spontan oder im Anschluß an eine Schwangerschaft in der Ehe aus. Darum hat man sie bis heute als mögliche Ursache der herabgesetzten Fruchtbarkeit nicht genügend gewürdigt. Einer Angabe, ob und wie häufig sich die Chlorose eventuell an den Sterilitätsursachen beteiligt, bin ich nirgends begegnet. Der Hauptgrund dafür liegt wohl in der Schwierigkeit, das brauchbare Material zu bekommen.

Ich habe nun versucht, die Frage an den in die Klinik gekommenen Frauen zu lösen. Natürlich kann das nur ein Versuch sein, der weiter verfolgt werden müßte, um Beweiskraft zu erhalten.

Ich habe die Frauen in zwei Gruppen geteilt, in Frauen, die einmal ätiologisch eine Chlorose gehabt haben, wobei ich mich meist mit ihren eigenen Angaben begnügen mußte, und in Frauen, die beim Aufsuchen der Klinik an Chlorose litten. Weil die Chlorose fast immer eine Erkrankung des Entwicklungsalters ist, darum haben diese Frauen im Durchschnitt noch nicht den Abschluß ihrer Geschlechtsreife erreicht. Es besteht bei vielen von ihnen noch heute die Möglichkeit, Kinder zu bekommen. Ich kann also ihre Fertilität nur durch Messung ihrer Fertilitätsfähigkeit beurteilen.

Die Frauen, die nun anamnestisch oder bei der Untersuchung an Chlorose litten, sind in der folgenden Tabelle zusammengefaßt.

Tabelle 32.

Chlorose als Ursache der weiblichen Fertilitätsverminderung.

	Zahl der Fälle	Zahl der Kinder	Zahl der tatsächlichen Fertilitätsjahre	Durchschnitt		
				der Kinder	der tatsächlichen Fertilitätsjahre	der Kinder für das tatsächl. Fertilitätsjahr
Chlorose als Anamnese	318	975	2581	3,1	8,1	0,38
Chlorose als gegenwärtige Haupterkrankung	91	355	778	3,9	8,8	0,44
Normale Verhältnisse an Kinderdurchschnitt und tatsächlicher Fruchtbarkeitsdauer (Tabelle 15, 16 und 17)				4,5	8,0	0,56

Die Tabelle bringt in den ersten beiden Reihen die Verhältnisse bei den Chlorosekranken nach Zahl der Fälle, der absoluten Kinderzahlen und der Fertilitätsjahre, alsdann die Durchschnitte. Als tatsächliche Fertilitätsjahre habe ich die Ehedauer genommen, da die Frauen zur Zeit ihrer Beobachtung meist in der Geschlechtsreife standen.

In der letzten Kolonne ist der Kinderdurchschnitt für das Ehejahr, also hier für das Fertilitätsjahr ausgerechnet. Dazu bringt die Reihe 3 die normalen Verhältnisse als Parallele. Es zeigt sich da für die chlorotisch anamnestischen Frauen ein ganz erheblicher, für die zurzeit noch an Chlorose leidenden Frauen ein bedeutendes Zurückbleiben hinter den normalen Verhältnissen.

Die Fertilitätsfähigkeit endlich berechnet sich aus dem Quotienten von Kinderdurchschnitt und den befruchtungsmöglichen Jahren. Da die Ehedauer in meinen Chlorosefällen mit 8,1 resp. 8,8 Jahren ungefähr der normalen durchschnittlichen Fertilitätsdauer von 8 Jahren (Seite 32) entspricht, so kann ich die befruchtungsmögliche Zeit mit 17,5 Jahren ansetzen. Es sind also jetzt Kinderdurchschnitt und befruchtungsmögliche Jahre bekannt. Die Fertilitätsfähigkeit berechnet sich nun für die Fälle folgend:

Chlorose als Anamnese: Fertilitätsfähigkeit .... $\frac{3,1}{175,} = 0,18$

Chlorose als gegenwärtige Hauptkrankheit: Fertilitätsfähikeit .... $\frac{3,9}{17,5} = 0,22$

Normale Fertilitätsfähigkeit nach Tabelle 16........ **0,25—0,26**

Es besteht hiernach zweifellos eine Verminderung der Fertilitätsfähigkeit der Frau, die mit 0,07—0,08 für die ehemalig chlorotischen und 0,03—0,04 für die noch chlorotischen ziemlich bedeutend ist. Ihre Fähigkeit entspricht also ungefähr derjenigen der Frauen, die erst nach dem 35. Jahre heiraten. Dabei muß bedacht werden, daß diese chlorotischen Frauen alle in relativ jungen Jahren zur Untersuchung kamen. Dadurch wird die Herabsetzung der Fertilitätsfähigkeit aber gleichzeitig Fertilitätsverminderung und Geburtenverlust.

Bei meinen 409 Fällen von Chlorose sind nur 8 Frauen über 6 Jahre primär steril, also nur 2%. Das beweist, daß die Fertilitätsverminderung nicht zugunsten der absoluten Sterilitäten, sondern nur zugunsten der wenig gebärenden Frauen eintritt. Ein Vergleich von Chlorose und absoluter Sterilität würde darum nicht diese Verminderung zeigen, sondern sogar zu Unrecht eine Begünstigung der Befruchtungsfähigkeit vortäuschen.

Nach meinen Ergebnissen hat daher die Chlorose als ätiologisches Moment, wie als Hauptkrankheit, einen entschiedenen Einfluß auf die Fertilität der Frau. Sie bedingt eine Fertilitätsverminderung. Die letzte Ursache ist dafür in der mangelhaften Ovarialfunktion zu suchen und darin, daß die Chlorose als Ausdruck einer Entwicklungshemmung oft bei infantilem Genitale vorkommt.

Die Adipositas. Bei der Adipositas sind die Angaben über die Beziehung zur Fertilitätsverminderung schon zahlreicher wie bei der Chlorose. Freilich können wir, genau wie bei der Chlorose, auch hier noch nicht Ursache und Wirkung trennen, und müssen uns mit der Tatsache der ovariellen Hypofunktion bei Adipositas begnügen.

Schon aus dem Tierreich wissen wir, daß die Mästung der Tiere der Fertilität schadet. So hören bekanntlich bei sehr starker Überfütterung der Truthühner und des gewöhnlichen Federviehes die Hennen mit der Produktion von Eiern auf.

Auf die Möglichkeit eines inneren Zusammenhanges zwischen Adipositas und Fertilitätsvermögen weist ferner auch die allgemein bekannte Tatsache hin, daß Frauen mit ausgesprochener Adipositas häufiger viel weniger und in viel größeren Abständen menstruieren als normale Frauen. Eine zahlenmäßige Angabe darüber verdanken wir Kisch aus seiner Marienbader Praxis. Er fand in 215 Fällen von Adipositas bei den Frauen 116 mal Oligomenorrhoe und 49 mal Amenorrhoe, also in 165 Fällen = 72% Störungen, die auf eine ungenügende Ovarialfunktion hinweisen. Von diesen Frauen waren 48 Frauen steril,

d. h. die absolute Sterilität bei Adipositas betrug 25%.

Bei der Bewertung der Fettsucht als fertilitätsvermindernde Moment ist die klimakterische Fettsucht von vornherein auszuschalten. Diese hat als klimakterisches Symptom keinen Einfluß auf die Fertilität der Frau.

Leider sind die Frauen mit Adipositas in unserer Klinik nicht aufgenommen worden, da eine klinische Behandlung unnötig war. Ich habe dafür also kein genügend verwertbares Material gefunden und muß mich hier lediglich auf die freilich sehr interessante Beobachtung meiner 5 Tabellen über die Ursachen der absoluten und Einkindsterilität beschränken (Tabelle 27—31). Danach beteiligt sich die Adipositas mit durchschnittlich 6,5 bis 7,0% an der weiblichen Sterilität.

Dieser sehr hohe Prozentsatz beweist, daß die Bedeutung der Fettsucht als Ursache der weiblichen sexuellen Minderwertigkeit groß sein muß, wenn auch wohl nicht so groß, wie sie nach den Zahlen von Kisch scheinen mag. Das Material von Kisch ist m. E. deswegen für die Beurteilung des Prozentsatzes der Fertilitätsverminderung nicht ganz einwandfrei, weil in Marienbad Frauen mit extremster Adipositas zusammenströmen, die sich durch ihre Adipositas an und für sich schon krank fühlen und deswegen ärztliche Behandlung aufsuchen. Diese Frauen neigen natürlich auch extrem zu Sterilität.

Der infantile Uterus. Der infantile Uterus ist, wie ich schon oben sagte, durch das lang ausgezogene Kollum gekennzeichnet. Demgegenüber ist das Korpus sehr klein. Es liegt anteflektiert oder retroflektiert. Die Flexion kann sich bis zur Spitzwinkligkeit steigern. Die Portio ist meist konisch, der Zervikalkanal eng, und das Orificium externum flach und grübchenförmig. Diesen infantilen Uterus konnte ich in 14—15% unter den Sterilitätsursachen finden. Zur eingehenden Fertilitätsmessung muß ich aber die normal fertile Frau denen mit infantilem Uterus gegenüberstellen.

Wir sahen 28 Frauen mit ausgesprochenem infantilen Genitale. 13 Frauen davon hatten geboren, 15 Frauen waren trotz einer Ehedauer von 63 Jahren steril geblieben.

Die Sterilität bei infantilem Uterus betrug also **54%**.

Die 28 Frauen hatten bei einer Ehedauer von 159 Jahren insgesamt 30 Kinder bekommen. Die durchschnittliche Ehedauer betrug also 5,7 Jahre, der Kinderdurchschnitt **1,1**. Aus der Ehedauer, hier der tatsächlichen Fruchtbarkeitsdauer, läßt sich die befruchtungsmögliche Zeit b analog der Berechnungen bei der Retroflexio und Chlorose folgend berechnen:

$$\frac{b}{17,5} = \frac{5,7}{8}; \; b = \frac{5,7 \cdot 17,5}{8} = 12,5 \text{ Jahre.}$$

Daraus ergibt sich für den

Infantilen Uterus die Fertilitätsfähigkeit $= \frac{1,1}{12,9} =$ **0,09.**

Die Feritlitätsverminderung beim infantilen Uterus im Sinne einer herabgesetzten Fertilitätsfähigkeit auf 0,09 gegenüber 0,25 bis 0,26 bei der normalen Frau ist demnach bedeutend. Bei dem gleichzeitigen Steigen der Sterilitätsfrequenz von normal 6,6—6,7% auf 54% bekommt die Beeinträchtigung der Fertilität größte Bedeutung.

Die Dysmenorrhoe und Stenose cervicis. Dysmenorrhoe und Stenose cervicis fasse ich deshalb zusammen, weil noch heute die Stenose des Orficium externum resp. internum cervicis als einzige eventuelle pathologisch-anatomische Grundlage der Dysmenorrhoe gilt. Sicherlich besteht eine derartige Stenose in vielen Fällen bei Dysmenorrhoe. Solange nun die Dysmenorrhoe nur als Folge dieser Stenose angesehen wurde, war es verständlich, die Dysmenorrhoe selbst als eine Ursache der Sterilität zu bezeichnen. Im allgemeinen stellt aber nach den heutigen Anschauungen die Dysmenorrhoe einen Symptomkomplex dar, für den eine eigentliche, spezifisch pathologisch-anatomische Grundlage fehlt. Darum kann man Stenose cervisis und Dysmenorrhoe heute nicht mehr so ohne weiteres zusammenwerfen. Außerdem könnte die Stenose bei der Dysmenorrhoe höchstens eine bedingte sein, da ja das Menstrualblut, wenn auch erschwert, durch die Stenose treten kann. Und wo Menstrualblut hindurchtreten kann, da können auch Spermatozoen hindurchwandern.

Ich habe nun 4 Monate lang in der poliklinischen Sprechstunde bei jeder nulliparen, nicht schwangeren Frau mit einer Sonde, deren Knopf 2 mm dick ist, den Uterus sondiert. Dabei konnte ich in fast ebenso vielen Fällen ohne große Schwierigkeit durch die Cervix hindurchgehen bei Frauen, die über dysmenorrhoische Beschwerden klagten, wie bei Frauen, die davon frei waren. Umgekehrt konnte ich bei fast gleich viel Frauen mit und ohne Dysmenorrhoe nur mit leichter Gewalt die Sonde entrieren. Dysmenorrhoe und Cervixstenose sind daher nicht zu identifizieren.

Durch diese fälschliche Identifizierung ist die Bewertung der Dysmenorrhoe als Sterilitätsursache weit überschätzt worden. Wenn Ernst Fränkel unter 196 menstruierenden, primärsterilen Frauen in 94 Fällen Dysmenorrhoe fand, d. h. in 48%, so würde erst dann die Dysmenorrhoe als Ursache für die Sterilität angesprochen werden können, wenn dazu ihre Häufigkeit überhaupt in Parallele gestellt würde. Eine Frequenzziffer für die Dysmenorrhoe habe ich aber weder bei Fränkel noch sonst wo gefunden. Das hat, glaube ich, seinen guten Grund darin, daß ehen für die Dysmenorrhoe tatsächlich kein objektiver Befund erhoben werden kann. Frauen mit geringerer Intelligenz werden über Dysmenorrhoe erst bei viel größeren Beschwerden klagen als Frauen mit sensiblem Nervensystem. Andererseits brauchen aber Beschwerden, die stark hysterische Frauen bei der Periode haben, noch lange keine dysmenorrhoischen zu sein. Die gezwungenermaßen rein subjektive Diagnosenstellung wird daher vorderhand eine genaue Abgrenzung dieses Krankheitsbildes unmöglich machen. Damit will ich natürlich nicht sagen, daß bei Dysmenorrhoe tatsächlich nicht öfters der anatomische Befund einer Stenose der Cervix bestehen, und daß diese Stenose wiederum fertilitätsvermindernd wirken kann. Dabei ist die Stenose das Fertilitätsherabsetzende, die Dysmenorrhoe aber die belanglose Begleiterscheinung. Das halte ich in einem gewissen Prozentsatz sogar für wahrscheinlich.

Deshalb habe ich diejenigen verheirateten Frauen unseres Materials nachgeprüft, die an ausgesprochener Dysmenorrhoe litten. Es sind das 35 verheiratete Frauen. Nur eine Frau war davon 6 Jahre steril. Die übrigen 35 Frauen hatten bei einer Ehedauer von 165 Jahren 67 Kinder geboren. Die Zahl des Kinderdurchschnittes mit 1,9 und der durchschnittlichen Ehejahre mit 4,7 sind nur deswegen so gering, weil die Frauen alle relativ jung waren. Da die Frauen noch alle in geschlechtsreifen Jahren waren, konnte ich ihre Fruchtbarkeit nur an ihrer Fertilitätsfähigkeit messen.

Die durchschnittliche Ehedauer betrug in meinen Fällen nur 4,7 Jahre. Die zugehörige befruchtungsmögliche Zeit b verhält sich dann nach bekannter Rechnung wie

$$\frac{b}{17{,}5} = \frac{4{,}7}{8}; \; b = \frac{4{,}7 \cdot 17{,}5}{8} = 10{,}3 \text{ Jahre.}$$

Daraus ergibt sich für die

Dysmenorrhoe die Fertilitätsfähigkeit $\frac{1{,}9}{10{,}3} = 0{,}18-0{,}19.$

Man sieht aus der Berechnung der Fertilitätsfähigkeit, daß diese von 0,25—0,26 normal auf 0,19—0,18, also um 0,07 herabgesetzt ist. Es ist also tatsächlich eine Fertilitätsverminderung eingetreten. Sie ist ganz deutlich. Die absoluten Sterilitäten scheinen dagegen nicht erhöht zu sein.

Ich glaube, daß diese Fertilitätsverminderung nun tatsächlich nur auf gleichzeitig bestehenden Stenose der Cervix beruht. Der Einfluß dieser Cervixstenose muß noch höher bewertet werden, als es auf den ersten Blick scheint, wenn man sich dabei überlegt, daß nur ein Teil von Dysmenorrhoen, vielleicht die Hälfte, diese Stenose aufweist. Freilich möchte ich dabei ausdrücklich betonen, daß ich Stenosen durch die Sonde und durch die angegebenen Mittel, wie sie beispielsweise Ernst Fränkel in seiner Abbildung über ein normales und stenosiertes Orificium cervicis bringt, nicht bedingungslos anerkenne. Ich sah bei Frauen mit solch flacher Muttermundsöffnung ohne weiteres und ohne Komplikation direkt nach der Heirat Konzeption eintreten.

Der virginelle Prolaps. Endlich muß noch der virginelle Prolaps als Ausdruck des Infantilismus angesehen werden. Der kleine Uterus sinkt hier frühzeitig durch den Levatorspalt. Auch der Beweis, wie weit der virginelle Prolaps eine Beeinträchtigung der weiblichen Fertilität bedingt, ist nur schwer zu erbringen.

Der virginelle Prolaps wird meistens schon vor oder kurz nach der Heirat operativ beseitigt werden. Mit der erfolgreichen Operation ist aber oft auch die Ursache der Sterilität durch dieses Leiden behoben, besonders wenn der Uterus nicht ausgesprochen infantil ist. Daher werden die verwertbaren Fälle immer gering bleiben.

Wir sahen virginellen Prolaps mit scheinbarem normalen Uterus 15 mal bei Frauen, die bis zu 2 Jahren, 6 mal bei Frauen, die länger kinderlos verheiratet waren. Nur diese 6 Frauen können für die Beurteilung in Betracht kommen. Sie werden aber wegen ihrer geringen Zahl nur eine ganz bedingte Gültigkeit haben.

Bis zur Operation blieben diese 6 Frauen, die über eine Ehedauer von insgesamt 67 Jahren verfügten, steril. Sie besaßen also eine Fertilitätsfähigkeit von 0,00. Nach der Operation hatten 4 von diesen 6 Frauen Kinder geboren. 2 Frauen konnten nicht mehr erlangt werden. Diese 4 Frauen hatten bei einer Ehedauer von 33 Jahren nach der Operation 12 Kinder geboren. Es kam somit auf jedes Jahr nach der Operation 0,37 Kind. Also auch hier steht die Fertilitätsfähigkeit noch nicht auf normaler Höhe. Sie ist aber durch die Beseitigung des virginellen Prolapses sichtbar gesteigert worden.

Die Myome.

Der Einfluß der Myome auf die Fertilität der Frau sollte eigentlich anerkannt sein, so daß ich mich nur kasuistisch auf unser Material zu beschränken brauchte. Nach Olshausen haben West, Roehrig, Beigel, Schumacher, Scanzoni, Michels, v. Winkel, Schröder und Hofmeier bei 1731 verheirateten Myomfrauen 520 sterile Frauen, d. s. 30%, Sterilität gefunden. Unabhängig von dieser Zusammenstellung fanden Gusserow unter 564 Myomfällen 153 sterile Frauen, d. s. 27% und Landau unter 250 Fällen 68 mal = 27 % absolute Sterilität. Dadurch war die 1894 von Hofmeier aufgestellte Behauptung, daß das Myom nicht fertilitätshemmend, sondern sogar fertilitätsfördernd sei, hinfällig geworden sein.

Hofmeier wollte nämlich bei Revision seines eigenen Materials von 550 Fällen gefunden haben, daß kein direkter oder indirekter ursächlicher Zusammenhang zwischen Myom und Sterilität besteht, sondern daß bei der weitaus größten Zahl der Myomkranken die Myome an der aus anderen Ursachen bestehenden Sterilität der Ehen völlig unschuldig seien. Er wies darauf hin, daß das durchschnittliche Alter der einkindsterilen Myomkranken, in welchem sie ihn konsultierten, 42—43 Jahre war, und daß bei ihnen seit der einzigen Geburt durchschnittlich 16,5 Jahre bis zur Konsultation verflossen waren. Er konnte sich nun nicht vorstellen, daß bei diesen einkindsterilen Myomkranken erst nach einer sekundären Sterilitätsdauer von 16,5 Jahren bemerkt wurde, daß das Myom schon vor diesen 16,5 Jahren Ursache der Fertilitätsverminderung gewesen sei. Er stellt diesen einkindsterilen Myomkranken die anderen Einkindsterilen seines Materials gegenüber. Diese Frauen kamen im Durchschnitt 10,7 Jahre nach Eintritt der sekundären Sterilität zur Konsultation. Die Tatsache, daß diese Frauen bereits 10,7 Jahre, die Myomkranken dagegen erst 16,5 Jahre nach Eintritt der sekundären Sterilität ärztliche Hilfe in Anspruch nahmen, wird für ihn so schwerwiegend, daß er seiner eigenen Beobachtung der herabgesetzten Durchschnittsfruchtbarkeit bei seinem Myommaterial auf nur 3,6 Kinder gegenüber 4,32—4,96 für Bayern eine ganz untergeordnete Bedeutung beimißt.

Die nochmalige Betonung dieser Fragen ist deswegen notwendig, weil 1914 aus der Universitätsfrauenklinik in München durch Facilides und aus der zweiten gynäkologischen Klinik in München durch Schadt, die Behauptung erneut aufgestellt wurde, daß die Fertilitätsziffer der Myomkranken fast genau so hoch sein soll, wie die der allgemeinen Statistik Bayerns. Dieser unerwartete Schluß, der in den beiden Inauguraldissertationen niedergelegt ist, steht in einem auffallenden Widerspruch zu allen älteren Anschauungen, wie sie von Olshausen, Gusserow, Landau u. a. m. niedergelegt sind, zu den Ergebnissen der Diskussion, die sich an Hofmeiers Behauptung anschloß, und zu meinen eigenen Beobachtungen.

Mein Material umfaßt 450 myomkranke Frauen aus Oberbaden. Da die Frauen mit Myom großenteils am Ende oder fast am Ende ihrer Fertilität stehen, so brauche ich nur ihre durchschnittliche Fertilität in Parallele mit der absoluten Fertilität der oberbadischen Frau zu stellen.

Die Tabelle der normalen absoluten Fertilität ist, um das noch einmal scharf zu betonen, aus 2000 aufeinanderfolgend beobachteten Frauen berechnet worden. Die Frauen sind wahllos zusammengefaßt, so wie sie zu uns kamen. Sie haben natürlich nur zu einem gewissen Prozentsatz Myome. Die Myomfrauen dagegen haben 100% Myome. Zeigt nun die Fertilitätstabelle der Myomkranken eine Änderung gegen die Tabelle der normalen Fertilität, dann kann doch nur das Myom daran schuld sein, auch wenn zwischen letzter Geburt und Feststellung des Myoms nach Hofmeier 16,5 Jahre liegen sollten.

Die neueren Forschungen von Aschoff lassen übrigens dafür eine Erklärung zu. Der Keim zum Myom liegt im Uterus schon zu einer Zeit, wo überhaupt noch kein Mensch an ein Myom denkt. Beim Eintritt der Pubertät sind die Myomkeime schon deutlich nachweisbar. Wann nun die Entwicklung des Keimes einsetzt, das kann gar nicht festgestellt werden. Der mit entwicklungsfähigen Myomkeimen durchsetzte Uterus ist in seiner Funktion als fruchttragendes Organ und als Eieinnistungsstätte dauernd mangelhaft. Er ist während der gesamten Geschlechtsreife einfach minderwertig. Das zeigt sich oft schon frühzeitig in allerlei biologischen Funktionsstörungen, die sich als Dysmenorrhoen, Menstruationsanomalien usw. bemerkbar machen können.

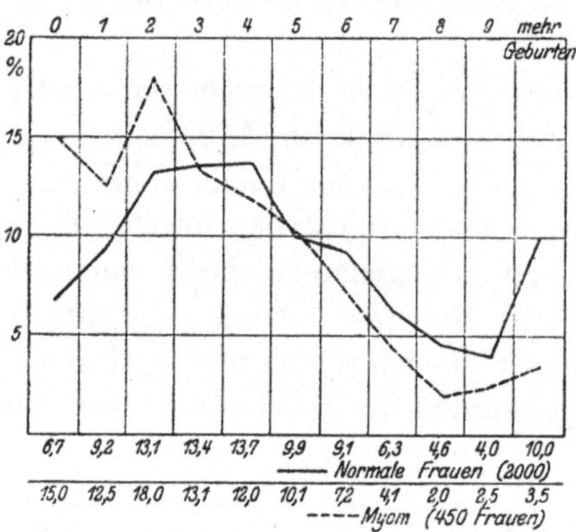

Tabelle 33 und Kurve 14. Myom und Fertilität.

Die nebenstehende Gegenüberstellung der beiden Fertilitätstabellen zeigt die Fertilitätsverminderung der myomkranken Frau. Die absolut sterilen Frauen sind mit 15% fast $2^1/_2$mal so häufig wie bei der normalen Fertilität. Die ein- und zweikindsterilen Frauen sind ebenfalls wesentlich häufiger. Nach dem 5. Kinde geht die Fertilität der Myomfrau schnell abwärts. Es zeigt sich auch hier wieder das Typische der Fertilitätsverminderung, die Verschiebung der Fertilität zugunsten der wenig-, zu ungunsten der vielgebärenden Frauen. Der Kinderdurchschnitt hat sich auf **3,35** Kind verringert, ist also um 1,35 zurückgegangen, und entspricht annähernd dem Kinderdurchschnitt bei Hofmeier. Dies Resultat mußte nach meinen Tabellen 27—31 über die Ursachen bei der absoluten und Einkindsterilität erwartet werden.

Die Fertilitätsverminderung bei den Myomen ist nun durchaus nicht einer vorklimakterischen Operation oder Strahlenbehandlung zur Last zu legen, wenn dadurch vielleicht auch eine minimale Beeinflussung eintritt. Das zeigt eine Gegenüberstellung der Myomkranken, die vor und nach dem 47. Lebensjahre in unsere Behandlung kamen. Da ergab sich folgendes:

169 myomkranke Frauen vor dem 47. Jahre hatten 611 Kinder (= 3,2 im Durchschnitt)

277 myomkranke Frauen nach dem 47. Jahre hatten 879 Kinder (= 3,6 im Durchschnitt)

Beide Gruppen zeigen also eine fast gleiche Fertilitätsbeeinträchtigung.

Wenn ich endlich nach dem früher angegebenen Prinzip auch bei diesen Myomkranken die Fertilität der Vollständigkeit halber nach der Fertilitätsfähigkeit messe, indem ich den Quotienten aus dem Durchschnitt der tatsächlich geleisteten Geburten und der befruchtungsmöglichen Jahre berechne, so zeigt sich für die

$$\text{Myome die Fertilitätsfähigkeit } \frac{3{,}35}{17{,}5} = \mathbf{0{,}18}.$$

Die Fertilitätsfähigkeit der myomkranken Frauen ist gegenüber dem normalen Durchschnitt von 0,25—0,26 um 0,07—0,08 reduziert.

Das Myom bedingt also eine ganz bedeutende Fertilitätsverminderung der Frau, die nur durch das Myom erklärt werden kann. Sie ist fast gleich groß, gleichgültig, ob die Frau operiert oder nicht operiert wurde, ob sie vor oder nach dem 47. Jahre in unsere Beobachtung kam. Sie ist bewiesen durch die Abnahme des Kinderdurchschnitts auf 3,35 und der Fertilitätsfähigkeit auf 0,18. Sie zeigt sich im Ansteigen der absoluten Sterilitäten auf 15% und der Zunahme der weniggebarenden Frauen.

Die Ovarialtumoren.

Wenn wir durch klinische Untersuchung oder durch Operation eine degenerative oder krankhafte Veränderung des Ovariums erkennen, dann müssen wir oft aus gesundheitlichem Interesse dieses Ovarium selbst auf die Gefahr hin entfernen, die Fertilität der Frau herabzusetzen. Aus dem durch Augenschein oder mikroskopische Untersuchung gewonnenen Befunde können wir dann

Rückschlüsse über die Beziehung zwischen der weiblichen Fertilität und dem Ovarialtumor ziehen. Eine besondere Scheidung ist hier nur in die gutartigen und in die bösartigen Tumoren nötig. Die krankhafte Veränderung des Ovariums bedingt eine Verminderung der Follikelbildung, die in ihrer Größe von der Ausdehnung der Erkrankung und von dem Grade der Zerstörung der Ovarialsubstanz abhängig ist. Die Folge der verminderten Follikelbildung ist eine herabgesetzte Fruchtbarkeit der Frau.

Der Einfluß der Ovarialtumoren im Sinne einer Fertilitätsverminderung ist allgemein anerkannt. Wie groß der Einfluß ist, das ist freilich noch Gegenstand einer nicht abgeschlossenen Diskussion. So gibt Boinet an, daß von 500 Frauen mit Ovarialtumoren 390, d. s. also 78%, kinderlos gewesen seien. Veit schätzt nach einer Zusammenstellung der Angaben von Selle, Scanzoni und West die Zahl der sterilen Frauen auf 34%. Andere finden noch geringere Zahlen, so Olshausen 13%, Nussbaum sogar nur 10% (zitiert nach Kisch).

Die gutartigen Ovarialtumoren. Die gutartigen Ovarialtumoren sind meist einseitige Erkrankungen und an die Geschlechtsreife der Frau gebunden. Die daran erkrankten Frauen sind also durchschnittlich noch nicht am Ende ihrer Fertilität angelangt. Ich kann daher ihre Fertilität nur an ihrer Fertilitätsfähigkeit messen.

Von den durch uns wegen einseitigem Kystom operierten Frauen konnte ich leider nur von 75 Frauen Nachricht erhalten. Diese zeigen aber dafür sehr interessante Verhältnisse.

Ich teile die Frauen in zwei Beobachtungsreihen. Die erste Reihe umfaßt 39 = 51% der Frauen mit folgender sekundärer Sterilität nach der Operation, die zweite Reihe 36 = 49% der Fälle mit durch die Operation scheinbar nicht gestörter Fertilität.

Die 39 Frauen der ersten Reihe blieben bei einer geschlechtsreifen Ehedauer nach der Operation von 245 Jahren steril. Sie müssen also mit dem Durchschnitt von 6,3 Jahren als sekundärsteril nach der Operation bezeichnet werden. Diese 39 = 51% Frauen hatten vor der Operation 62 Kinder geboren. Demnach hatten diese Frauen im Durchschnitt nur **1,6** Kinder. Nach der Tabelle 2 über die absolute Fertilität dürfen aber nur 29% der Frauen weniger wie 2 Kinder haben. Diese kystomkranken Frauen überschreiten also bei 51% die Zweikindsterilität mit mehr als 22,5%.

Nach der zweiten Beobachtungsreihe ist bei den übrigen 36 = 49% Frauen durch die Oophorektomie die Fertilität nicht zum Abschluß gekommen. Die Frauen sind nicht sekundär steril geworden, sondern haben noch geboren. Sie haben bei einer Ehedauer von 138 Jahren vor und 154 Jahren nach der Operation also von insgesamt 292 tatsächlichen geschlechtsreifen Ehejahren 46 + 78 = 122 Kindern geboren. Das entspricht einem Kinderdurchschnitt von 3,4 Kinder und einer mittleren Ehedauer von 8 Jahren. Nach der Berechnung, wie sie bei der Retroflexio uteri und Chlorose im einzelnen durchgeführt ist, beträgt also für die

Kystome die Fertilitätsfähigkeit $\frac{3,4}{17,5} = \mathbf{0{,}19}$.

In einer dritten ganz unabhängigen Beobachtungsreihe endlich habe ich nur diejenigen Kystome zusammengestellt, die erst nach Abklingen der Geschlechtsreife in unsere Behandlung kamen, oder bei denen wegen Doppelseitigkeit eine bilaterale Oophorektomie notwendig wurde. Das waren 28 Fälle, von denen 7 = 25% primärsteril blieben. Diese 28 Frauen hatten insgesamt 47 Kinder, entsprachen also mit ihrem Kinderdurchschnitt von **1,7** den einseitig ovariotomierten Frauen mit folgender sekundärer Sterilität der ersten Beobachtungsreihe.

Diese drei von einander unabhängigen Beobachtungsreihen beweisen, daß durch die gutartigen Ovarialtumoren, vornehmlich durch die Kystadenome, eine sehr bedeutende Fertilitätsverminderung der Frau bedingt wird. Sie kennzeichnet sich bei meinen Fällen darin, daß

1. die Frauen mit nur zwei Kindern über 51% ausmachen, während sie nur 29% darstellen sollten,

2. die Fertilitätsfähigkeit der übrigen 48% Frauen nur 0,19 gegenüber normal 0,25—0,26 beträgt,

3. bei Doppelseitigkeit oder erst in der Klimax ovariotomierten Frauen besteht 25% absolute Sterilität und ein Kinderdurchschnitt von 1,7.

Damit soll natürlich nicht gesagt sein, daß eine Frau mit Kystom niemals eine Vielgebärende sein kann.

Die Fertilitätsbeeinträchtigung durch das Kystom sicht Blumreich auch in dem seltenen Zusammentreffen von Kystom und Gravidität. Nach ihm fand Flaischlen unter 17 832 Geburten der Berliner Universitäts-Frauenklinik nur 20 mal diese Komplikation.

Die bösartigen Ovarialtumoren. Die Bedeutung der bösartigen Ovarialtumoren für die Fertilität der Frau läßt sich wesentlich einfacher feststellen. Frauen mit derartigen Tumoren sind entweder schon über die Geschlechtsreife hinaus oder werden durch die doppelseitige Oophorektomie kastriert. Ihre Generationsperiode ist also durch das Karzinom abgeschlossen. Die mittlere Kinderzahl stellt hier einfach die Fertilität dar.

Wir sahen 53 mal Frauen mit Ovarialkarzinomen. Alle hatten geboren und zwar zusammen 236 mal. Ihr Kinderdurchschnitt betrug also 4,5 für die Frau, ihre Fertilitätsfähigkeit 0,22. Nach Tabelle 2 ist der normale Kinderdurchschnitt für Oberbaden 4,7. Es tritt demnach durch das Ovarialkarzinom nur eine geringe Fertilitätsbeeinträchtigung ein. Das kann sich daraus erklären, daß das Ovarialkarzinom meist erst in der Klimax auftritt. Der fast normale Kinderdurchschnitt zeigt aber noch, daß, selbst wenn eine Disposition zum Ovarialkarzinom schon vor der Klimax bestände, diese Disposition sich nicht in einer Herabsetzung der biologischen Ovarialfunktion frühzeitig bemerkbar macht.

Die tuberkulöse Salpingitis.

Die tuberkulöse Salpingitis ist ebenfalls als unverschuldete und unvermeidbare Ursache der Fertilitätsverminderung anzusehen. Freilich müssen wir bei der tuberkulösen Salpingitis an eine Disposition denken, die durch die Ansammlung der Bevölkerung in den Städten, namentlich in den Großstädten gegeben, wird. Von einem primären Herd im Körper deszendiert die Tuberkulose und siedelt sich in den Tuben an. Eine Frau kann also an tuberkulöser Salpingitis erkranken, ohne jemals geschlechtlichen Verkehr gehabt zu haben. Das ist gegenüber der gonorrhoischen Salpingitis differential-diagnostisch wichtig, weil beide Salpingitiden im allgemeinen doppelseitig auftreten. Natürlich gibt es auch viele Fälle, in denen die tuberkulöse Infektion erst nach einer Anzahl von Geburten eintritt.

Nach dieser rein logischen Überlegung muß also die Zahl der Absolutsterilen bei tuberkulöser Salpingitis dann wesentlich höher sein, wenn sie Sterilität bedingen würde.

Zahlenmäßige Angaben über die Häufigkeit der Sterilität, geschweige denn über die Fertilitätsverminderung bei tuberkulöser Pyosalpinx sind selten. Hier muß vor allen Dingen August Mayer erwähnt werden, der unter 40 wegen tuberkulöser Tubenerkrankung operierten Frauen primäre Sterilität in 72,5%, und wenn er sich auf die Verheirateten beschränkt, in 59,3% gefunden hat. Martin sah nach Blumreich nur eine Frau unter 24 Kranken, die unverkennbar nach dem Auftreten der Genitaltuberkulose schwanger geworden war.

Wir sahen 27 Frauen mit mikroskopisch nachgewiesener Adnextuberkulose. 20 waren primär steril, 10 davon bereits über 6 Jahre. Die übrigen 7 Frauen hatten 28mal geboren. Von diesen 27 wiederbestellten Frauen bekam ich von 15 Nachricht. Sie hatten keine Kinder bekommen. Wir müssen daher annehmen, daß die 7 fertilen Frauen ihre tuberkulöse Salpingitis erst nach den Geburten erworben haben. Von den 27 Frauen waren 74% primär steril. Der Kinderdurchschnitt betrug **1,1**. Bei 172 Jahren Ehedauer betrug die durchschnittliche tatsächliche Fruchtbarkeitsdauer 6,4 Jahre und die befruchtungsmögliche Zeit b dann

$$\frac{b}{17,5} = \frac{6,4}{8}; b = \frac{6,4 \times 17,5}{8} = 14,2 \text{ Jahre.}$$

Daraus berechnet sich für die

Tuberkulöse Salpingitis die Fertilitätsfähigkeit

$$\frac{1,1}{14,2} = \mathbf{0,08.}$$

Es zeigt sich also eine starke weibliche Fertilitätsverminderung, die mit einer Fertilitätsfähigkeit von 0,08 den bisher beobachteten tiefsten Wert erreicht. Sie ist hauptsächlich Folge des hohen Prozentsatzes primärsteriler Frauen. Da wir die Kinder dieser Frauen als vor der Erkrankung geboren ansehen müssen und annehmen dürfen, daß nach Erwerb der Erkrankung, die Fertilität erloschen ist, da wir das aber nicht ganz bestimmt beweisen können, ist hier die Fertilitätsfähigkeit richtiger als 0,08—0,00 zu bezeichnen.

Die Peritonealtuberkulose.

Die Peritonealtuberkulose braucht nicht auf die Tuben übergegangen zu sein. Daher muß für die peritonealtuberkulösen Fälle auch eine größere Fertilitätschance bestehen, wie für die tubentuberkulösen Fälle. Mayer berechnet die primäre Sterilität bei seinen freilich nur 9 verheirateten Fällen auf 11,1%. Es zeigt sich also bei Mayer, daß die Fertilitätsverminderung bei der Peritonealtuberkulose schon hiernach wesentlich geringer ist als bei der Adnextuberkulose.

Das beweisen nun auch unsere Fälle. 22 Frauen mit Peritonealtuberkulose waren verheiratet. 14 dieser Frauen waren mehr wie 6 Jahre primär steril. Die absolute Sterilität betrug also 54,5%. Die übrigen Frauen hatten 46 Kinder geboren. Der Kinderdurchschnitt für die 22 Frauen betrug demnach 2,1 Kind. Auch diese Frauen waren bei der Beobachtung noch nicht über 47 Jahre alt, so daß der Kinderdurchschnitt allein nicht als Fertilitätsmaß zählen kann, vielmehr die Fertilitätsfähigkeit ausschlaggebend ist. Diese 22 Frauen waren 268 Jahre, also durchschnittlich 12,2 Jahre verheiratet. Es betrug daher bei der Peritonealtuberkulose die Fertilitätsfähigkeit $\frac{2,1}{17,5} = \mathbf{0,12}$.

Die durch die Peritonealtuberkulose bedingte Fertilitätsverminderung ist sehr groß, erreicht aber nicht derartige Grade, wie bei der tuberkulösen Salpingitis. Da bei der Peritonealtuberkulose die Tuben oft vollkommen gesund sein können, erklärt sich das ohne weiteres. Ferner tritt die Peritonealtuberkulose viel häufiger in späterem Lebensalter auf wie die Adnextuberkulose. Das mittlere Alter meiner Fälle betrug 37 Jahre für die Peritoneal-, 29 Jahre für die Adnextuberkulose.

Die septische Salpingitis.

Bei der septischen Salpingitis stellen sich die Verhältnisse nun wesentlich günstiger. Das hat Krönig schon in Leipzig gezeigt. Er beobachtete 5 Jahre lang bakteriologisch im Frühwochenbett nachgewiesene 30 Fälle von saprischer und 46 Fälle von Streptokokkeninfektion. Von den saprisch infizierten Fällen blieben 2 steril, d. h. 7%. Von den streptokokkeninfizierten Fällen 10, d. s. 21%. Wenn man die Fälle zusammenzieht, dann blieben von den 76 septisch-saprisch infizierten Fällen 12 steril, d. s. 16%.

Diese geringe Sterilitätsquote ist leicht zu erklären. Die septische Salpingitis erstreckt sich sehr häufig nur auf eine Tube. Würde also durch die Infektion nur diese eine Tube atretisch resp. durch Verwachsungen und Ulzerationsprozesse undurchgängig, so wäre doch die andere Tube zur Konzeption noch fähig.

Ich habe nun unsere septischen Pyosalpingitiden in gleicher Weise wie später die gonorrhoischen verfolgt. Da bei der Operation hier durchschnittlich nur eine Tube erkrankt und herausgenommen wurde, kann ich die operativ und konservativ behandelten Fälle zusammenfassen. Im allgemeinen waren auch diese Frauen noch nicht am Ende ihrer Geschlechtsreife angelangt. Ich kann also auch hier wieder nur ihre Fertilitätsfähigkeit berechnen.

26 Frauen mit einwandfreier septischer Pyosalpinx bekamen in 110 Ehejahren vor und 131 Ehejahren nach der Operation resp. Behandlung 46 resp. 48 Kinder, das sind in 243 Ehejahren 94 Kinder. Der Durchschnitt betrug demnach 9,3 Jahre, die mittlere Kinderzahl **3,6.** Die fertilitätsmöglichen Jahre sind, da die Ehedauer 8 Jahre im Durchnitt überdauert, auf 17,5 Jahre anzunehmen. Es berechnet sich dann für die

Septische Pyosalpinx die Fertilitätsfähigkeit $\frac{3,6}{17,5} = \mathbf{0,21}$.

Zwei Frauen blieben mehr als 6 Jahre nach der Erkenntnis der Erkrankung sekundär steril, d. s. 8%. Diese 2 Frauen waren schon vor der Operation steril.

Auch durch die septische Pyosalpinx wird also die Fertilität vermindert, und zwar verringert sich die Fertilitätsfähigkeit um 0,04—0,05. Die Verminderung dürfte sich aber nicht bis zur wesentlich erhöhten sekundären Sterilitätschance steigern, sondern eine viel günstigere Prognose für die weibliche Fertilität gestatten, als die tuberkulöse und, wie ich später zeigen werde, besonders die gonorrhoische Pyosalpinx.

Die postappendikuläre Salpingitis.

Logischerweise müssen endlich bei der postappendikulären Salpingitis die Verhältnisse noch günstiger liegen. Hier ist gewöhnlich die rechte Tube ergriffen. Oft erstrecken sich die Veränderungen nur auf leichte Verklebungen, Verwachsungen und Abknickungen dieser einen Tube. Leider lassen mich hier Literatur und Material vollständig im Stiche. Ich konnte nur 13 Fälle bei uns finden und wiedersehen, bei denen eine postappendikuläre Salpingitis mikroskopisch diagnostiziert worden war. Alle Fälle hatten nach der Diagnosenstellung wieder geboren. Diese 13 Frauen hatten 48 Kinder, also im Mittel **3,7** Kinder und eine durchschnittliche Ehedauer von 15,2 Jahren. Auch hier müssen dann als fertilitätsmögliche Jahre 17,5 Jahre angenommen werden. Es war danach bei der Postappendikuläre Salpingitis die Fertilitätsfähigkeit

$$\frac{3,7}{17,5} = 0,22.$$

Sie ist also etwas herabgesetzt. Aber bei Berücksichtigung, daß keine Frau steril geblieben war, doch sehr günstig. Sie stellt sich wenigstens von allen Salpingitiden am besten.

Hier muß ich die Beziehungen zwischen Appendicitis zur Sterilität der Frau kurz streifen.

Pankow hatte, wie in seiner Atbeit nachzulesen ist, 5 Fälle beobachtet, bei denen er die Sterilität auf die Appendicitis zurückführte. Nach Behebung des ursächlichen Momentes, nach Exstirpation des Appendix und Lösung der Verwachsungsspangen, die eine Abknickung der Tuben bewirkten, und nach Eröffnung des durch die Entzündung verklebten abdominellen Tubenostimus trat Gravidität ein. Alle 5 Frauen bekamen ausgetragene Kinder. Es scheint somit die Appendicitis wenigstens bis zu gewissem Grade auch — freilich vielleicht nur temporär — fertilitätsverminderndes Moment zu sein.

Der Übergang von den unvermeidbaren zu den vermeidbaren Ursachen der weiblichen Fertilitätsverminderung.

Die Pelveoperitonitis adhaesiva.

Schon Bierbaum zeigte, daß die Pelveoperitonitis adhaesiva, bei der allgemeine Verwachsungen der Genitalorgane oder fixierte Retroflexio uteri bestehen, eine wesentliche Ursache zur Sterilität und Fertilitätsverminderung bilden kann.

Bei den chronischen Pelveoperitonitiden ist es wohl meist nicht möglich, das ätiologische Moment zu erkennen. Sie kann deswegen vermeidbar oder unvermeidbar sein. Sie ist unvermeidbar, wenn ätiologisch Tuberkulose, Sepsis oder Appendicitis in Betracht kommen. Sie ist verschuldet, wenn sie gonorrhoischen Ursprunges ist. Sie wird um so häufiger verschuldet sein, je größer die Stadt ist, in der sie auftritt. Bei einem ländlichen Material wird die Unvermeidbarkeit der Pelveoperitonitis adhaesiva, bei einem städtischen Material die Vermeidbarkeit überwiegen. Eine Großstadt mit ihrem hohen Prozentsatz an Gonorrhoen wird in der überwiegenden Mehrzahl gonorrhoische Pelveoperitonitis aufweisen. Sie kann nach Krönig und Pankow für die Großstadt bis zu 90 und mehr Prozent betragen. Je mehr sich die Pelveoperitonitis von den Bevölkerungszentren entfernt, um so mehr sinkt die Beteiligung der Gonorrhoe. Das hat Pankow auf Grund unseres Materiales an 400 Fällen aufeinanderfolgender Pyosalpingitiden gezeigt. Ätiologisch verteilen sie sich nach ihm für unsere oberbadische, dezentralisierte Bevölkerung in folgenden Verhältnissen: Die Salpingitiden waren bei uns:

gonorrhoischen Ursprungs	in 43 %
tuberkulösen Ursprungs	„ 22 „
septischen Ursprungs	„ 13 „
postappendikulären Ursprungs . . .	„ 22 „

Diese Aufstellung Pankows beweist, daß erstens die Pelveoperitonitis chronica adhaesiva an sich bei uns viel seltener sein muß, daß zweitens aber, wie ich später noch einmal zeigen werde, die Gonorrhoe überhaupt bei uns viel weniger auftritt, als wie in den Bevölkerungszentren. Das verhindert natürlich nicht, daß die Pelveoperitonitis adhaesiva auch bei uns meist gonorrhoischen Ursprunges ist und ein enorm fertilitätsverminderndes Moment darstellt. Die durch sie bedingte Fertilitätsherabsetzung wird genau so beträchtlich wie in den Großstädten sein, nur mit dem Unterschied, daß sie bei uns eben weniger vorkommt, daß wir als ländlicher Bezirk viel mehr von ihr verschont bleiben.

Die Fertilitätsverminderung durch die Pelveoperitonitis adhaesiva ist fast irreparabel. Die Operation bei Pelveoperitonitis führt trotz exaktester Adhäsionslösungen nur in Ausnahmefällen zur Behebung der durch sie bedingten Sterilität. Sehr oft gelingt die Lösung der Adhäsionen nur unvollkommen. Ja, es wird sogar häufig nötig sein, die Frau radikal zu operieren, wenn man ihre Beschwerden dauernd beseitigen will. In vielen Fällen wird man gar nicht operieren.

Den durch die Pelveoperitonitiden bedingten Fertilitätsverlust konnte ich an unseren 177 Fällen berechnen.

Wir sahen bei drei Frauen mit Pelveoperitonitis chronica resp. Retroflexio uteri fixata 3mal Schwangerschaft, die aber jedesmal im 2.—3. Monat mit Abort endete.

Von diesen 177 Fällen habe ich nun von 94 Frauen, teils durch Nachuntersuchung, teils durch briefliche Mitteilung, erfahren, daß sie, mit Ausnahme der drei durch Abort beendeten Schwangerschaften, nicht mehr empfangen haben. Die Adhäsionslösung oder Konservativbehandlung führte also höchstens eine Beschwerdenlinderung, aber keine Sterilitätsbehebung herbei. Ich halte mich daher, selbst auf die Gefahr eines kleinen Fehlers hin, für berechtigt, die Fertilität der Frauen mit Pelveoperitonitis adhaesiva als abgeschlossen anzusehen, eine Fertilitätstabelle aufzustellen und diese mit der normalen absoluten Fertilität zu vergleichen.

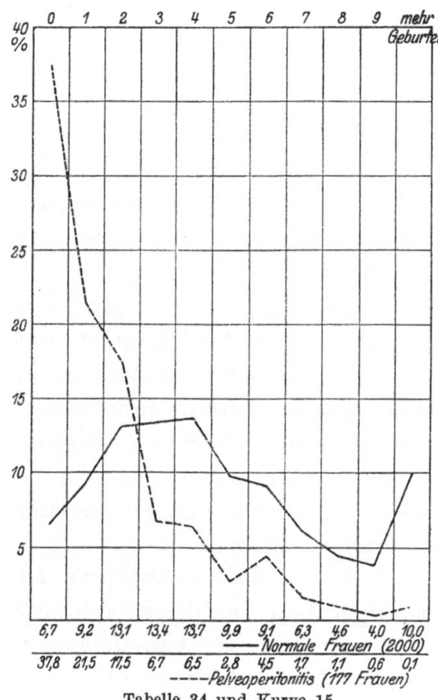

Tabelle 34 und Kurve 15.
Pelveoperitonitis und Fertilität.

Der Prozentsatz der absolut sterilen Frau ist bei den Pelveoperitonitiden auf **37,8%** gestiegen. Ebenso sind Ein- und Zweikindersterilität wesentlich häufiger. Entsprechend bleibt bereits vom 3. Kinde an die Geburtenfrequenz weit unter dem Normalen. Vielgebärende Frauen sind geradezu selten. Der Kinderdurchschnitt mit **1,8** ist sehr gering. Es beträgt bei der Pelveoperitonitis chronica adhaesiva die Fertilitätsfähigkeit $\frac{1,8}{17,5} = \mathbf{0,10}$. Sie bleibt also weit unter dem Normalen. Wir müssen aber auch hier wieder bedenken, daß die vorher ganz gesunde Frau erst nach einer Reihe von Geburten an Pelveoperitonitis erkranken kann. Das hebt ihre Bedeutung für die weibliche Fruchtbarkeit ganz wesentlich. Die Prognose für eine weitere Geburt ist bei ihr fast absolut schlecht.

Es tritt also nach einer einmal eingetretenen Pelveoperitonitis adhaesiva eine weibliche Fertilitätsverminderung auf 0,00 ein. Die Fertilitätsfähigkeit an Pelveoperitionitis erkrankter Frauen ist dann auf **0,10—0,00**, die absolute

Sterilitätsquote auf **37,8%–100,0%** und der Kinderdurchschnitt auf **1,8–0,0** anzusetzen je nach dem die Pelveoperitonitis vor oder nach der ersten Empfängnis auftrat.

Die vermeidbaren Ursachen der weiblichen Fertilitätsverminderung.

Vermeidbar sind alle die Krankheiten, die selbstverschuldet sind. Die Schuld kann bei dem Krankheitsempfänger liegen. Sie kann aber auch, und das ist das wichtigere, durch die Verhältnisse begünstigt oder gar bedingt werden. Unter denjenigen Krankheiten, die für die Verminderung der Leistungsfähigkeit der Generationsorgane der Frau in Frage kommen, stehen die Geschlechtskrankheiten an erster Stelle, die Gonorrhoe und die Syphilis. Gerade bei diesen Erkrankungen spielen nun die Verhältnisse der Umgebung eine außerordentliche Rolle. Wo viele Geschlechtskrankheiten im Umlauf sind, da wird die Gelegenheit zur Ansteckung sehr groß sein. In Gegenden dagegen, wo die Geschlechtskrankheiten selten sind, wird auch die Infektion selten bleiben. Dabei kann in beiden Fällen der außereheliche Geschlechtsverkehr gleich häufig sein. Im ersten Falle wird er aber in einem viel größeren Prozentsatz zur Infektion führen als im letzten. Die Schuld an der erworbenen Geschlechtskrankheit ist dann ebensogroß, wie das Verdienst, davon frei zu bleiben, gering ist. Der Geschlechtstrieb läßt sich eben nicht eindämmen.

In meinem Abschnitte über die uneheliche Fertilität habe ich zeigen können, daß bei 41% vorehelicher Schwängerung aller oberbadischen Frauen der voreheliche, geschlechtliche Verkehr auf 70—80% geschätzt werden muß. Es kann also die Quote des außerehelichen Verkehrs in Großstädten, wenn sie überhaupt höher als bei uns in Oberbaden ist, nur ganz wenig erhöht sein. Wir dürfen daher nicht behaupten, daß die Sittenverhältnisse in den Großstädten unendlich viel schlechter seien als auf dem Lande, womit man heute in Bausch und Bogen diese Frage abtut. Wenn heute die Großstadt von Geschlechtskrankheiten mehr durchseucht ist als das Land, so liegt die Schuld in allererster Linie an der größeren Möglichkeit der Infektion in der Großstadt. Die Durchseuchung mit Geschlechtskrankheiten ist also nicht ohne weiteres Gradmesser für den Sittenzustand der Stadt selbst. Da wir nach meinen Erhebungen über die extramatrimonielle Kohabitation annehmen müssen, daß für die Stadt- und Landbevölkerung der sexuelle Trieb annähernd derselbe ist, so stellt das Gebot, sich rein von Geschlechtskrankheiten zu halten, an die Stadtbevölkerung eine unendlich schwerer zu erfüllende Forderung als an die Landbevölkerung. Mißt man also die Größe des Vergehens nur nach der erworbenen Infektion, dann geschieht dem Städter gegenüber dem Landbewohner ein offensichtliches Unrecht, weil die Stadt als Bevölkerungszentrale erhöhter Infektionsherd ist. Die Häufigkeit der erworbenen Geschlechtskrankheit ist also vor allem der Umgebung und erst in zweiter Linie dem Krankheitserwerber selbst zur Last zu legen.

Diese Geschlechtskrankheiten spielen nun, wenn sie einmal erworben sind, für die Fortpflanzungsmöglichkeit der Frau eine bedeutende Rolle.

Die Gonorrhoe.

Die Häufigkeit der Gonorrhoe. Es wird nie möglich sein, den Prozentsatz der weiblichen Gonorrhoe festzustellen, weil sie sich als Urethral- und Cervikalgonorrhoe der Frau sicherlich in den meisten Fällen der Beobachtung entzieht. Solange die Gonorrhoe auf diese beiden Abschnitte beschränkt ist, braucht sie für die Kranke ja gar keine subjektiven und objektiven Erscheinungen zu machen. Erscheinungen treten meist erst dann ein, wenn die Infektion bis in die Tuben gestiegen ist.

Prozentsätze, wie häufig die weibliche Gonorrhoe ist, finden wir nur bei älteren Autoren. Ich kann hier die Ansicht Noeggeraths übergehen, auf die ich schon früher hinwies, nach der 72 % aller verheirateten Frauen gonorrhoisch infiziert sein sollen. Diese Zahlen sind, wie ich bewies, zu weit gegangen. Häufigkeitszahlen für die weibliche Gonorrhoe geben an:

Sänger, für seine Praxis in Leipzig	10—18%
Zweifel, für seine Privatpraxis	10—11%
Runge, für die Hausschwangeren der Göttinger Frauenklinik	20—25%

Indirekte Angaben über die Häufigkeit der Gonorrhoe bringen Bumm, Schenk und Lier-Ascher. Es berechnet den Anteil der Gonorrhoe an der primären Sterilität:

Bumm	auf 30%
Schenk	„ 34%
Lier-Ascher	„ 41%

Während die Zahlen von Sänger, Zweifel und Runge einen Überblick über die Häufigkeit der Gonorrhoe überhaupt geben, können die Zahlen von Bumm, Schenk und Lier-Ascher nur auf die Beziehung zwischen Gonorrhoe und weibliche Sterilität hinweisen. Wenn diese Zahlen auch keine derart erschreckenden Verhältnisse gelten lassen, wie sie Noeggerath annahm, so beleuchten sie doch immer noch grell genug die Häufigkeit der Gonorrhoe überhaupt und ihre Bedeutung für die weibliche Sterilität im besonderen.

Ich habe versucht, an unserm Material ebenfalls einen Häufigkeitsprozent für die Gonorrhoe aufzustellen und dazu in einer geschlossenen Reihe ausnahmslos bei jeder Frau, die in die poliklinische Sprechstunde kam, Urethral- und Cervikalsekret entnommen. Natürlich durfte vor der Entnahme des Urethralsekretes nicht katheterisiert oder spontan uriniert sein. Unberücksichtigt habe ich Kinder unter 14 und Frauen über 50 Jahre gelassen. Fand ich intrazelluläre gramnegative Diplokokken im Urethral- oder Cervikalsekret, so bezeichnete ich den Fall als Gonorrhoe. Mein Material erstreckt sich auf 1500 Fälle in geschlossener Reihe. Natürlich war es nicht möglich, bei allen das Sekret mehrmals zu entnehmen. Es gelang mir aber doch bei 43% der Frauen 2 mal, bei 21% 3 mal und bei 9% 4 mal in Abständen von mindesten 3—4 Tagen Sekret zu erhalten. Also nur in einem Viertel der Fälle mußte ich mich mit einmaliger Sekretentnahme begnügen. Unter diesen 1500 Fällen fand ich:

32 mal	= 2,1%	Urethral- und Cervikalgonorrhoe
13 „	= 0,9 „	nur Cervikalgonorrhoe
24 „	= 1,6 „	nur Urethralgonorrhoe, d. h.
69 „	= **4,6** „	Gonorrhoe überhaupt.

Aszendierte Gonorrhoe konnte ich auf Grund der Anamnese, des Untersuchungsbefundes, der klinischen Beobachtung und der mikroskopischen Diagnose bei eventueller Operation in 12 Fällen annehmen. Die Gonorrhoe ascendierte also in 24% in die oberen Genitalabschnitte. Das würde ungefähr dem Prozentsatz entsprechen, den Bumm als Uterusgonorrhoe angegeben hat. Bumm fand Aszendierung der Gonorrhoe zur Uterusgonorrhoe und damit in die oberen Genitalabschnitten überhaupt bei 27% aller Gonorrhoen. 13—15% der Gonorrhoe aszendierten weiter in die Tuben.

Die Gonorrhoe fand sich endlich in meinen Fällen 36 mal bei

verheirateten Frauen, 33 mal bei unverheirateten Frauen. Da von meinen Fällen 950 Frauen verheiratet, 550 Frauen ledig waren, so beteiligten sich an der Gonorrhoe:

3,8% Verheiratete,
6,0% Ledige.

Meine Zahlen über die Häufigkeit der Gonorrhoe zeigen, daß mit 4,6% die Gonorrhoe in Freiburg und Oberbaden keine derartig bedeutende Rolle spielt, wie das in der Großstadt der Fall ist. Unverheiratete Frauen sind von ihr fast doppelt so häufig betroffen wie die Verheirateten. Unter meinen 550 Ledigen befinden sich 129 Mädchen, bei denen Virginität sicher oder sehr wahrscheinlich ist. Rechnet man diese ab, dann beträgt der Prozentsatz der ledigen an Gonorrhoe Erkrankten sogar 8%. Der Unterschied zwischen Verheirateten und Ledigen beruht sicher zum Teil darauf, daß bei den verheirateten Frauen die Gonorrhoe sehr häufig schon das Latenzstadium erreicht hatte und durch die Sekretuntersuchung nicht mehr nachzuweisen war.

Diese geringen Zahlen der Gonorrhoe erklären auch, warum die Beteiligung der Gonorrhoe als ätiologisches Moment für die Pyosalpinx in Oberbaden mit 43%, wie das Pankow nachwies und bereits von mir in dem Abschnitte über die Pelveoperitonitiden erwähnt wurde, relativ gering ist. Dagegen ist interessant, daß für die einmal gonorrhoisch infizierten Fälle ich fast genau denselben Prozentsatz der Aszendierung fand wie Bumm. Bumm fand eine Aszendierung von 27%, ich von 24%. Wenn also in der Verteilung der Gonorrhoe wesentliche Unterschiede zwischen Stadt und Land bestehen, so scheint der Prozentsatz der Aszendierung bei der einmal erworbenen Gonorrhoe immer der Gleiche zu sein.

Die Gonorrhoe und der Krieg. Die Zunahme der Geschlechtskrankheiten durch den Krieg soll außerordentlich groß sein. So wird wenigstens heute behauptet. Es sollen dafür Zahlen aufgestellt sein, die so niederschmetternd sind, daß kaum gewagt wird, sie zu veröffentlichen. Freilich gehen auch hier die Berichte wiederum nur von den Großstädten aus und erstrecken sich ausschließlich auf die Häufigkeit der männlichen Gonorrhoe.

Die Steigerung der männlichen Gonorrhoe muß natürlich mit eine Steigerung der weiblichen Genorrhoe einhergehen. Ich müßte also diese Zunahme der Gonorrhoe auch an meinem Frauenmateriale deutlich sehen können. Es liegt daher der Versuch nahe, an diesen 1500 Fällen den Einfluß des Krieges auf die weibliche Gonorrhoe und damit auf die Gonorrhoe überhaupt nachzuweisen.

In der folgenden Tabelle habe ich die verheirateten und die ledigen Frauen geschieden, je nachdem der Mann resp. Geliebte beim Militär und im Felde war oder nicht. Diese Scheidung ist freilich nicht ganz einwandfrei, da wir uns hier auf die Angaben der Patienten verlassen müssen, die namentlich bei den Ledigen vielleicht nicht ganz zuverlässig sind. Unter den Ledigen, die nicht vom Kriege berührt sind, habe ich die 129 Mädchen mit sicherer oder wahrscheinlicher Virginität wie auch 5 Puellae publicae eingerechnet.

Tabelle 35.

Tabelle der an Gonorrhoe infizierten Frauen, geschieden nach Ehelichen und Ledigen.

	Verheiratete:				Ledige:			
Mann:	im Krieg		nicht im Krieg		im Krieg		nicht im Krieg	
	überhaupt	davon gon.	überhaupt	davon gon.	überhaupt	davon gon.	überhaupt	davon gon.
Zahl der Fälle	609	24	341	12	256	21	294 (165)	12
Prozent	3,9		3,5		8,2		4,1 (7,3)	

Tabelle 36.

An Gonorrhoe infizierte Frauen überhaupt.

Mann:	im Krieg		nicht im Krieg	
	überhaupt	davon gon.	überhaupt	davon gon.
Zahl der Fälle	865	45	635	24
Prozent	5,2		3,8	

Die Tabelle zeigt in ihrer Übersicht, daß auch heute, nach dreijähriger Kriegszeit, sich nur ein unbedeutender Einfluß im Ansteigen der weiblichen Gonorrhoe, wenigstens in Oberbaden, bemerkbar macht. Diejenigen verheirateten Frauen, deren Männer im Felde oder beim Militär überhaupt stehen, sind mit 3,9% kaum mehr durch Gonorrhoe infiziert wie diejenigen Frauen, deren Männer nichts mit dem Militär zu tun haben, und bei denen der

Infektionsprozentsatz 3,5% beträgt. Bei den Ledigen ist dagegen eine Zunahme um 4,1% zu verzeichnen. Durch die geringe Zahl der Infektionen mit 8,2% wird aber die Bedeutung des Prozentsatzes abgeschwächt. Die Zunahme der Gonorrhoe bei den Ledigen im Kriege ist auch dadurch noch geringer, daß diese Ledigen alle Verkehr gehabt haben, während ja von den Friedensledigen 129 = 42% wahrscheinlich Virgines sind.

Auf Grund der Beobachtung an unserem oberbadischen Materiale kann ich nach dreijähriger Kriegszeit für die verheiratete Frau kaum eine, für die ledige Frau nur eine geringe Steigerung der Gonorrhoe, die durch den Krieg bedingt sein könnte, nachweisen. Es ist auch anzunehmen, daß sich die Gonorrhoe nicht weiter steigern wird, weil jetzt beim Militär energische Maßnahmen gegen die Gonorrhoe ergriffen worden sind, so daß eine weitere Steigerung nicht zu erwarten ist. Natürlich kann ich hier nur unsere oberbadischen Verhältnisse kennzeichnen. Wie es in der Großstadt ist, weiß ich nicht. Ist es in den Großstädten anders, so dürften meine Zahlen nur ein Beweis mehr für die günstigen Verhältnisse außerhalb des Bereiches der Großstadt sein.

Nach meiner Tabelle ist die verheiratete Frau durch den Krieg mit einer Zunahme von 3,5% auf 3,9%, also um 0,4% in viel geringerem Maße von der Gonorrhoe betroffen, als von vielen Seiten angenommen wird. Statt 7 Frauen leiden bei uns heute 8 von 200 verheirateten Frauen an einer nachweisbaren Gonorrhoe.

Auf der ersten Sitzung des Vereins zur Bekämpfung der Geschlechtskrankheiten in Freiburg im Februar 1917 wurde von Rost die Beobachtung mitgeteilt, daß 20% der an Gonorrhoe infizierten, dem Feldheer angehörigen, verheirateten Kriegsteilnehmer diese Infektion von ihren Ehefrauen akquiriert hätten. Es wurde damit einem sehr großen Teil der verheirateten Frauen der Vorwurf des extramatrimoniellen Verkehrs, sogar mit gleichzeitiger extramatrimonieller Infektion während der Abwesenheit des Mannes gemacht. Ich glaube nun, daß dieser Vorwurf unberechtigt ist, wenn auch dieser Prozentsatz scheinbar von der Ehefrau infizierter Männer zu Recht bestehen mag. Man muß sich dazu die Verhältnisse klarmachen, wie die gonorrhoische Infektion in der Ehe vor sich geht. Ich habe versucht, in Kurve 16 die gonorrhoische Infektion in der Ehe graphisch darzustellen. In ihr ist eine Dreiteilung der Gonorrhoe vorgenommen, in

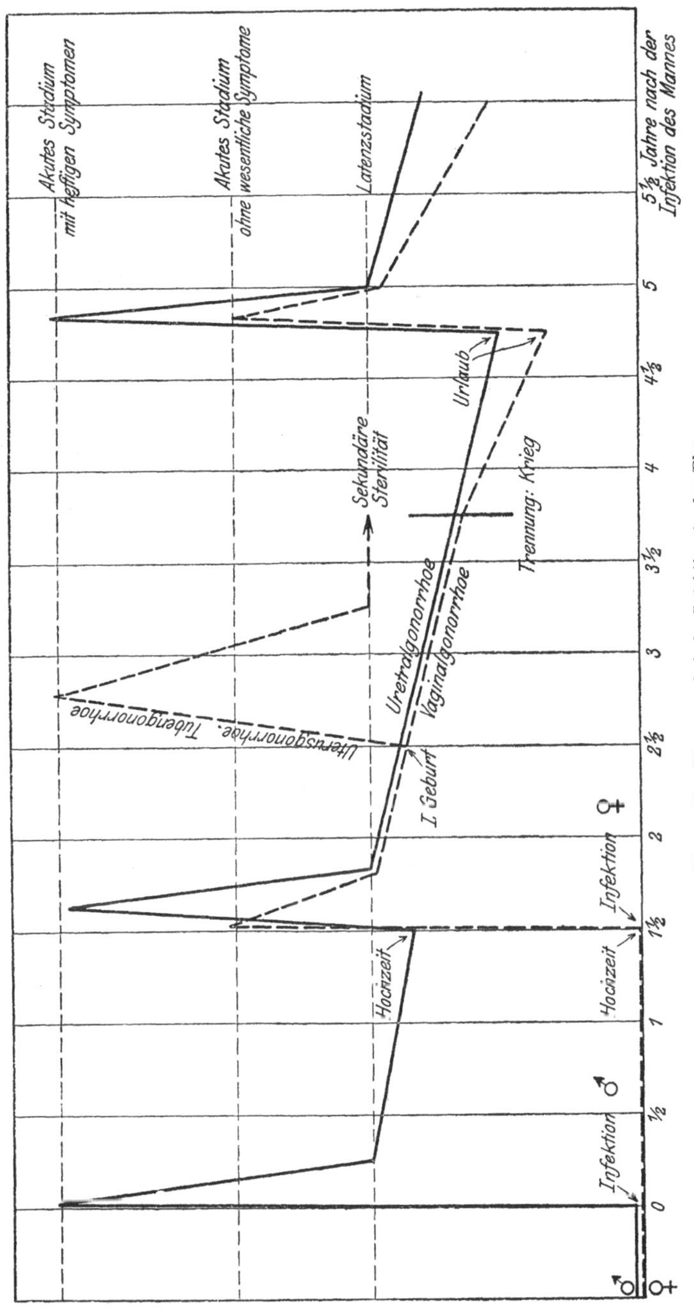

Kurve 16. Die gonorrhoische Infektion in der Ehe.

1. ein akutes Stadium mit heftigen Symptomen,
2. „ „ „ ohne wesentliche Symptome,
3. „ Latenzstadium.

Diese Teilung des akuten Stadiums in und ohne Symptome wird durch das verschiedenartige Auftreten der Gonorrhoe bei Mann und Frau bedingt. Es ist bekannt, daß eine akute Gonorrhoe beim Manne in den meisten Fällen die heftigsten Beschwerden hervorruft, die eine Gonorrhoe gar nicht übersehen lassen. In wenigen Fällen sind die Symptome beim Manne gering. Dagegen verläuft bei der Frau das akute Stadium umgekehrt in der Mehrzahl der Fälle ohne besondere Erscheinungen, so daß vor allen Dingen die Frau, wenn sie nicht besonders auf sich achtet, die Infektion ganz übersehen kann. In den beiden Arten des akuten Stadiums sind Gonokokken fast immer nachweisbar.

Als Latenzstadium endlich ist das symptomfreie Stadium zu bezeichnen, in dem eine Übertragung der Gonokokken noch möglich ist, in dem aber im Durchschnitt Gonokokken nicht mehr nachweisbar sind. Diese Kranken werden sehr häufig vom Arzte als gesund bezeichnet.

Bei meiner Kurve bedeutet nun die ausgezogene Linie mit dem Zeichen ♂ die Beteiligung des Mannes, die gestrichelte Linie mit dem Zeichen ♀ die Beteiligung der Frau an der Gonorrhoe. Des weiteren ist die Zeit nach der Infektion von $^1/_2$ zu $^1/_2$ Jahr markiert.

Der Mann infiziert sich also und erkrankt unter heftigsten Symptomen. Die Gonorrhoe wird behandelt oder nicht. Auf alle Fälle fallen die Symptome in kürzester Zeit ab. Nach einem Vierteljahr beginnt vielleicht das Latenzstadium, so daß sich der Mann jetzt wieder ganz gesund fühlt. $1^1/_2$ Jahre nach der Infektion, nachdem sich der Mann also $^5/_4$ Jahre gesund wähnt, gar nicht mehr an seine Gonorrhoe denkt und die mikroskopische Untersuchung vielleicht auch gar keine Gonokokken mehr ergeben hat, heiratet der Mann. Die an die Schleimhäute des Mannes gewöhnten Gonokokken haben für den Mann keine Virulenz mehr, erhalten aber bei dem jetzt stattfindenden ehelichen Verkehr auf den Schleimhäuten der Frau einen günstigen Nährboden. Sie sind für die Schleimhäute der Frau hoch virulent. Die Frau erkrankt an Gonorrhoe, vielleicht und sogar wahrscheinlich ohne wesentliche Symptome. Die Gonokokken der Frau werden nun aber in diesem

Augenblicke für den Mann wieder infektiös und virulent. Als Folge tritt eine Reinfektion des Mannes ein. Diese Reinfektion ist also im letzten Grunde nichts weiter als eine Selbstinfektion des Mannes. Dieser Verlauf der Infektion und Reinfektion in der Ehe ist bekannt und anerkannt.

Die akuten Erscheinungen durch die Reinfektion beim Manne heilen aus, ebenso das akute Stadium bei der Frau. Die Frau leidet jetzt an einer auf Vagina und Cervix begrenzten latenten Gonorrhoe. Durch den nun fortwährenden Verkehr in der Ehe gewöhnen sich die Gonokokken der Eheleute aneinander, so daß sie für beide Teile keine akuten Erscheinungen mehr machen.

Ein Jahr nach der Ehe, also $2^1/_2$ Jahre nach der Infektion des Mannes, bekommt die Frau das erste Kind. Im Anschluß an die Geburt aszendiert die Gonorrhoe im Frühwochenbett in den Uterus und später in die Tuben. Es tritt also jetzt für die höheren Genitalabschnitte der Frau ein akutes Stadium ein, das, solange es nur auf den Uterus beschränkt ist, ohne wesentliche Symptome oder mit Fieber im Frühwochenbett einhergeht, bei der Aszendierung in die Tuben dagegen heftige Symptome, auslösen kann, die sich als Beckenbauchfellreizung in Fieber und intensivsten Schmerzen äußern. Allmählich geht diese aszendierte Gonorrhoe aus ihrem akuten Stadium in das Latenzstadium über. Die Veränderungen an den Tuben sind aber so beträchtlich, daß durch Verwachsungen, Atresie usw. eine erneute Konzeption der Frau unmöglich gemacht wird. Die Frau trägt als Folge der aszendierten Gonorrhoe eine Sterilität davon. Diese Sterilität ist erworben, also sekundär. Die Frau zeigt nun die bekannte Einkindsterilität.

Neben Aszendierung der Gonorrhoe in die oberen Genitalabschnitte bestehen Vaginalgonorrhoe der Frau und Urethralgonorrhoe des Mannes unbeeinflußt weiter fort. Beide Gonorrhoen bei Mann und Frau machen, weil die Anpassung der Gonorrhoe trotz des Symptombildes der aszendierten weiblichen Gonorrhoe noch immer besteht, für diese Abschnitte keine akuten Erscheinungen.

$3^3/_4$ Jahre nach der Infektion des Mannes beginnt der Krieg. Mann und Frau werden auf ein Jahr getrennt. Die Kohabitationen hören auf. Es findet jetzt also kein fortwährender Austausch der Gonokokken von Mann und Frau mehr statt. Die Folge davon ist, daß sich die Gonokokken der Eheleute nicht mehr nebeneinander entwickeln, und daß sich Mann und Frau nicht mehr gegenseitig in ihrer Gonorrhoe einander symptomlos anpassen. Während ich den gegenseitigen Austausch der Gonokokken, die Anpassung aneinander durch Parallellaufen der Linien von Mann und Frau zum Ausdruck gebracht habe, muß ich nach Trennung der Eheleute die gesonderte Weiterentwicklung der Gonokokken durch Divergieren der Kurven kennzeichnen.

Ein Jahr nach Kriegsanfang sind also die Gonokokken von Mann und Frau wesentlich verschieden. Der Mann bekommt jetzt seinen ersten Urlaub. Bei dem nun einsetzenden Verkehr kommen die beiden Gonokokkenarten wieder in Berührung. Sie sind nicht mehr aneinander angepaßt. Dadurch tritt jetzt eine Neuinfektion ein, und zwar kann entweder der Mann die Frau oder die Frau den Mann infizieren; es können sich aber auch beide, Mann und Frau, gleichzeitig und gegenseitig infizieren. Die Folge davon wird ein neues, akutes Stadium sein, für den Mann mit wesentlichen Symptomen, für die Frau vielleicht ohne wesentliche Symptome. Der Mann geht aus dem Urlaube wieder ins Feld. Das akute Stadium seiner Gonorrhoe fällt also erst in die Zeit nach dem Urlaub. Er wird in das Lazarett eingeliefert und beteuert hoch und heilig, daß er niemals während des ganzen Krieges extramatrimoniell verkehrt habe. Seine Angaben sind absolut wahr. Um sich allen Weiterungen zu entziehen, muß er den Beweis bringen, daß er von seiner Frau infiziert worden ist. Er schreibt also an seine Frau. Die Frau kommt weinend zu uns, zeigt uns den Brief, beteuert uns ebenfalls, daß sie in der Abwesenheit des Mannes nie extramatrimoniell verkehrt habe. Sie bittet uns aber, ihr doch zu bescheinigen, daß der Mann „sich an ihrem Ausfluß angesteckt habe", weil der Mann sonst bestraft würde und weil der Mann behauptet, er könne diese Ansteckung ja nur von ihr haben. Die Angabe der Frau, daß sie während der Abwesenheit ihres Mannes nicht extramatrimoniell verkehrt habe, ist ebenfalls absolut wahr. Wir untersuchen die Frau, finden durch das mikroskopische Präparat die Gonorrhoe bestätigt und schreiben demgemäß das Zeugnis, daß die Frau gonorrhoisch erkrankt ist, lassen natürlich die Infektionsquelle offen. Dieser Brief geht an den Mann und von dem Mann an den behandelnden Arzt. Durch diesen Brief ist nun scheinbar der Beweis geliefert, daß tatsächlich der Mann sich bei seiner Frau infiziert hat. Jetzt wird weiter geschlossen, daß folglich die

Frau in der Abwesenheit des Mannes extramatrimoniell verkehrt haben muß.

Nach meiner Darstellung in Kurve 16 und nach meinen Erläuterungen haben aber alle Teile recht. Der Mann hat recht, wenn er behauptet, niemals extramatrimoniell verkehrt zu haben, die Frau hat recht, wenn sie behauptet, in der Abwesenheit des Mannes keinen Verkehr gehabt zu haben. Der Arzt, welcher die Frau untersucht, hat recht, wenn er behauptet, daß die Frau eine Gonorrhoe hat. Der Arzt, der den Mann behandelt, hat recht, wenn er feststellt, daß der Mann eine Gonorrhoe hat, und wenn er den Versicherungen des Mannes, daß er nie extramatrimoniell verkehrt hat, glaubt.

Der Fehler beginnt erst jetzt mit der falschen oder ungenügenden Deutung der Entstehung der Infektion. Diese gegenwärtige Infektion des Mannes ist hier nach meiner Kurve im letzten Grunde nichts weiter als wiederum eine Selbstinfektion des Mannes mit seinen eigenen Gonokokken, die er sich vor nun fast 5 Jahren, also vor Eingehen seiner Ehe, geholt hatte.

Wir dürfen also die Gonorrhoe eines verheirateten Mannes, der hoch und heilig schwört, und dem Glauben geschenkt werden darf, daß seine Angaben, nicht extramatrimoniell verkehrt zu haben, richtig sind, nicht zum Nachteil der Frau, die uns ebenfalls das gleiche glaubhaft versichert, ohne weiteres auf die Frau schieben, wenn die Eheleute eine lange Trennung durchgemacht haben. Natürlich wird ein gewisser Prozentsatz von extramatrimoniellem Verkehr des Mannes wie der Frau bei der Trennung vorkommen. Aber er wird sich an dem Auftreten der Gonorrhoe und in der Höhe dieses Prozentsatzes nicht beweisen und noch weniger messen lassen. Die scheinbar neu erworbene, aber im Grunde genommen alte Gonorrhoe des Mannes kann eben einen solchen Verlauf nehmen, wie ich ihn hier geschildert habe. Das sehr Unangenehme an dieser Art der Infektion ist nun, daß sich durch die erneute Kriegstrennung von Mann und Frau die Gonokokken der beiden Partner, wie ich das am Schlusse in der Kurve angedeutet habe, wieder in verschiedenen Bahnen entwickeln und daß sich vielleicht bei einem neuen, nach dieser zweiten Trennung stattfindenden Verkehr nochmals ein neues, akutes Stadium anschließen kann. Der Nachteil dieser Art der Infektion und der nicht richtigen Erkenntnis ihrer Entstehung kann weiterhin zu unberechtigten

Vorwürfen und zur Zerrüttung der Ehe führen, ganz zum Nachteil der Frau.

So wiederholt uns der Krieg bei der gonorrhoischen Infektion in der Ehe sicherlich sehr häufig dieselben Verhältnisse, wie wir sie beim Eingehen der Ehe gesehen und seit einigen Jahrzehnten glücklicherweise erkannt haben. Wir müssen diese Verhältnisse auch jetzt richtig deuten, um die Beziehung zwischen Krieg und Gonorrhoe beurteilen und uns vor ungerechtfertigten und falschen Schlüssen hüten zu können.

Die gonorrhoische Pyosalpinx. Ist die Gonorrhoe aber einmal aszendiert, dann gewinnt sie für die Fertilität eine außerordentliche Bedeutung. Wie ich nachweisen konnte, ist die Aszendierung der Gonorrhoe auf dem Lande wie in der Stadt gleich häufig, etwa 24—27% in den Uterus und 13—15% in die Tuben. Das Wesentliche, worauf es ankommt, ist also nur das, ob die Gonorrhoe häufig ist oder nicht.

In Oberbaden werden heute nach den obigen Zahlen zu rechnen sein auf je

100 verheiratete Frauen	ungefähr	0,5	Frauen mit aszendierter Tubengonorrhoe
100 ledige „	„	0,8	„ „ „ „
100 Frauen überhaupt	„	0,7	„ „ „ „

Die aszendierte Gonorrhoe bedingt erstens eine primäre Sterilität, zweitens, und das ist das Wichtigere, eine sekundäre Sterilität, die ihren prägnantesten Ausdruck in der Einkindsterilität findet.

Die Fertilitätsveränderung geht in der Weise vor sich, daß durch das Puerperium begünstigt die vielleicht schon lange latente Urethral- und Cervikalgonorrhoe von der Vagina und Cervix in den Uterus aszendiert. Dort macht sie nicht halt, sondern steigt noch weiter in die Tuben auf. Natürlich ist ihr Aufsteigen in die Tuben seltener als in den Uterus.

Das zeigte Krönig gleichsam im Experiment. Er konnte an seinem Leipziger Materiale bei 36 Fällen im Frühwochenbett gonorrhoische Infektion der Korpushöhle feststellen und diese 36 Fälle ungefähr 5 Jahre lang nachbeobachten, also eine Zeit, nach der nach Tabelle 26 mit 83% Wahrscheinlichkeit sekundäre Sterilität angenommen werden muß. Von diesen 36 Fällen blieben 13 sekundär steril, d. s. 34%. Bei ihnen war die Aszendierung wahrscheinlich bis in die Tuben fortgeschritten. Die anderen Fälle konzipierten hinterher. Hier war also keine weitere Aszendierung anzunehmen.

Das beweist Krönig in einer zweiten Beobachtungsreihe. Er sammelte darin 38 Fälle, bei denen er gonorrhoische Pyosalpinx konstatiert und konservativ behandelt hatte. Hier müssen die Verwüstungen, die die Gonokokken an den Anhängen der Gebärmutter ausgeübt haben, äußerst intensiv und irreparabel gewesen sein; denn keiner dieser 38 Fälle konzipierte innerhalb 5 Jahren wieder. Es war also in 100% mit höchster Wahrscheinlichkeit sekundäre Sterilität eingetreten.

Bei der Prüfung unseres Freiburger Materials bin ich nun so vorgegangen, daß ich diejenigen Fälle, die nach der Operation (einseitige Salpingectomie) durch mikroskopisch-anatomischen Befund als gonorrhoisch erkannt worden waren, von den konservativ behandelten trennte. Die operativen Fälle mit einwandfreier mikroskopischer Diagnose beliefen sich auf 41. Von diesen 41 Frauen waren 11 absolut und 6 einkindsteril. Das würde bei den Fällen von gonorrhoischer Pyosalpinx für die absolute Sterilität 27% und für die Einkindsterilität **15%** bedeuten. Jedoch muß bei diesen Fällen berücksichtigt werden, daß die Frauen fast alle noch jung waren und meist noch keine 6 Jahre Ehe oder sekundäre Sterilität hinter sich hatten. Ich habe daher bei ihnen zur Vollständigkeit die Fertilitätsfähigkeit bestimmt.

Diese 41 Frauen hatten bei einer Ehedauer von 299 Jahren 78 Kinder bekommen. Die mittlere Ehedauer betrug also 7,3 Jahre und der Kinderdurchschnitt 1,9. Da mit 7,3 Ehejahren die normale tatsächliche Fruchtbarkeitsdauer von 8 Jahren nicht erreicht ist, wird sich der Kinderdurchschnitt noch erhöhen. Der zu erwartende endgültige Kinderdurchschnitt d muß also hier erst aus folgender Proportion berechnet werden:

$$\frac{d}{1,9} = \frac{8}{7,3}; \ d = 2,1.$$

Die Fertilitätsfähigkeit ist dann gleich dem Quotienten aus dieser mittleren Kinderzahl **2,1** und den normalen 17,5 befruchtungsmöglichen Jahren.

$$\text{Sie ist also} = \frac{2,1}{17,5} = 0,12.$$

Außerdem habe ich diese 41 Frauen nachbestellt. Von diesen 41 Frauen gaben 29 Antwort. Diese 29 hatten bei einer Ehedauer nach der Operation von 164 Jahren nur 2 Kinder bekommen, trotzdem nur eine Tube entfernt worden war.

Fasse ich nun endlich die Beobachtungen bei den 29 Frauen vor und nach der Operation zusammen, dann bekomme ich ein endgültiges Bild. Diese 29 Frauen mit mikroskopischer Diagnose der Adnexgonorrhoe waren 376 Jahre in ihrer Geschlechtsreife verheiratet, d. s. im Mittel 13 Jahre, und hatten $1{,}9 \times 29 + 2 = 57$ Kinder, also im Durchschnitt 2,0 Kinder, bekommen. Es berechnet sich hiernach bei den Fällen von

Gonorrhoischer Pyosalpinx die Fertilitätsfähigkeit

$$\frac{2{,}0}{17{,}5} = \mathbf{0{,}11}.$$

Wenn also die aszendierte Gonorrhoe einmal festgestellt war, dann war meist auch sekundäre Sterilität wahrscheinlich. Sie betrug in diesen 29 Fällen **93%**. Die Fertilitätsfähigkeit sank also nach dem Erwerb der Erkrankung bei einem Kinderdurchschnitt von **0,1** auf:

$$\frac{0{,}01}{17{,}5} = \mathbf{0{,}01}.$$

Eine zweite Beobachtungsreihe umfaßt unsere nur konservativ behandelten Frauen. Das sind 12 Fälle. Bei jeder konservativ behandelten Frau liegt ein Irrtum in der Diagnosestellung nahe. Da besteht immer die Möglichkeit, daß eine Frau, die gar keine gonorrhoische Salpingitis hatte, mit zur Gonorrhoe gerechnet ist. Ich habe hier außerdem nur die Frauen gerechnet, die mindestens 2 Jahre nach der Behandlung nachbeobachtet werden konnten.

Alle diese Frauen haben zwischen Diagnosestellung und Nachbeobachtung keine Schwangerschaft mehr durchgemacht. Für sie ist also die Fertilität die gleiche geblieben. 2 Frauen waren primär steril, 3 Frauen einkindsteril. Die 12 Frauen waren bei einer Ehedauer von 89 Jahren im Mittel 7,5 Jahre verheiratet und hatten mit 23 Kinder, im Durchschnitt 2,0 Kinder bekommen. Analog der obigen Rechnung wäre dann auch für diese Fälle von gonorrhoischer Pyosalpinx die Fertilitätsfähigkeit:

$$\frac{2{,}0}{17{,}5} = \mathbf{0{,}11}.$$

Die Fertilitätsfähigkeit der Frau mit gonorrhoischer Pyosalpinx betrug folglich in den beiden Beobachtungsreihen **0,11**. Sie sinkt nach der einmal stattgefundenen Aszendierung in die Tuben bis auf 0,01.

Der Einfluß der gonorrhoischen Pyosalpinx auf die weibliche Fertilität kennzeichnet sich also in einer enormen Herabsetzung derselben. Außer an den beiden soeben beschriebenen Beobachtungsreihen kann man den Einfluß aus Tabelle 27—31 deutlich erkennen. Sie ist ganz wesentlich an den Ursachen der primären absoluten Sterilität und der sekundären Einkindsterilität beteiligt.

Wenn also einmal die Gonorrhoe akquiriert und wenn vor allen Dingen in ca. 13—15% die Gonorrhoe auf die Tuben aszendiert ist, dann sind die durch sie bedingten Gewebsveränderungen beinahe irreparabel. Eine Fertilitätsfähigkeit im Sinne einer facultas concipiendi ist dann mit 0,01 fast Null. In ihrer klinischen Wertung für die Fertilität der Frau ist die aszendierte Gonorrhoe für Stadt und Land gleich. Es besteht also für die einmal aszendierte Gonorrhoe kein Unterschied in ihrer volkswirtschaftlichen Bedeutung zwischen Großstadt und uns. Die Krankheitsformen und der Krankheitsausdruck sind dieselben. Der Unterschied liegt nur in der Häufigkeit der Erkrankung. Dafür habe ich zeigen können, daß die Gonorrhoe bei uns einen unverhältnismäßig geringen Prozentsatz ausmacht. Dadurch wird weiterschließend auch die aszendierte Gonorrhoe bei uns seltener sein. Veranschlagen wir die Häufigkeit der Gonorrhoe bei uns in Oberbaden mit 4,6%, so wird also nur jede hundert bis hundertfünfzigste Frau eine aszendierte Gonorrhoe haben und durch die Gonorrhoe für die Fertilität und die Volksvermehrung verlorengegangen sein. Natürlich ist auch diese Zahl noch immer so hoch, daß sie die stärkste Bekämpfung erfordert, auch wenn ihre Bedeutung bei uns nicht so schwerwiegend wie in der Großstadt ist.

Die Lues.

Die Lues steht in ihrer Häufigkeit weit hinter der Gonorrhoe zurück. Darüber sind sich wohl alle Autoren einig, wenn auch ihre Häufigkeit noch nicht einwandfrei festgestellt worden ist. Für sie wird sich wohl auch schwerlich eine Prozentzahl aufstellen lassen.

Die Lues ist, ebenso wie die Gonorrhoe, eine übertragbare Geschlechtskrankheit. Sie wird also unter ähnlichen Gesichtspunkten wie die Gonorrhoe für die Bevölkerung zu bewerten sein. Großstädtisches Material wird bei der enorm gesteigerten

Möglichkeit zur Infektion hohe prozentuale, Landbevölkerung dagegen geringe prozentuale Beteiligung aufweisen. Auch bei ihr wird in erster Linie die Umgebung das infektionsfördernde Moment sein und erst in zweiter Linie die Schuld des einzelnen in Betracht kommen. Für Oberbaden kann ich nur einen indirekten Schluß über die Häufigkeit der Lues ziehen.

Die Syphilis spielt in der spontanen, frühzeitigen Schwangerschaftsunterbrechung eine nicht unwesentliche Rolle. Bis zur Kenntnis der Wassermannschen Reaktion freilich wurde ihre Beteiligung an dieser frühzeitigen Schwangerschaftsunterbrechung außerordentlich überschätzt.

Die Schwangerschaftsunterbrechung kann einmal bis zum 4. Monat als Abort, das anderemal nach dem 4. Monat als Ausstoßung einer unreifen oder einer mazerierten Frucht vor sich gehen. Während Seitz die Beteiligung der Lues als Ursache der spontanen Schwangerschaftsunterbrechung auf 71,6%, bei frischer Infektion auf 91,6%, Lutkowski sogar auf 100% berechnete, während Birch-Hirschfeld und Runge annahmen, daß unter den Ursachen des Aborts überhaupt Lues mit 70% bzw. 83% vertreten sei, scheidet nach den neueren Untersuchungen die Lues aus den Ursachen des Abortes in den ersten 4 Monaten fast völlig aus.

So fanden Weber, Heynemann, Baisch, Heimann und Stern bei ihren beobachteten Fällen von Abort in den ersten 16 Wochen ausnahmslos negativen Ausfall der Wassermannschen Reaktion. Diese Festlegung ist wichtig, weil damit die alte Anschauung, den Abort als Gradmesser für die Häufigkeit der Lues anzusehen, hinfällig wird.

Anders verhält es sich mit dem habituellen Abort, wenn auch hierfür die Beteiligung der Syphilis als ätiologisches Moment ebenfalls weit überschätzt wurde. So fanden Weber bei 33 derartigen Fällen 3 mal = 18,2% und Heynemann unter 61 Fällen von habituellen Fehl- und Frühgeburten bis zur 28. Woche 12 mal = 20% positiven Wassermann. Nach anderen Autoren, Busse, Trembur und Schröder und nach Heimann und Stern soll sich die Syphilis sogar in noch geringerem Prozentsatz am habituellen Abort beteiligen. Man kann also sagen, daß die Lues an der Ätiologie des habituellen Abortes höchstens bis zu einem Fünftel der Fälle beteiligt ist.

Wir sahen in unserer Klinik in den letzten 12 Jahren 24mal habituellen Abort: es müßte das dann 5 Fällen von Syphilis gleichzusetzen sein. Es wurde leider nur bei 10 Frauen der Wassermann ausgeführt. Er war in allen Fällen negativ.

Weit größer als an der unzeitigen Ausstoßung der Frucht innerhalb der ersten 4 Monate ist die Beteiligung der Syphilis an dem Absterben und an dem frühzeitigen Ausstoßen der Kinder in den späteren Monaten, bei dem Partus immaturus (16. bis 28. Woche) und namentlich beim Partus praematurus.

Nach v. Winckel wurden in der Münchner Frauenklinik unter 252 luetischen Kindern 201 = 82% vor- oder frühzeitig ausgestoßen. Heynemann fand für Halle bei Anwendung der Wassermannschen Reaktion in 60% aller immaturen und prämaturen Föten Syphilis als Ursache der Schwangerschaftsunterbrechung. Das Absterben des Föten erfolgt durch Anschwemmung des fötalen Organismus mit Spirochäten nach Art der Sepsis. Unter den Kindern von v. Winkel und Heynemann sind natürlich auch die lebenden Kinder gerechnet. Ausgetragen werden von kongenital luetischen Kindern heute nur ein geringer Prozentsatz, nämlich 15%.

Man muß endlich stets an Lues denken, wenn der immature oder prämature Föt mazeriert ist. Die Lues als häufigste Ursache der Mazeration ist heute allgemein anerkannt. Jäger berechnet sie für Kiel auf 85%, Ruge für Berlin auf 83%, Albers-Schönberg für Hamburg auf 75%, Seitz für München auf ebenfalls 75% und Stäger für Bern auf 60%. Die Angaben stammen freilich alle aus der Zeit vor 1905, sind aber deswegen von besonderem Werte, weil sie die Verhältnisse in den verschiedensten Gegenden wiedergeben, in Kiel, Berlin, Hamburg, München und Bern.

Auf Grund dieser eben erwähnten Zahlen läßt sich nun indirekt die Beteiligung der Lues an den geburtshilflichen Fällen unseres Materiales ausrechnen.

Unter 10 000 aufeinanderfolgenden Geburten der letzten 8 bis 9 Jahre sahen wir 178 lebendgeborene immature und prämature Früchte. Für sie wurde rein klinisch ohne Wassermann-Reaktion 11 mal Lues als Ursache notiert. Das würde einer Häufigkeit von 6% entsprechen. Ich möchte aber diesen Prozentsatz nur bedingt anerkennen, weil die Bestätigung der Lues durch die Wassermannsche Reaktion fehlt.

Lege ich nun weiter nach v. Winckel und Heynemann das Mittel aus 82 und 60% Lues, d. s. 71%, als Ursache aller im- und prämaturen Föte zugrunde, dann würden von den 178 Fällen 132 auf Lues zurückzuführen sein.

Weiterhin sahen wir 34 mazerierte Föten. Von diesen 34 mazerierten Föten stehen uns 18 pathologisch-anatomische Sektionsberichte des hiesigen pathologischen Instituts (Aschoff) zur Verfügung. Bei 11 Fällen wurde Lues gefunden, das wären 61%. Wenn ich aber weit gehen und den Prozentsatz von Jäger, Ruge, Albers-Schönberg, Seitz und Stäger zugrunde legen will, so müßte ich 75% als luetisch annehmen. Es wären dann in diesem Höchstfalle 25 Früchte als luetisch infiziert zu führen.

Wir hätten also nach diesen Berechnungen bei 10 000 aufeinanderfolgenden Geburten bei

132 im- und prämaturen Föten und
25 mazerierten Föten Lues anzunehmen. Das sind zusammen
157 Fälle von Lues im Höchstfalle = 1,57% unseres geburtshilflichen Materiales.

Nehme ich als Gegenteil die von uns klinisch diagnostizierten 11 luetischen prä- und immaturen und 11 durch Sektion als an Lues erkrankt erwiesenen mazerierten Föten für die Syphilis an, dann beträgt der Prozentsatz mit

22 Luesfällen im Niedrigstfalle nur 0,22%, unseres geburtshilflichen Materiales.

Zwischen diesen zwei Prozentzahlen 0,22—1,57 muß also hiernach für unser Freiburger und oberbadisches Material die Häufigkeit der Lues liegen.

Wenn weiterhin nach v. Winckel 15% aller kongenital luetischen Kinder ausgetragen und lebend geboren werden, so würde sich das Verhältnis der luetischen Kinder unter Zurechnung dieser 15% auf 0,26—1,85% erhöhen. Das heißt: Bei unserem oberbadischen Material sehen wir unter **10000** aufeinanderfolgenden Geburten in **0,26—1,85%** Lues. Es kommt somit im Mittel auf je 100—200 Geburten höchstens eine Frau mit Lues.

Eine andere Rechnung und eine andere Möglichkeit, die prozentuale Beteiligung der Syphilis festzustellen, ist mir nicht möglich. Diese Zahlen dürften aber nach Möglichkeit das tatsächliche

Verhältnis der Syphilis für Oberbaden wiedergeben. Die Beteiligung der Lues ist also außerordentlich gering.

Die Häufigkeit der Lues war nach v. Winckel in der vor-Wassermannschen Zeit für München mit 2,2%, nach Heynemann in der Wassermannschen Zeit für Halle mit 10% und nach Petrini ebenfalls in der Wassermannschen Zeit für Mailand mit 10,7% berechnet worden. In der folgenden Tabelle sind diese Zahlen denen meines Materials gegenübergestellt worden:

Tabelle 37.

Lues bei Graviden.

v. Winckel-München (vor Wassermann)	2,2%
Heynemann-Halle (Wassermann)	10,0 „
Petrini-Mailand (Wassermann)	10,7 „
Siegel-Oberbaden und Freiburg (Wassermann Sektion und Berechnung)	0,26—1,85 „

Die Gegenüberstellung zeigt den großen Unterschied in der Häufigkeit der Lues bei einem großstädtischen und bei einem ländlichen Materiale. Sie beweist wiederum, daß das Land und die Provinz die Stätten sind, die die Gefährlichkeit der Geschlechtskrankheiten und damit die durch die Geschlechtskrankheiten bedingte weibliche Fertilitätsverminderung offensichtlich herabsetzen.

Die künstliche Sterilisierung der Frau.

Man kann die Betrachtungen über die Fertilitätsverminderung der Frau nicht schließen, ohne einen kurzen Überblick über die operative oder Radiosterilisierung der Frau zu geben. Diese künstliche Sterilisierung der Frau geschieht heute aus medizinischen, aus eugenischen und nach manchen Autoren auch aus sozialen Gründen. Für die medizinischen Gründe kommen meistens Tuberkulose, für die eugenischen Gründe Lues, Psychosen, Verbrechen und psychopathische Zustände in Frage. Während mir für die eugenische Indikation ein zu geringes Material zur Verfügung steht, kann ich die Sterilisierung aus medizinischer und sozialer Indikationsstellung eingehender behandeln.

Die weibliche Sterilisierung aus medizinischer Indikation. Mit 80% aller Fälle steht die Lungentuberkulose für die medizinische Indikation zur weiblichen Sterilisierung an erster Stelle. Da die Lungentuberkulose eine schwere konstitutionelle Schädigung darstellt, könnte man schon nach einfacher Überlegung aus dem Verbrauch der Körperkräfte eine Verminderung der ovariellen Produktionskraft annehmen. Freilich ist das heute durchaus noch nicht entschieden. Es gibt Ärzte, die gerade den Tuberkulösen eine große Fertilität zuschreiben, die bei ihnen auffallend zahlreiche Schwangerschaften beobachtet haben wollen (Raulx). Diese Anschauung entbehrt nicht einer gewissen Berechtigung, da gerade tuberkulös Erkrankte einen stark ausgeprägten sexuellen Trieb haben.

Ich glaube, wir müssen bei der Tuberkulose, um nur das eine Beispiel Lungentuberkulose herauszugreifen, eine Scheidung zwischen sexuellem Trieb, zwischen Fertilitätsfähigkeit und endlich tatsächlicher, praktischer Fertilität machen.

Der Streit, ob bei Lungentuberkulose die Schwangerschaft unterbrochen werden soll oder nicht, ist trotz der Arbeit von Pankow und Küpferle, nicht geschlichtet. Auch die Frage, ob eine tuberkulöse Frau sterilisiert werden soll, ist ebenfalls noch nicht gelöst. Das eine aber ist sicher, daß heute ein sehr großer Teil der Ärzte die Schwangerschaft bei tuberkulösen Frauen unterbricht, daß ein noch viel größerer Teil mit allen ihm zu Gebote stehenden Mitteln versuchen wird, bei bestehender Lungentuberkulose, die Eventualität einer Schwangerschaft zu verhüten, sei es durch einen nach Möglichkeit sicheren Präventivverkehr, sei es durch Sterilisierung der Frau. Dadurch wird zwar nur indirekt, aber doch praktisch eine Fertilitätsverminderung der Frau künstlich erzeugt, selbst dann, wenn die Frau sehr fertil wäre. Ich kann das nicht zahlenmäßig belegen, sondern muß mich dabei auf einen indirekten Beweis beschränken.

Ich habe nämlich all die Frauen zusammengestellt, die bei uns aus einem medizinischen Grunde sterilisiert wurden. Bei rund 80% dieser Frauen war also Lungentuberkulose der Grund dafür. Die eventuelle Fertilitätsverminderung ist demnach in allererster Linie der Lungentuberkulose zuzuschreiben. Durch Gegenüberstellung dieser Fälle (es sind 217) und der Tabelle 2 über die absolute Fertilität der Frau in Tabelle 38 und Kurve 17 kann man ein ungefähres Bild bekommen, wie groß die Fertilitätsbeeinträchtigung durch die Sterilisierung aus medizinischer Indikation bes. durch die Lungentuberkulose ist.

Die Tabelle zeigt eine nur geringe Herabsetzung des Kinderdurchschnittes für die Ehe. Die absolut und einkindsterilen Frauen sind bei diesen Frauen seltener. Das kommt aber nur durch das Material der Sterilisierten. Die Sterilisation wird ja nur vorgenommen, wenn die Frau die Fähigkeit bewiesen hat, fertil zu sein. In Wirklichkeit müssen wir also einen viel höheren Prozentsatz dieser beiden Gruppen annehmen. Dann zeigt aber die Aufstellung deutlich eine Verschiebung der Fertilität zugunsten der Wenig-, zu ungunsten der Vielgebärenden. Damit ist der Beweis einer wenn auch geringen, so doch deutlichen Beeinträchtigung der Fertilität vornehmlich der tuberkulösen Frau erbracht, die freilich weniger der Lungentuberkulose als vielmehr der präklimakterische Sterilisierung zur Last zu legen ist.

Diese künstliche Sterilisierung ist aber gerechtfertigt, sowohl im Interesse der Kinder wie der Mütter. Frauen, die an Lungentuberkulose erkrankt sind, bieten ihren während der Tuberkulose geborenen Kindern nur geringe Lebensaussichten. Schon Weinberg weist darauf mit aller Entschiedenheit hin. Er sagt: „Ich selbst habe bei 321 lebend geborenen Kindern, deren Mütter innerhalb eines Jahres nach der Geburt an Tuberkulose starben, 217 = 67,9% im ersten Lebensjahr gestorben aufgefunden. Von den 57 lebend geborenen Kindern von in den ersten 28 Tagen des Wochenbetts gestorbenen Tuberkulösen starben sogar 37, d. i. 78,8%. Von den 274 der später gestorbenen Frauen gingen 180 = 65% im ersten Lebensjahr zugrunde." Auch v. Winckel berechnet die primäre Sterblichkeit der Kinder tuberkulöser Mütter auf den hohen Prozentsatz von 37%. Nach dem Material von Pankow und Küpferle endlich starben von latent tuberkulösen Müttern unter der Geburt 25,9%, von den manifest tuberkulösen Müttern 54,5% der Kinder.

Diesem hohen Sterblichkeitsperzente der Kinder, der also einen enormen Kinderverlust trotz bestehender genügender Fertilität der tuberkulösen Mütter darstellt, geht eine entsprechende Gefährdung der Mutter parallel. Pankow und Küpferle rechneten für die latent tuberkulösen Mütter 3,5% und für die manifest tuberkulösen 56,8% Sterblichkeit im Anschluß an die Geburt aus. Dem geringen faktischen Gewinn an Kindern von 74,1 resp. 45,5% steht der große Verlust an Müttern von 3,5 resp. 56,8% gegenüber.

Man wird sich nun noch leichter zu dieser sicherlich berechtigten Sterilisierung tuberkulöser Mütter entschließen können, wenn man aus meiner Fertilitätstabelle dieser aus medizinischen Gründen frühzeitig sterilisierten Frauen ersieht, daß diese frühzeitige Sterilisation in der Tat nur einen ganz geringen Einfluß auf die Fertilität der Frau ausübt.

Die weibliche Sterilisierung aus sozialer Indikation. Anders steht es mit der künstlichen weiblichen Sterilisierung aus sozialer Indikation. Hier besteht keine direkte, wohl aber, wie ich später zeigen werde, eine indirekte Gefährdung der Mutter. Da aber die eventuell spätere Gefahr zur Zeit der Indikationsstellung nicht erkannt zu werden braucht, ist hier die Beurteilung der mütterlichen Gefährdung nicht so leicht wie bei der Lungentuberkulose.

Bei der sozialen Indikation zur künstlichen Sterilisierung liegen die Verhältnisse auch anders, weil dafür im allgemeinen nur Frauen in Frage kommen, die, wie sich Döderlein und Krönig ausdrücken, der armen, arbeitenden Klasse angehören. Diese Frauen machen durch die jährlich aufeinanderfolgenden Geburten eine enorme Defatigatio durch und haben schon eine über dem Durchschnitt stehende Anzahl von Kindern geboren.

Natürlich bedeutet jede Sterilisierung der geschlechtsreifen Frau eine Fertilitätsverminderung derselben. Die Frau hätte eben noch Kinder bekommen können. Aber wir dürfen die soziale Indikationsstellung zur künstlichen Sterilisierung der Frau als Fertilitätsverminderung nicht zu hoch einschätzen. Ich möchte das vor allen Dingen Grotjahn gegenüber betonen, der diese soziale Indikationsstellung bedingungslos verwirft. Der geringe Fertilitätsverlust durch die soziale Indikation beweist sich sofort, wenn ich die Frauen, die ihren Fertilitätsabschluß der rein künstlichen Sterilisierung verdanken, sammle und diese, getrennt in Frauen, die aus medizinischen und aus sozialen Gründen bei uns sterilisiert wurden, wieder der absoluten Fertilität in Tabelle 38 und Kurve 17 gegenüberstelle.

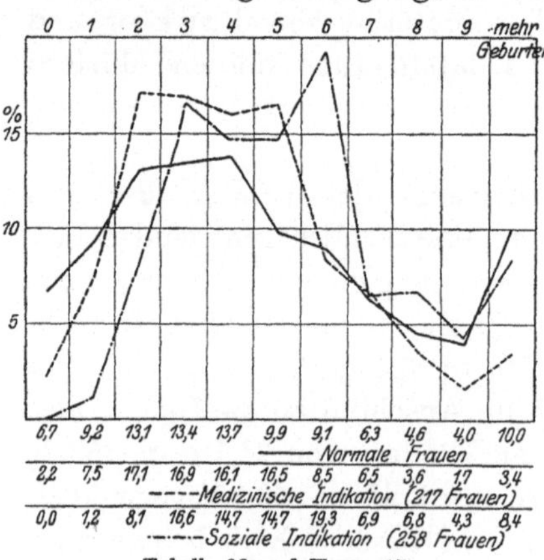

Tabelle 38 und Kurve 17.
Frühzeitige Sterilisation und Fertilität.

Die Gegenüberstellung ist sehr interessant. Die Fertilitätstabelle der aus medizinischen Gründen sterilisierten Frau zeigt freilich einen Rückgang des Kinderdurchschnittes auf 4,3 und eine Verschiebung zugunsten der Weniggebärenden. Am häufigsten sind die Zweitgebärenden. Dagegen steht die mittlere Kinderzahl der aus sozialen Gründen sterilisierten Frauen mit 5,4 um 0,7 höher als die der absoluten Fertilität. Absolut sterile Frauen gibt es da überhaupt nicht. Der Höhepunkt liegt bei der sechstgebärenden Frau. Die Vielgebärende ist sehr zahlreich vertreten.

Wenn man von diesen Gesichtspunkten aus die Frage der sozialen Indikation zur weiblichen frühzeitigen Sterilisierung betrachtet und dabei bedenkt, daß zur sozialen Indikation eine gewisse medizinische, wie Defatigatio, Prolapsoperation, Pluri para u. a. m. hinzukommt, dann kann man sie nicht mehr diskussionslos ablehnen. Diese Frauen haben eben tatsächlich für den Staat und das Bevölkerungsproblem schon mehr als die Durchschnittsbevölkerung an Geburten geleistet. Es ist bei diesen Frauen doch sehr fraglich, ob der weitere Gewinn an Kindern noch in einem gerechten Verhältnis zur Schädigung der Mutter, der Familie und der wirtschaftlichen Vorteile des Staates stehen. Die Kinder aus kinderreichen Ehen sind tatsächlich ungünstiger gestellt wie die aus kinderarmen Familien. Und zwar steigt die geringere Lebens- und Entwicklungsaussicht mit der Höhe der Konzeptionsnummer der Kinder. Ferner sind die Mütter mit vielen Kindern stärker gefährdet, nicht nur durch die mit jeder Geburt an sich verbundene Gefahr, sondern auch durch spätere Erkrankungen, die sich gern bei vielgebärenden Frauen einstellen.

Die Gefährdung der Kinder und Mütter bei zu vielen Geburten.

Wenn man sich die Häufigkeit der Erkrankungen überlegt, die zu einer Fertilitätsverminderung der Frau führen, so muß man zu dem Schlusse kommen, daß der weibliche Genitaltraktus im großen und ganzen für die Fortpflanzungsfähigkeit eigentlich minderwertig oder mangelhaft ausgebildet ist. Andererseits besteht aber doch auch die Möglichkeit, daß die Natur der Frau die unvermeidbaren fertilitätsvermindernden Ursachen verliehen hat, um einerseits die Kinder, andererseits die Frau vor zu vielen Kindern zu schützen. Es ist doch denkbar, daß durch viele Geburten die Lebens- und Entwicklungsaussichten für die spät geborenen Kinder herabgesetzt, die Gesundheitsaussichten für die Frau ernstlich bedroht sein könnten. Diese Überlegung zwingt uns, zu sehen, welche Lebens- und Gesundheitsaussichten die spät geborenen Kinder vielgebärender Frauen und diese vielgebärenden Frauen selbst haben.

Ich habe dazu Beobachtungen über die Lebens- und Entwicklungsaussichten der sechst- und mehrgeborenen Kinder und über die Fertilitätsverhältnisse der Frauen bei Totalprolaps, Metropathia uteri haemorrhagica und Carcinoma uteri angestellt. Das sind die Erkrankungen, die wir gewohnt sind, bei vielgebärenden Frauen häufiger zu sehen.

Lebens- und Entwicklungsaussichten der sechst- und mehrgeborenen Kinder.

Auf der Dresdener Hygiene Ausstellung waren Tafeln aufgestellt, die den Konzeptionsverlust in das Verhältnis zur Konzeptionszahl stellten. Durch sie konnte man die Lebensaussichten der spätgeborenen Kinder mit denen der frühgeborenen vergleichen. Aus den Tafeln von Geisler geht hervor, daß bei 26429 Geburten in 5236 Ehen, die er von Mitgliedern sächsischer Knappschaftskassen aufgestellt hat, die günstige Vitalität für das zweite und dritte Kind besteht, und daß unter dem Mittel der normalen Säuglingssterblichkeit die des er-

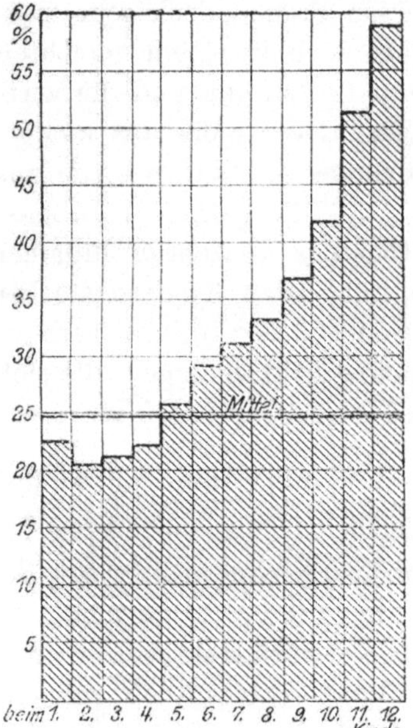

Kurve 18. Geburtennummer und Geburtensterblichkeit nach Geissler. Zahl der auf 100 Geborenen im ersten Lebensjahr Verstorbenen. Unter dem Mittel bleibt die Sterblichkeit des 1., 2., 3. und 4. Kindes. Günstige Vitalität des 2. und 3. Kindes.

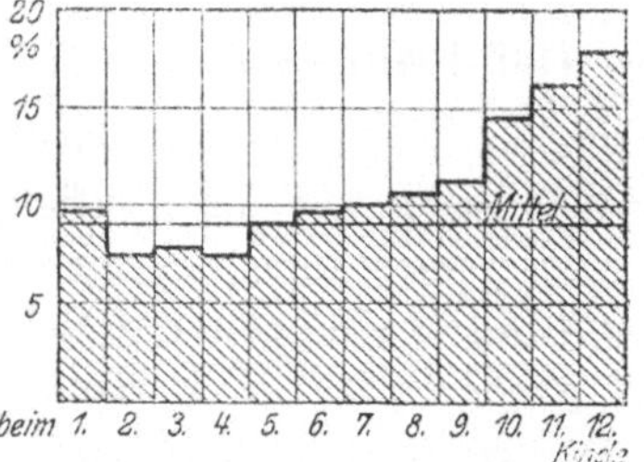

Kurve 19. Geburtennummer und Geburtensterblichkeit nach Geissler. Zahl der auf 100 Geborenen bis zum Alter von 0,09 Jahren, also bis etwa über einen Monat alt Verstorbenen. Unter dem Mittel bleibt die Sterblichkeit des 2., 3., 4. und 5. Kindes. Günstigste Vitalität des 2., 3. und 4. Kindes.

sten, zweiten, dritten und vierten Kindes bleibt. Mit dem fünften Kinde beginnt ein Ansteigen der Sterblichkeit.

Annähernd die gleichen Verhältnisse bestehen auch für die Kinder bis zum Alter von 0,09 Jahren, also bis etwas über den ersten Lebensmonat. Auch hier nimmt die Sterblichkeit vom sechsten Kinde aufsteigend deutlich zu. Man muß nach diesen beiden Tafeln unbedingt annehmen, daß bereits das 5. Kind einer Mutter eine ganz erheblich geringere Lebenskraft besitzt, als die vier ersten, und daß für jedes weitere Kind die Lebensaussichten sinken.

Analog hatte Agnes Bluhm Tafeln angefertigt und ihr Material dem von C. Hamburger gegenübergestellt. Sie hatte dazu folgende Erläuterung gegeben:

> „Das Material Hamburgers umfaßt 1042 Ehen des Berliner Arbeiterstandes mit zusammen 7261 Konzeptionen (durchschnittliche Konzeptionszahl pro Frau 6,97). Das Material Bluhms erstreckt sich auf 856 Ehen des gebildeten deutschen Mittelstandes und der höheren Stände mit zusammen 3856 Konzeptionen (durchschnittliche Konzeptionszahl pro Frau 4,50).
>
> Hamburger hat als Konzeptionsverlust alle diejenigen Früchte gezählt, welche durch Fehl-, Früh-, Totgeburt oder Krankheiten vor Vollendung des 16. Lebensjahres verloren gehen. Bluhm hat als Grenze das vollendete 20. Lebensjahr gesetzt.
>
> Hamburger und Bluhm haben nur solche Ehen aufgenommen, deren Schließung mindestens 10 Jahre zurückliegt. Da die Geburten in diesen Ehen nur zum Teil 20 Jahre zurückliegen, so sind als ‚überlebend', also als ‚Konzeptionsertrag' alle Kinder gerechnet, auch wenn sie das 16. bzw. 20. Lebensjahr noch nicht vollendet hatten.
>
> Durch diese Art der Aufstellung wird das Resultat im optimistischen Sinne beeinflußt. Der Fehler ist aber bei beiden Aufstellungen der gleiche; beide Aufstellungen sind also vergleichbar."

Die nächste Kurve 20 zeigt diesen Konzeptionsverlust bei Ehen mit verschiedenen Konzeptionszahlen (Linie A: Hamburgers Arbeiterfamilien, Linie B: Agnes Bluhms bemittelte Familien).

Es bestätigt sich also Hamburgers Satz: „daß der Prozentsatz der Überlebenden um so kleiner wird, je größer die Konzeptionsziffer" ist. Man sieht aus den Kurven, daß bei den Arbeiter-

9*

familien (A) in sechsgebürtigen Ehen bereits 45%, in elft- und mehrgebürtigen Ehen fast 65(!)% aller Konzeptionen bis zum 16. Lebensjahre verloren gehen, gegenüber nur 23% in den Einkinderehen. Bei den bemittelten Familien (B) sind die Verhältnisse nicht ganz so kraß. Aber auch hier gehen in den sechsgebürtigen Ehen 20% und in den elft- und mehrgebürtigen Ehen fast 28% der Konzeptionen bis zum 20. Lebensjahr gegenüber nur 4% in den Einkinderehen verloren.

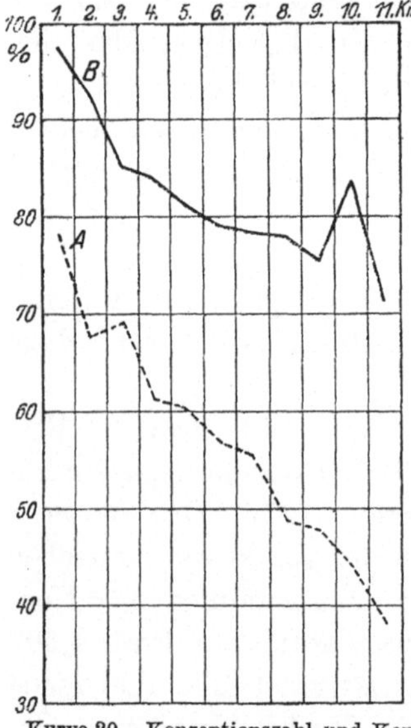

Kurve 20. Konzeptionszahl und Konzeptionsverlust nach Hamburger und Blum.

Beide Kurven zeigen ein konstantes Ansteigen des Konzeptionsverlustes mit der zunehmenden Geburtenzahl in der Ehe.

Um zu ermitteln, ob das fortschreitende Abnehmen des Prozentsatzes der Überlebenden mit der Zunahme der mütterlichen Konzeptionszahl durch eine mit Steigen der Konzeptionsziffer wachsende konstitutionelle Minderwertigkeit der Früchte bedingt ist, hat Agnes Bluhm bei ihrem Material den Verlust für die einzelnen Konzeptionsnummern (1, 2, 3 usw. Konzeptionen) festgestellt. Wenn das der Fall wäre, folgert Agnes Bluhm, dann müßte in der folgenden Kurve 21 die Linie A, die den Verlust nach der Häufigkeit der Konzeptionen innerhalb der Ehen darstellt, zusammenfallen mit der Linie B, die den Verlust an 1., 2., 3. usw. Konzeptionen angibt, also an Erstgeborenen, Zweitgeborenen, Drittgeborenen usw.

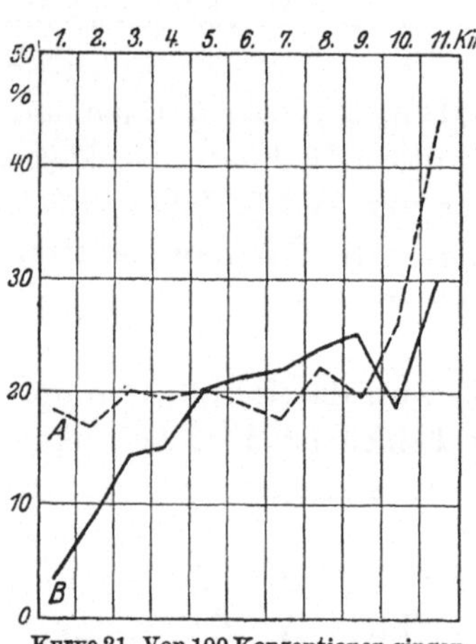

Kurve 21. Von 100 Konzeptionen gingen verloren A: in Ehen mit der folgenden Konzeptionszahl, B: bei Früchten mit der Konzeptionsnummer.

Es müßten dann, wenn das Gesetz Hamburgers: „der Prozentsatz der Überlebenden wird um so kleiner, je größer die Konzeptionsziffer ist", ein biologisches Gesetz wäre, die beiden Linien A und B einander parallel laufen.

Da dies nun nach der Kurve 21 nicht der Fall ist, folgert Agnes Bluhm, daß der Satz Hamburgers kein biologisches Gesetz ist, sondern nur eine soziale Erscheinung ausdrückt. Sie schließt weiter, daß der Wert des einzelnen Kinderlebens mit dem Wachsen der Kinderzahl sinkt, daß die Mutter weniger auf Vermeidung von Fehlgeburten bedacht ist, daß sich die Mutter weniger dem einzelnen Kinde widmen kann und daß mit der Kinderzahl die Gelegenheit für die Kinder steigt, Infektionskrankheiten zu erwerben.

Wenn in der Kurve 21 auch kein Parallelismus der Linien besteht, so ist bei genauer Betrachtung doch wenigstens eine steigende Tendenz gleichzeitig der Linie A und Linie B zu sehen. Wir müssen in kinderreichen Familien den erhöhten Kinderverlust sehr wohl nach Agnes Bluhm in der Hauptsache sozialen Gründen zuschreiben, wir müssen aber gleichzeitig ihre eigene Aufstellung als Gegenbeweis gegen sie annehmen. Durch die gleichzeitig steigende Tendenz beider Linien müssen wir unbedingt auch biologische Faktoren für die erhöhte Kindersterblichkeit bei den kinderreichen Familien gelten lassen. Tatsächlich haben fünftgeborene Früchte an sich geringere Lebens- und Entwicklungsaussichten gegenüber den erstgeborenen. Das wird sich entsprechend bei den Kindern mit steigender Konzeptionsnummer immer stärker ausprägen.

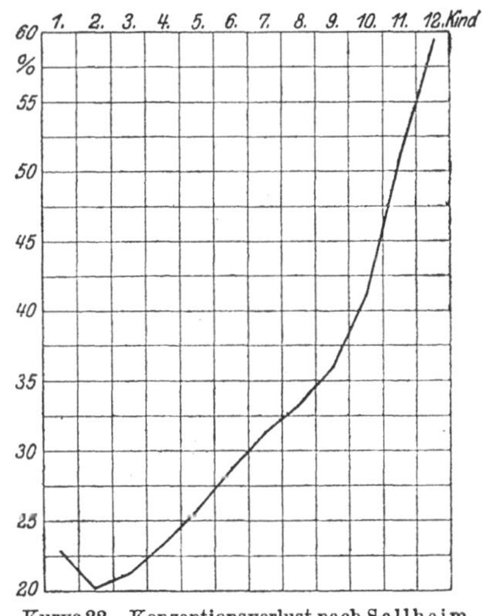

Kurve 22. Konzeptionsverlust nach Sellheim.

Dieselbe Erscheinung bringt endlich auch Sellheim zum Ausdruck, indem er in der folgenden Kurve 22 berechnet, wieviel von 100 Geborenen im sächsischen Berglande starben.

Auch hier muß gefolgert werden, daß, je mehr Kinder zur Welt kommen, diese um so sicherer einem Untergange in absehbarer Zeit geweiht sind.

Ich habe dazu endlich mein eigenes Material ebenfalls für die Beobachtung von einem etwas anderen Gesichtspunkte aus verwenden können. Bei 300 aufeinanderfolgenden, verheirateten Frauen, die nach Abschluß ihrer Geschlechtsreife, also nach dem 47. Lebensjahre in meine Behandlung kamen, habe ich den Verlust an Kindern festgestellt und mich lediglich dabei auf die Totgeburten, sofern es sich um ausgetragene Kinder gehandelt hat, und auf die später Gestorbenen beschränkt. Das durchschnittliche Beobachtungsalter für die Frauen betrug 48—53 Jahre. Zur Aufstellung der Kurve habe ich nun bei allen Frauen die Verhältnisse auf das 50. Lebensjahr umgerechnet und folgende Kurve 23 gewonnen.

Aus allen Fällen berechnet, betrug der mittlere Konzeptionsverlust 26%, also etwas mehr wie bei Geissler. Ich habe die Ehen mit 1 und 2, mit 3 und 4, mit 5 und 6, mit 7 und 8, mit 9 und 10, mit 11 und 12 und mit mehr Kindern zusammengefaßt. Da zeigt sich auch bei meinen Fällen, wenn auch vielleicht nicht so ganz deutlich wie bei Agnes Bluhm und Geissler, aber dafür von einem ganz anderen, neuen Gesichtspunkte aus, eine Tendenz zum Steigen der Kindersterblichkeit mit der Zahl der Konzeptionen. Die Ehen bis zu 6 Kindern blieben unter dem Mittel des Konzeptionsverlustes, die Ehen mit 7 und mehr Kindern überschritten dieses Mittel dauernd.

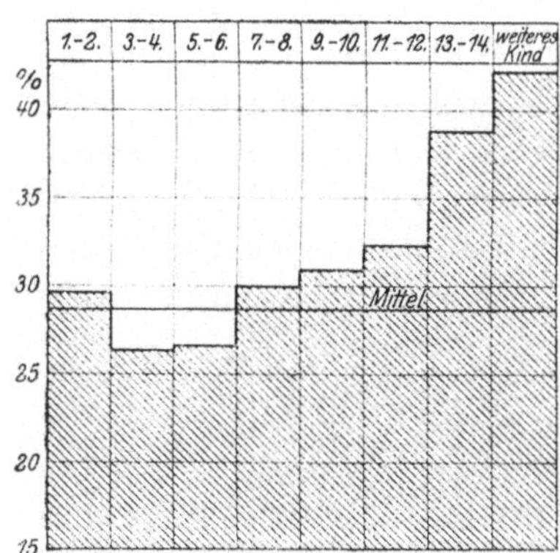

Kurve 23. Verlust der Ehen an ausgetragenen Kindern bis zum 50. Lebensjahr der Mutter (300 eigene Fälle).

Meines Erachtens ist es nun gleichgültig, ob rein biologische oder gemischt biologisch-soziale Verhältnisse, wie ich annehme, die Ursache für den Kinderverlust bilden. Der erhöhte Kinderverlust tritt jedenfalls in Ehen mit mehr als 5, 6, oder 7 Kindern deutlich in Erscheinung. Die Überlegung lenkt aus meiner Arbeit darauf hin, daß in der Tat die Kinder mit einer hohen Konzeptionsnummer in ihrer Entwicklungs- und Lebensfähigkeit herabgesetzt und konstitutionell minderwertiger sein müssen wie die Kinder mit niedriger Konzeptionsnummer.

In Analogie an diese Ergebnisse hat sich ja auch eine große

Diskussion mit Für und Wider über die geistige Minderwertigkeit der Kinder mit hohen Konzeptionsnummern angeschlossen, auf die ich hier nur hinweisen kann.

Der Totalprolaps.

Eine Erkrankung, die als Folge der Geburt überhaupt, besonders aber vieler Geburten angesehen werden muß, ist der Prolaps, der seinen höchsten Ausdruck im Prolaps III. Grades oder Totalprolaps findet. Während der Prolaps an und für sich eine Erkrankung der Frau darstellt, die ohne allzu große Gefährdung und mit einer guten Aussicht auf Erfolg operiert werden kann, ist das beim Prolaps III. Grades nicht mehr der Fall. Die Krankheitserscheinungen beim Totalprolaps, die Todesfälle bei der Operation und die Rezidive sind doch so beträchtlich, daß der Totalprolaps eine nicht mehr gleichgültige Erkrankung ist. Wir sind in der Behandlung des Totalprolapses sicherlich noch nicht auf der Höhe; denn sonst würden nicht immer und immer wieder neue Operationsmethoden angegeben. Dieses Suchen nach einer neuen Operation ist ja nur das Eingeständnis des bisher nicht erreichten gewünschten Erfolges. Ich habe bei unseren 150 Fällen von Prolapsen III. Grades oder Totalprolapsen eine Fertilitätstabelle aufgestellt und diese meiner normalen Fertilitätstabelle 2 gegenübergestellt. Die **mittlere Kinderzahl** beträgt **6,4 Kind** für die Frau, **absolute Sterilitäten** sind **0%**. Endlich beträgt beim

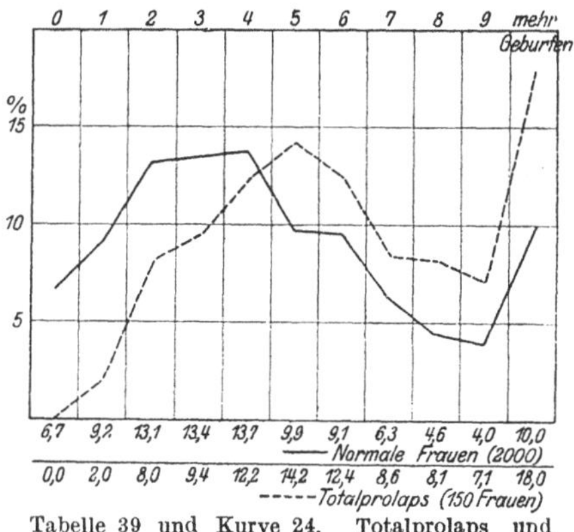

Tabelle 39 und Kurve 24. Totalprolaps und Fertilität.

$$\text{Totalprolaps die Fertilitätsfähigkeit } \frac{6{,}4}{17{,}5} = \mathbf{0{,}36.}$$

Es zeigt sich, daß tatsächlich die für das Leben und Wohlbefinden der Frau wichtige Erkrankung nur bei Frauen auftritt, die mehr als die durchschnittliche Frau an Geburten geleistet haben.

Die Metropathia uteri haemorrhagica.

Die sogenannte idiopathische Metroendometritis, die früher unter dem Namen Metroendometris chronica eine wichtige Rolle spielte und heute nach Aschoff als Metropathia uteri bezeichnet wird, wurde in früheren Zeiten als außerordentlich häufige Ursache der Sterilität angesehen. Diese Metropathia uteri haemorrhagica bedeutet vornehmlich eine Erkrankung, die mit verstärkten Uterusblutungen einhergeht. Wenn die Metropathia uteri auch vorwiegend ebenfalls eine Erkrankung der Übergangsjahre ist, so wäre es doch denkbar, daß die Veränderungen, die im Uterus, oder vielleicht auch nach Adler und Fränkel im Ovarium zu suchen sind, sich schon frühzeitig bemerkbar machen, um erst, genau wie die Myome, gegen Ende der Geschlechtsreife zum Ausdruck zu kommen.

Ich habe daher alle diejenigen Fälle, die wir unter haemorrhagischer Metropathia gefunden haben, zusammengestellt und ebenfalls wieder mit der absoluten Fertilität in Parallele gesetzt, um dadurch die Fertilitätsverhältnisse dieser Frauen zu erkennen.

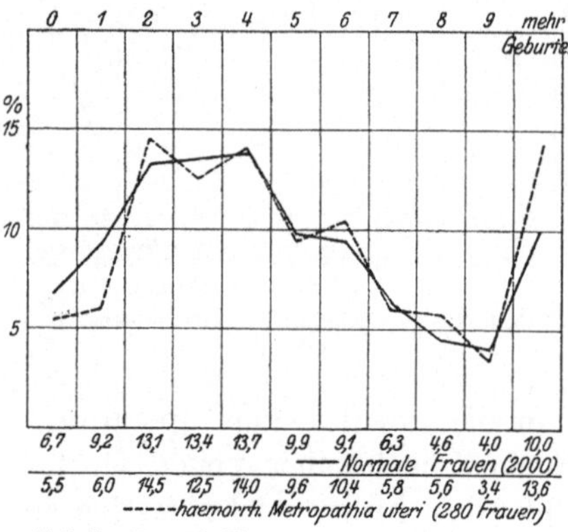

Tabelle 40 und Kurve 25. Haemorrhagische Metropathia uteri und Fertilität.

Hier zeigt sich nun, daß bei der Metropathia uteri haemorrhagica keine Fertilitätsverminderung besteht. Im Gegenteil ist mit einem Kinderdurchschnitt von **5,1** und einem Auseinanderziehen der Fertilitätstabelle zugunsten der Vielgebärenden, zu ungunsten der Sterilen und Weniggebärenden, ätiologisch von einer erhöhten Fertilität dieser Frauen zu sprechen. Es beträgt bei der

Metropathia uteri haemorrhagica die Fertilitätsfähigkeit $\frac{5,1}{17,5} = \mathbf{0,29}$.

Sie ist also um 0,03—0,04 gestiegen. Die absoluten Sterilitäten **betragen nur 5,5%.**

Es liegt bei der Metropathia uteri demnach der Keim zur Erkrankung nicht wie beim Myom schon im jugendlichen Alter in der

Frau und macht den Uterus nicht funktionsuntüchtig. Vielleicht ist sie im Gegenteil durch zu viel Geburten, also auf rein mechanischer Grundlage entstanden und als eine „chronische Subinvolutio uteri" aufzufassen. Jedenfalls ist diese Feststellung der Fertilitätsvermehrung sehr bemerkenswert.

Das Carcinoma uteri.

Auch die Frage, ob das Karzinom des Uterus eine Fertilitätsverminderung der Frau darstellt, oder ob das Uteruskarzinom Folge einer überreichlichen Fertilität ist, wird heute noch diskutiert. Namentlich früher war es für diese Frage Gegenstand lebhaftester Diskussionen. Während einzelne eine Herabsetzung der Fertilität bis zur Sterilität, wenigstens für einzelne Arten des Uteruskarzinoms annehmen, hält die Mehrzahl der Autoren eher eine gesteigerte Fertilität beim Uteruskarzinom für möglich. Interessant sind da die statistischen Erhebungen von Gusserow. Er fand bei 580 Karzinomfällen 3025 Geburten, also einen Durchschnitt, der mit 5,1 die mittlere Geburtenzahl der Frau nicht unwesentlich übertrifft.

Cohnstein sieht beispielsweise das Karzinom der Cervix direkt als konzeptionsbefördernd an. Diese Ansicht ist sicherlich nicht ganz unberechtigt, da in der Tat die Komplikation zwischen Schwangerschaft und Karzinom viel häufiger ist, als man bei den Frauen, die doch alle schon mehr oder weniger nahe der Klimax stehen, annehmen sollte. So fand Stratz unter 1034 Karzinomkranken, die innerhalb eines Jahrzehntes in seine Beobachtung kamen, 12 mal Schwangerschaft, d. h. in 1,16% der Fälle. Blumreich rechnet auf 76 861 Geburten verschiedener Autoren 50 Karzinomfälle aus. Das würde heißen, daß auf einen Fall von Karzinom 1537 Geburten kämen. Suchier endlich konnte allein 441 Fälle dieser Komplikation aus der Literatur zusammenstellen.

Auch bei uns wurden außer den zwei Fällen, die ich schon früher veröffentlicht habe, noch weitere drei Fälle dieser Komplikation beobachtet, so daß unter 225 Kollumkarzinomen der letzten zehn Jahre bei der oberbadischen Bevölkerung 5 mal eine Komplikation von Uteruskarzinom mit Schwangerschaft, d. s. in 2% aller Karzinomfälle, beobachtet wurde.

Bei Durchsicht der Tabelle Suchiers, die m. W. die ausführlichste Zusammenstellung bringt, zeigt sich nun, daß unter seinen

441 Fällen fast ausschließlich Kollumkarzinome diese Komplikation zeigten. Auch unsere 5 Fälle sind Cervixkarzinome.

Das Korpuskarzinom ist nur selten mit Gravidität kompliziert. Das ist erklärlich. Das Korpuskarzinom besitzt als durchschnittliches Prädilektionsalter das 6. Jahrzehnt, während Kollumkarzinome hauptsächlich Ende der 40er oder Anfang der 50er Jahre auftreten. Die Karzinome näher der Geschlechtsreife sind natürlich zur Komplikation mit Schwangerschaft disponierter als die fast ausschließlich an die Klimax gebundenen.

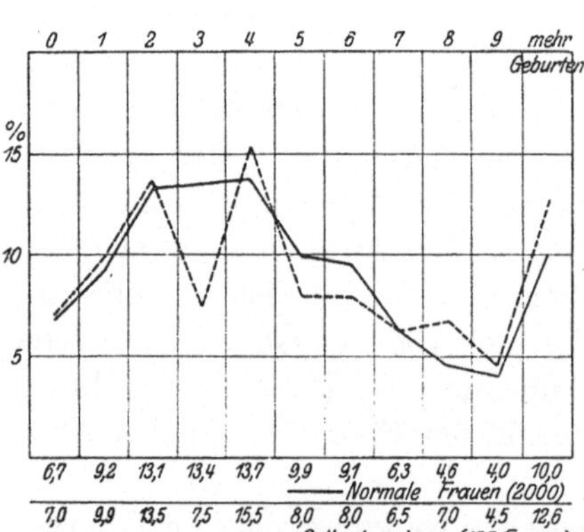

Tabelle 41 und Kurve 26. Kollumkarzinom und Fertilität.

Dadurch scheidet sich unser Material für eine Betrachtung der Fertilitätsverhältnisse in die Fälle

1. bei Kollumkarzinom,
2. bei Korpuskarzinom.

Das Kollumkarzinom. Es wurden bei uns 155 Cervix- und Portiokarzinome beobachtet, die bei einer Gesamtzahl von 800 Geburten eine mittlere Kinderzahl von **5,1** zeigten. Das ist zufälligerweise dieselbe Zahl, die Gusserow ausgerechnet hat. 11 von den 155 Frauen waren absolut steril, d. s. 7%.

Diesen 155 Frauen standen 2712 fertilitätsmögliche Jahre, im Mittel 17,5 Jahre zur Verfügung. Es betrug also bei dem

$$\text{Kollumkarzinom die Fertilitätsfähigkeit } \frac{5,1}{17,5} = \mathbf{0,29}.$$

Bei der Gegenüberstellung mit der Fertilitätstabelle für die absolute Fertilität zeigt sich demnach keine Abnahme der Fertilität, sondern eine Zunahme der Geburten, besonders zugunsten der Vielgebärenden.

Das Korpuskarzinom. Etwas anders liegen scheinbar die Verhältnisse beim Korpuskarzinom. Auf den ersten Blick scheint hier schon eine deutliche Herabsetzung der Fertilität zu bestehen. Von 49 Fällen mit Korpuskarzinomen waren je 6 = je **12,3%** absolut steril und einkindsteril geblieben. Diese 49 Fälle hatten 194 mal rechtzeitige Geburten durchgemacht bei 864, also im Mittel

17,7 befruchtungsmöglichen Jahren. Ihr Kinderdurchschnitt betrug demnach **3,9** Kinder. Es besteht dann für das

$$\text{Korpuskarzinom die Fertilitätsfähigkeit } \frac{3{,}9}{17{,}5} = \mathbf{0{,}22}.$$

Bei der geringen Zahl der Fälle konnte ich hier keine Fertilitätstabelle aufstellen.

Bei dem Korpuskarzinom kommt nun noch eine Überlegung hinzu. Das Korpuskarzinom ist eine Erkrankung, die sich im Gegensatz zum Kollumkarzinom mehr bei den besser gestellten Bevölkerungsklassen findet.

Bei der Sichtung meines Materials gehören von den 49 Korpuskarzinomen 17 der Privatpraxis und 32 der klinischen Praxis an. Das Verhältnis ist also annähernd 1: 2.

Von den 155 Kollumkarzinomen dagegen gehören 22 zur Privatpraxis und 133 zum klinischen Material. Hier ist das Verhältnis 1: 6.

Dieses gleichsam soziale ätiologische Moment für die beiden Uteruskarzinomarten ist ja schon bekannt, muß aber hier noch einmal besonders hervorgehoben werden. Auf Grund dieser Tatsache muß ich nämlich bei der Fertilitätsmessung des Korpuskarzinom, die Parallelstellung nicht zur allgemeinen absoluten Fertilität, sondern einmal zur Privatpraxis, das andere Mal zur klinischen Praxis vornehmen. Nur dadurch werde ich dem sozialen Faktor beim Korpuskarzinom gebührend gerecht.

Da findet sich nun, daß gegen die allgemeine Fertilität (Fertilitätsfähigkeit 0,25—0,26, mittlere Kinderzahl 4,7) eine Fertilitätsverminderung, gegen die Fertilität der Privatpraxis (Fertilitätsfähigkeit 0,22, mittlere Kinderzahl 3,5) eine gesteigerte Fruchtbarkeit besteht.

Das Korpuskarzinom verhält sich danach wesentlich anders als das Kollumkarzinom. Es ist nicht zu entscheiden, ob es fertilitätsvermindernd wirkt oder gar Folge einer gesteigerten Fertilität ist. Wäre das erstere der Fall, dann müßte man eine schon lange vor der Erkrankung bestehende Disposition zur späteren karzinomatösen Entartung des Endometriums annehmen. Es müßte dann diese Disposition die Eieinnistungsbedingungen im Uterus schon zur Zeit der Geschlechtsreife beeinträchtigen. Jedoch möchte ich mich darin jeden endgültigen Urteils enthalten.

Folgerungen für die pluriparen Frauen.

Man sieht aus diesen soeben behandelten Abschnitten, daß tatsächlich Frauen mit viel Geburten einer Reihe von Krankheiten ausgesetzt sind, die die Erwerbsfähigkeit der Frau, ihre Stellung als Mutter in der Familie, ja sogar ihr Leben gefährden können. Es ist dabei noch nicht berücksichtigt worden, daß jede Geburt an und für sich für die Frau eine Gefährdung bedeutet. Wir konnten aber auch sehen, daß die Lebens- und Entwicklungsaussichten der Kinder in kinderreichen Familien einerseits, und der Kinder mit hoher Konzeptionsnummer andererseits unter dem Durchschnitte der Kinder überhaupt zurückstehen. Wenn sich das an Hand eines großen Materials weiter bestätigt, dann kann eine soziale Indikation zur Sterilisierung der Frau bei Vielgebärenden tatsächlich nicht unberechtigt sein. Ich bin bei weitem entfernt, eine soziale Indikationsstellung zur Sterilisierung der Frau ohne weiteres zu befürworten. Ich will nur der Anschauung einer diskussionslosen Ablehnung derselben entgegentreten. Die Verhältnisse sind für die soziale Indikationsstellung in der Tat noch gar nicht geklärt. Sie können es nur durch eine weitere Diskussion und ein weiter gesammeltes Material werden. Erkennen wir die soziale Indikation zur weiblichen Sterilisierung nur für vielgebärende Frauen an, dann provoziert die ganz unbedeutende weibliche Fertilitätsverminderung tatsächlich kaum einen praktisch verwertbaren Geburtenrückgang. Der Grund des Geburtenrückgangs ist nicht in der sozialen Indikationsstellung zur weiblichen Sterilisierung zu suchen. Er liegt wo ganz anders. Das haben meine Untersuchungen zur Genüge gezeigt.

Es muß auch zugegeben werden, daß die Frau selbst ein Recht auf Leben und ein Recht auf Gesundheit hat. Sie kann nicht ohne weiteres verpflichtet sein, sich durch zu viel Geburten bewußt zu gefährden. Meines Erachtens liegt das auch gar nicht im Sinne der Natur. Gerade die Natur schafft so viele disponierende Momente für die weibliche Fertilitätsverminderung aus unvermeidbaren Ursachen, daß das eigentlich schon zu denken geben sollte. Das darf uns freilich nicht hindern, alle Momente, die eine Fertilitätsverminderung der Frau aus vermeidbaren Ursachen bedingen, d. h. alle erworbenen und sozialen Ursachen zu erkennen, und der Frau die normale Fertilität zu erhalten zu suchen.

Rückblick.

Ich konnte die jetzigen weiblichen Fruchtbarkeitsverhältnisse mit besonderer Berücksichtigung von Oberbaden im einzelnen zeigen.

Wichtig ist, daß die Herabsetzung der weiblichen Fruchtbarkeit an diesem Materiale in ihren Grundlagen nachzuweisen ist. Dadurch werden die unvermeidbaren Ursachen der weiblichen Fertilitätsverminderung offenbar. Aus dem Vergleiche mit dem großstädtischen Materiale lassen sich die vermeidbaren Ursachen, die also in erster Linie dann durch die Stadt bedingt oder begünstigt sein müssen, erkennen.

Die Geschlechtsreife der Frau reicht in unseren Breiten vom 14. bis zum 47. Lebensjahre. Geburten jenseits dieser Zeiten sind Ausnahmen. Die Höhe der Geschlechtsreife liegt zwischen dem 21. und 28. Lebensjahre. Für jedes dieser Jahre ist die Geburtenchance der Frau durchschnittlich 6%, d. h. von allen Frauen, die regelrechte Geburten durchmachen, gebären in diesen Jahren jedesmal 6%. Ein bestimmtes Jahr kann aus dieser Zeit als Höhepunkt nicht herausgegriffen werden.

Vor dem 20. Lebensjahre finden ungefähr	.	9,5%
zwischen „ 21. und 30. Lebensjahre „	.	59,0 „
„ „ 31. „ 40. „ „	.	28,0 „
nach „ 40. Lebensjahr „	.	3,5 „

aller Geburten statt. Nur 0,06% Frauen gebären nach dem 47. Jahre.

Die eheliche Fruchtbarkeit derjenigen Frauen, die nicht vor dem 47. Lebensjahre sichtbar durch Genitalerkrankungen beeinflußt sind, mit anderen Worten, die absolute Fruchtbarkeit ist für Oberbaden 4,7 Kind für die Ehe. 6,6—6,7% der Frauen sind absolut steril, 9,2% einkindsteril. Der Höhepunkt liegt bei der viertgebärenden Frau mit 13,7%.

Die tatsächliche Fruchtbarkeit der Frauen, die vor dem 47. Jahre gewollt oder ungewollt sterilisierend operiert oder strahlentherapeutisch behandelt worden sind, beträgt nur 4,5 Kind pro Ehe. Diese tatsächliche Fruchtbarkeit ist variabel und abhängig von der Größe der Städte, der Größe der Kliniken und der Zahl der Ärzte.

Der Rückgang der ehelichen Fruchtbarkeit ist eine Kulturerscheinung, die in einer zunehmenden Unfähigkeit, Kinder zu bekommen, auf vermeidbaren und unvermeidbaren Ursachen beruht. Er zeigt sich in dem Rückgang der mittleren Kinderzahl von der Landbevölkerung über die Stadtbevölkerung zu den besser situierten Ständen. Die mittleren Kinderzahlen betragen bei uns für die Landbevölkerung 5,2, für die Stadtbevölkerung 4,4 und für die besser gestellten Stände 3,5.

Er kennzeichnet sich weiter durch die Abnahme der Vielgebärenden und die Zunahme der Weniggebärenden. Von 1881 bis 1916 nahmen für uns die Erst- und Zweitgebärenden um 13,3 resp. 9,4% zu, die Mehrgebärenden konstant bis zu 5,6% ab.

Die mittlere Kinderzahl fällt, nach Jahrzehnten beobachtet, von durchschnittlich 6,3 Kind vor 1870 auf 4,9 Kind pro Ehe für 1891—1900.

Die weibliche Fertilitätsverminderung ist also der Grund des Geburtenrückgangs. Sie setzt schon weit vor 1900 ein und nimmt systematisch von Jahrzehnt zu Jahrzehnt zu. Sie findet von 1900 an ihren praktischen Ausdruck im sichtbaren Geburtenrückgang.

Der außereheliche Verkehr, die unehelichen Konzeptionen und die unehelichen Geburten spielen auch in Oberbaden, also in ländlichen Bezirken, eine große Rolle.

Unehelich gebären:

24,8% der ledigbleibenden Frauen,
18,6% der später heiratenden Frauen.

Nur in

42,3% war der spätere Mann Vater des Kindes.
22,4% der später heiratenden Frauen empfingen das erste Kind vor der Ehe.

Es verkehrten demnach

41,0% aller verheirateten Frauen vor der Ehe geschlechtlich mit dem Erfolge eines ausgetragenen Kindes.

Der geschlechtliche Verkehr vor Eingang der Ehe in Oberbaden ist auf mindestens 70—80% der weiblichen Bevölkerung zu veranschlagen.

Der außereheliche Verkehr und die Produktion unehelicher Kinder werden durch Späterheirat begünstigt.

Die unehelichen Geburten betragen bei Frauen,

	die	bis zum	25. Lebensjahr	heiraten	=	8,5%
die	vom	26. „	„ 30.	„	„	=	16,0 „
„	„	31. „	„ 35.	„	„	=	32,0 „
„	„	36. „	„ 40.	„	„	=	45,0 „
„	„	41. „	„ 47.	„	„	=	66,5 „

aller Geburten dieser Frauen. Die Zahl der unehelichen Kinder überwiegt nach der Heirat mit 36 und mehr Jahren die der ehelichen Kinder. Die Frau entschädigt sich also gleichsam für die Spätheirat durch uneheliche Kinder.

Die tatsächliche Fruchtbarkeitsdauer der Frau reicht vom Aufhören der primären Sterilität bis zum Beginne der sekundären Sterilität. Sie beträgt im Mittel 8 Jahre und ist nicht identisch mit der Fertilität der Frau.

Die Befruchtungsmöglichkeit geht von der Eheschließung bis zum Aufhören der Geschlechtsreife resp. bis zum Tode des Mannes oder bis zu einem sterilisierenden Eingriffe. Die mittlere Befruchtungsmöglichkeit ist auf 17,5 Jahre einzuschätzen.

Die Fertilitätsfähigkeit der Frau ist bestimmt durch den Quotienten aus erreichtem Kinderdurchschnitte und Zahl der befruchtungsmöglichen Jahre. Sie beträgt normal 0,26 Kind für das befruchtungsmögliche Jahr. Sie ist für Frauen, die bis zum 35. Jahre heiraten, gleich groß und sinkt von da auf die Hälfte.

Die Fertilitätschance der Frau sinkt mit dem zunehmenden Zeitintervall zwischen Heirat und erster Geburt. Sie beträgt nach dreijähriger kinderloser Ehe 5,9%, nach sechsjähriger kinderloser Ehe 1,1%.

Die Sterilitätschance der Frau steigt im gleichen Verhältnis, wie die Fertilitätschance abnimmt. Sie beträgt nach dreijähriger kinderloser Ehe 94,1%, nach sechsjähriger kinderloser Ehe 98,9%.

Die Sterilitätschance ist endlich abhängig von dem Heiratsalter der Frau. Sie beträgt bei einer Heirat

bis zum 20. Jahre	1,5%
vom 21. „ „ 25. „	5,0 „
„ 26. „ „ 30. „	14,0 „
„ 31. „ „ 35. „	13,5 „
nach dem 36. „	26,0 „

im Durchschnitte 6,6—6,7%.

Die Frau ist in den verschiedenen Zeiten des Menstrualintervalls verschieden empfängnisfähig. Kurz nach der Menstruation ist die Empfängnisfähigkeit mit 53% am höchsten, im Prämenstruum mit 3—5% am geringsten, d. h. bei 53% resp. 3—5% der zur Empfängnis führenden Kohabitationen war die Zeit kurz nach resp. kurz vor der Menstruation als Zeit des Verkehrs möglich.

Die Ursachen für die physiologischen Schwankungen der Empfängnisfähigkeit sind noch unbekannt. Sie beruhen möglicherweise in den verschiedenen Schwellungszuständen der Schleimhaut und in der biologisch verschiedenen chemischen Beschaffenheit des Vaginal- resp. Cervikalsekretes.

Die Sterilität der Frau ist der Ausdruck der höchsten Fertilitätsverminderung. Die primäre Sterilität geht bis zur Empfängnis des ersten Kindes. Die sekundäre Sterilität setzt mit der Geburt des letzten Kindes ein. Die primäre Sterilität wird nach dreijähriger kinderloser Ehe mit hoher Wahrscheinlichkeit, nach sechsjähriger kinderloser Ehe mit beinahe Sicherheit zur absoluten Sterilität. 6 Jahre nach der Geburt des letzten Kindes ist die Frau wahrscheinlich sekundär steril.

Mit der Zunahme der Geburten steigt das Zeitintervall zwischen jeder Geburt. Es beträgt im Mittel

zwischen Heirat und erstem Kind	1½	Jahre
„ dem ersten und zweiten Kind	2—2½	„
„ „ zweiten und dritten Kind	3	„
„ „ vorletzten und letzten Kind	3½—4	„

Die körperlichen Ursachen der weiblichen Fertilitätsverminderung liegen in

26—30% beim Manne,
70—74% bei der Frau.

Die Schuld des Mannes an der weiblichen Fertilitätsverminderung ist in 46,4%—83,3% Azoospermie, meist bedingt durch aszendierte Gonorrhoe.

Die weibliche Fertilitätsverminderung ist bedingt durch

soziale Ursachen
volkswirtschaftliche Ursachen
kulturelle Ursachen
Heiratsalter
körperlich unvermeidbare Ursachen
körperlich vermeidbare Ursachen.

Die fertilitätsvermindernden Ursachen kennzeichnen sich in einer begrenzten oder in einer vollkommenen

non facultas gestandi
„ „ generandi
„ „ coeundi
„ „ concipiendi.

Die non facultas gestandi, das Unvermögen der Frau, normal befruchtete Ovula regelrecht zu entwickeln, wird durch den

Tabelle 42. **Fertilitätstabelle***).

	Fertilitätsfähigkeit	Mittlere Kinderzahl	Absolute Sterilität
Normale Fertilität	0,25—0,26	4,7	6,6—6,7%
Soziale u. wirtschaftl. Ursachen:			
Landbevölkerung	0,30	5,2	6,9%
Stadtbevölkerung	0,25	4,4	6,2%
Privatpraxis	0,20	3,5	8,6%
Kulturelle Ursachen:			
Heirat vor 1870	0,36	6,3	3,4%
Heirat 1891—1900	0,28	4,9	6,8%
Heiratsalter:			
bis 20 Jahre	0,29	7,2	1,5%
21 „ 25 „	0,26	5,2	5 %
26 „ 30 „	0,24	4,1	14 %
31 „ 35 „	0,28	3,3	13,5%
36 „ 40 „	0,14	1,0	26 %
über 40 „	0,15	0,45	
Erhöhte Fertilität:			
Totalprolaps	0,36	6,4	0 %
Metropathia uteri haemorrhagica	0,29	5,1	5,5%
Kollumkarzinom	0,29	5,1	7 %
Unbeeinflußte Fertilität:			
Ovarialtumoren (bösartige)	0,22	4,5	0 %
Korpuskarzinom	0,22	3,9	12,3%
Verminderte Fertilität:			
Unvermeidbare Ursachen:			
Retroflexio uteri mobilis	0,20	(3,5)	(10,5%)
Infantilismus:			
Chlorose als Anamnese	0,18	—	—
Chlorose als Hauptkrankheit	0,22	—	—
Adipositas	—	—	(25 %)
Infantiler Uterus	0,09	(1,1)	(54 %)
Dysmenorrhoe u. Stenose cervicis	0,18—0,19	—	—
Myoma uteri	0,18	3,35	15 %
Ovarialtumoren (gutartige)	0,19	(1,6—3,4)	(25 %)
Pyosalpinx tuberculosa	0,08—0,00	1,1—0,0	74%—100%
„ septica	0,21	3,6	(8 %)
„ postappendicularis	0,22	3,7	(0 %)
Peritonealtuberkulose	0,12	2,1	54,5%
Unvermeidbare und vermeidbare Ursachen:			
Pelveoperitonitis chron. adhaesiva	0,10—0,00	1,8—0,0	37,8%—100%
Vermeidbare Ursachen:			
Pyosalpinx gonorrhoica	0,11—0,01	2,1—0,1	27%—93%
Lues	—	—	85 %

*) Die Ziffern in Parenthese bedeuten, daß die Zahlen noch nicht endgültige, aber sehr wahrscheinliche Verwertbarkeit besitzen.

Bei der tuberkulösen und gonorrhoischen Pyosalpinx, sowie bei der Pelveoperitonitis bedeuten die Zahlen vor dem Bindestrich die Fertilitätsverhältnisse bei den erkrankten Frauen überhaupt, die Zahlen hinter dem Bindestrich die Verhältnisse, die nach dem Erkennen der Krankheit eintraten.

Abort oder die Frühgeburt charakterisiert. Sie verteilt sich auf die Frau folgend:

0,75% der Frauen	zeigen eine dauernde non facultas gestandi,
1,05 „ „ „	machen mehr Aborte als Geburten durch,
4,6 „ „ „	haben Aborte von regelrechten Geburten.
25,2 „ „ „	abortieren überhaupt.

Der Abort stellt 8,2% aller Geburten dar. Das Verhältnis von Geburten zu den nachgewiesenen Aborten ist 12,2: 1.

7% der Aborte in Oberbaden, höchstens 15% der Aborte in Deutschland sind sicher oder wahrscheinlich kriminell. Es besteht ein unüberbrückbarer Unterschied zwischen Großstadt- und Provinzmaterial. Die Aborte sind auch in der Großstadt nur zum geringen Prozentsatz provoziert, zum größten Teile der Ausdruck einer gesteigerten non facultas gestandi der Großstädterin.

Die Fertilitätsverhältnisse der Frau lassen sich in einer Fertilitätstabelle zusammenfassen. Sie werden charakterisiert bei der Frau über 47 Jahre

1. durch die Ziffer ihrer Fertilitätsfähigkeit,
2. durch den Kinderdurchschnitt (die Geburtenziffer),
3. den Prozentsatz der absoluten Sterilitäten.

Die Fertilitätsverhältnisse der vorklimakterischen in ihrer Geschlechtsreife noch nicht abgeschlossenen Frau kennzeichnen sich nur durch die Ziffer ihrer Fertilitätsfähigkeit. Für diese Frauen sind mittlere Kinderzahlen und absolute Sterilität nur bedingt zu bringen.

Tabelle 43. **Häufigkeit der vermeidbaren Ursachen.**

	Großstadtbevölkerung	Landbevölkerung
Gonorrhoe	20—25%	4,6%
Aszendierte Tubengonorrhoe (13—15%)	2,9—3,2%	0,7%
Lues	10%	0,26—1,85%

Unvermeidbare körperliche Ursachen der weiblichen Fertilitätsverminderung sind

Retroflexio uteri mobilis
Infantilismus (Chlorose, Adipositas, infantiler Uterus, Dysmenorrhoe und Stenose cervicis)
Myoma uteri
Ovarialtumoren
Alle Salpingitiden außer der gonorrhoischen.

Vermeidbare körperliche Ursachen der weiblichen Fertilitätsverminderung sind

Gonorrhoe,
Gonorrhoische Salpingitis,
Lues.

Die Pelveoperitonitis adhaesiva chronica bildet den Übergang von den unvermeidbaren zu den vermeidbaren Ursachen der weiblichen Fertilitätsverminderung. Sie ist für Oberbaden

in 43% gonorrhoischen Ursprungs,
„ 22% tuberkulösen „
„ 13% septischen „
„ 22% postappendikulären „

Die weibliche Gonorrhoe spielt mit 4,6% des oberbadischen Materials gegenüber 20—25% des städtischen Materials bei uns eine wesentlich geringere Rolle als in der Großstadt.

24—27% aller weiblichen Gonorrhoen aszendieren überhaupt, 13—15% bis in die Tuben. Auf 145 oberbadische Frauen kommt eine zur sekundären Sterilität führende gonorrhoische Pyosalpinx. Es besteht also das Verhältnis 145: 1. In der Großstadt ist das Verhältnis 33: 1.

0,28—1,85% der oberbadischen Frauen leiden an Lues gegenüber 10% der Großstadtbevölkerung. Die Lues manifestiert sich bei der fertilen Frau in immaturen, prämaturen und mazerierten Föten. 15% der von Lues intrauterin erkrankten Kinder werden ausgetragen. Der Abort bis zum 4. Monat ist nicht durch die Lues bedingt. Er wird in der Hauptsache durch den Infantilismus veranlaßt.

Die Gonorrhoe ist in Oberbaden bei der verheirateten Frau kaum, bei der ledigen Frau nur wenig durch den Krieg erhöht worden.

Bei gesteigerter Geburtenzahl sinkt die Lebens- und Entwicklungsfähigkeit der Kinder im allgemeinen, der Kinder mit höheren Konzeptionsnummern im besonderen. Dagegen steigt die Gefahr der Frau, genital schwer zu erkranken. An viele Geburten schließen sich vorzugsweise Totalprolaps, Metropathia uteri haemorrhagica und Carcinoma uteri, besonders Kollumkarzinom an.

Die medizinische Indikation zur Tubensterilisation ist, die eugenische Indikation scheint berechtigt. Die soziale Indikation zur Tubensterilisation ist, weil sie hauptsächlich vielgebärende Frauen betrifft, diskutabel.

Die ins einzelne gehende Untersuchung der weiblichen Fertilität und der Ursachen ihrer Herabsetzung ist notwendig. Sie ist Vorbedingung und Grundlage für jede rationelle Bekämpfung des Geburtenrückganges und für den Ausblick auf die Abwendung der dem Staate dadurch drohenden Gefahr.

Ausblick.

Die eingehende Behandlung der weiblichen Fertilitätsfragen zeigt, daß viele Ursachen gemeinsam daran arbeiten, die weibliche Fruchtbarkeit herabzusetzen und damit einen Geburtenrückgang zu bewirken.

Die klinische Beobachtung meines Materials, die sich als Kleinstatistik im Sinne Grubers größten Teils auf das engbegrenzte Oberbaden bezieht, wird freilich die Frage des Geburtenrückganges niemals erschöpfend lösen können. Das können aber auch die großen Allgemeinstatistiken nicht. Meine Arbeit wird ebenfalls nur ein Beitrag zur Frage des Geburtenrückganges bleiben. Sie hat aber den Vorteil, daß wir durch Nachgehen in jedem einzelnen Falle die Ursachen des Geburtenrückganges besser beurteilen können, wie das bei Allgemeinstatistiken möglich ist.

Es besteht heute bei den Gynäkologen, Hygienikern und Volkswirtschaftlern häufig die Ansicht, daß die Fähigkeit der Frau, Kinder zu bekommen, noch genau so groß sei wie vor Jahrzehnten. Der Geburtenrückgang ist nach Ansicht dieser Autoren nicht eine notwendige Erscheinung der herabgesetzten Fertilitätsfähigkeit der Frau sondern nur die Folge des Nichtwollens. Dieses Nichtwollen soll sich durch die Anwendung antikonzeptioneller Maßnahmen und den Abortus provocatus zum Ausdruck bringen. Zur Hebung des Geburtenrückganges wird daher nach dieser Überlegung die Bekämpfung des Präventivverkehrs und des kriminellen Abortes als oberstes Ziel angesehen. Man glaubt mit dem Verbote des Verkaufs antikonzeptioneller Mittel, vor allen Dingen des im Frieden so ungemein verbreiteten Kondoms, sowie durch verschärfte Polizeiaufsicht und Anzeigepflicht des Abortes den Geburtenrückgang aufhalten zu können.

Zweifelsohne hat der Präventivverkehr einen Einfluß auf die Geburten. Ich glaube aber, daß der Einfluß aller käuflichen Präventivmittel nicht zu hoch bewertet werden darf. Das hat uns vor allem der Krieg bewiesen. Der Kondom ist ein gutes antikonzeptionelles Mittel. Sein Einfluß auf den Geburtenrückgang kann aber nicht erschreckend groß sein. Durch die Unmöglichkeit, heute Gummi zu erlangen, ist der Kondom fast verschwunden. Und trotzdem haben die Geburten nicht zugenommen, sondern im Durchschnitt um 20—50% gegenüber den Friedensjahren weiter abgenommen. Die Steigerung des Geburtenrückganges ist also hier sicherlich nicht dem Kondom, dem am häufigsten angewendeten Mittel, dem bisher als Ursache allen Übels am stärksten und ausschließlich bekämpften Antikonzipiens, zuzuschreiben. Wenn also die geringe Geburtenzahl im Kriege gewollt wäre, wenn wirklich ein antikonzeptionelles Mittel an dem fortschreitenden Geburtenrückgang im Kriege schuld wäre, dann kann das nur der Coitus interruptus sein. Ein Verbot des Kondoms oder die Unmöglichkeit, einen Kondom zu erlangen, würde also höchstens eine Steigerung des Coitus interruptus bewirken. Das Verbot der käuflichen antikonzeptionellen Mittel hält also den Geburtenrückgang nicht auf. Der Coitus reservatus bleibt den Ehen immer noch als wirksames ultimum refugium. Einen Coitus interruptus auch nur annähernd zu kontrollieren, zu verbieten, ist unmöglich. Wenn nun der Kondom nicht die hohe Bedeutung für den Geburtenrückgang hat, aber ein gutes Mittel gegen die Geschlechtskrankheiten ist, wie ich später zeigen werde, dann sollte man doch noch einmal seine Vor- und Nachteile für das Volk ernstlich in Erwägung ziehen, bevor man ihn endgültig verwirft und seine Beschaffung unmöglich macht.

Auch der kriminelle Abort hat einen Einfluß auf die Geburten. Aber auch ihm kann ich nur eine verhältnismäßig geringe Rolle beimessen.

Nach meiner Arbeit kommen Infantilismus und Geschlechtskrankheiten als fertilitätsverminderndes Moment in erster Linie in Betracht.

Der Infantilismus führt neben der non facultas generandi und concipiendi in gleichem Maße zur non facultas gestandi, zum Abort. Der zunehmende Abort könnte also ebenfalls zum Teil sehr wohl Kulturerscheinung darstellen. Er muß durchaus nicht künstlich provoziert sein. Bei der enormen Zahl der spontanen Aborte wird der kriminelle Abort stets eine untergeordnete Rolle spielen. Ich kann mich nicht entschließen, ihm die Bedeutung zuzuschreiben, die Bumm, Rupp und Schottmüller für ihn beanspruchen. Die Entscheidung, ob ein Abort kriminell ist, hängt bei den wenigen, und z. T. sogar seltenen, objektiven Beweisen so sehr von rein subjektiver Fragestellung und rein persönlicher Auffassung des Fragestellers ab, daß wir tatsächlich verpflichtet sein sollten, erst nach der nächstliegenden, objektiven Ursache zu fahnden, bevor wir uns von rein subjektivem Empfinden leiten lassen. Ich halte es sogar für sehr gefährlich, die gefundenen Zahlen für die Häufigkeit des kriminellen Abortes zu verallgemeinern. Wenn Bumm 89% aller Aborte der Großstadt Berlin, Benthin und ich dagegen nur 1,2—2,0% resp. 7% der Aborte der Landbezirke Ostpreußens resp. Oberbadens als kriminell bewerten konnten, dann stehen bei der Übertragung auf Deutschland 223 500 kriminelle Aborte, berechnet nach dem Großstadtmaterial, 3000 bewertet nach dem Landmaterial einander als unüberbrückbare Zahlen gegenüber. Beide Zahlen geben, wie ich schon betonte, falsche Verhältnisse wieder. Wenn ich hoch greife und den kriminellen Abort auf 15% aller Aborte schätze, dann würde er für Deutschland rund 37 500 betragen. Er würde bei einer annähernden jährlichen Schwangerschaftenzahl von rund 2 000 000 Schwangerschaften für Deutschland nur 1,75% Schwangerschaftsverlust ausmachen.

Wir glauben daher, daß die Anzeigepflicht des kriminellen Abortes, seine gesetzliche Verfolgung und Bestrafung und die Meldung des Abortes überhaupt höchstens einige, nie aber einschneidende Besserung des Geburtenrückganges bringen wird. Durch die Anzeigepflicht des Abortes werden wir dagegen unser ärztliches und soziales Gewissen nur entlasten und einschläfern, ohne damit eine wesentliche Änderung zu erzielen. Wir werden dadurch nur noch mehr die Angst der Patientinnen erhöhen, ihr Vertrauen zum Arzte zerstören und sie zu gewissenlosen und unkundigen Personen treiben. Die Gefahren und Schädigungen durch diese Personen dürften Verluste an Menschenleben und Menschengesundheit bringen, die für die Fruchtbarkeit der Frau in keinem Verhältnis zu den Vorteilen stehen.

Ich schreibe also Präventivverkehr und kriminellem Abort sehr wohl eine Rolle beim Geburtenrückgang zu. Ich kann ihnen aber bei weitem nicht den Einfluß beimessen, den noch heute der größte Teil der Beurteiler für sie beansprucht. Es geht vielmehr aus meiner Arbeit hervor, daß der Rückgang der Geburten zu einem unendlich viel größeren Teile Ausdruck des Nichtkönnens ist. Der fortschreitende Geburtenrückgang ist als Folge der steigenden Herabsetzung der weiblichen Fertilitätsfähigkeit vielleicht Folge unserer Kultur. Es dürfte darum seine dauernde Beseitigung nicht möglich sein. Sie könnte nur auf Kosten der Kultur und der fortschreitenden Entwicklung eintreten. Beide sind aber unaufhaltbar.

Die vielen unvermeidbaren Ursachen der weiblichen Fertilitätsverminderung beweisen uns, daß an und für sich der weibliche Genitalapparat minderwertig ist, oder, was den Infantilismus und die Geschlechtskrankheiten angeht, vielleicht minderwertig geworden ist. Die schweren Nacherkrankungen nach vielen Geburten und die geringe Lebenskraft der Kinder mit hohen Konzeptionsnummern zeigen weiter, daß die sexuelle Mangelhaftigkeit des weiblichen Genitalapparates heute nicht mehr durch ein gewolltes, übertriebenes Überspannen der weiblichen Produktionsfähigkeit ausgeglichen werden kann.

Die herabgesetzte Produktionsfähigkeit der Frau und die Zunahme des Abortes haben also die gleichen Gründe. Wir müssen uns vor allen Dingen davon frei machen, ohne weiteres zu meinen, daß die Frau der Großstadt keine Kinder will, daß sie alle Mittel anwendet, um die Schwangerschaft zu verhüten und sich von der erworbenen Schwangerschaft zu befreien. Wir müssen uns von vornherein klar werden, daß die Großstädterin in mindestens ebenso vielen Fällen einfach keine Kinder bekommen kann. Nur so können wir vermeiden, bei unseren Maßnahmen gegen den Geburtenrückgang, gegen die Zunahme des Abortes uns in Nebensachen zu verlieren und dabei die Hauptsachen zu vergessen. Nur so werden wir wirksame Mittel zum Helfen finden.

Infantilismus und Geschlechtskrankheit sind als Ursachen der weiblichen Fertilitätsverminderung und damit des Geburtenrückganges ganz besonders hoch zu bewerten. Beide sind scheinbar unvermeidbare Folgen der Kultur, der zunehmenden Menschenzentralisation. Beide sind aber insofern noch vermeidbar, als uns für sie Mittel und Wege offen stehen, daran wenigstens etwas zu bessern.

Es gilt also, sich in allererster Linie zu fragen, wie können wir Infantilismus, wie können wir Geschlechtskrankheiten erfolgreich bekämpfen.

25% Infantilismus in Oberbaden stehen nach Bumm $66^2/_3$% Infantilismus in der Großstadt gegenüber. Das Ansteigen des Infantilismus scheint also eine unvermeidbare Folge der Zentralisierung der Bevölkerung, des Zunehmens der Zivilisation zu sein. Es ist weiter wichtig, zu wissen, daß parallel mit dem weiblichen Infantilismus ein männlicher Infantilismus in der Großstadt geht. Das zeigt uns Kirle in seinen Untersuchungen über die männliche Jugend der Großstadt. Der Infantilismus wäre also danach, wie vielfach angenommen wird, kein Zeichen einer niedrigeren Entwicklungsstufe und nicht „Vorrecht" der Landbevölkerung, sondern vielmehr ein Zeichen allmählicher körperlicher Degeneration. Wo geistige Ausbildung und geistige Kultur die körperliche Ausbildung in einem gewissen Grade überholt hat, wo kein Äquivalent für geistiges, intellektuelles Schaffen in körperlicher Arbeit und Durchbildung besteht, da setzt der Infantilismus ein. Mir scheint, als ob gerade der soziale und intellektuelle Aufstieg der Bevölkerung bei ungenügender Berücksichtigung unserer rein körperlichen Bedürfnisse, unserer rein körperlichen Funktionen zur Abnahme der Fruchtbarkeit führt. Die dadurch bedingte, erworbene konstitutionelle und sexuelle Minderwertigkeit von Mann und Frau erbt sich fort. Das erklärt, warum nach Czerny „die Großstadtfamilien in der dritten Generation aussterben, wenn sie nicht durch Zuzug vom Lande aufgefrischt werden oder unter ganz besonders günstigen Verhältnissen leben, die es ermöglichen, die Schäden der Großstadt auszugleichen. Das erklärt aber auch, warum die geistig bedeutendsten Fürsten auffallend häufig kinderlos sind oder in ihrer ersten oder zweiten folgenden Generation ohne Nachkommen blieben, und warum von all den führenden Geistern, die im Jahre 1800 in Weimar versammelt waren, bereits hundert Jahre später kein einziger männlicher Nachkomme mehr vorhanden war".

Aus seinen genealogischen Forschungen schließt Lorenz, daß höhere und stärkere geistige Tätigkeit zu einer Abnahme der Fortpflanzungsfähigkeit führt, und erklärt damit auch das Aussterben der in die großen Städte strömenden Bevölkerung: „Das städtische Leben, die Forderungen der höheren Kultur nehmen die geistige Energie des Individuums stärker in Anspruch, als mit dem Durchschnitt der Fortpflanzungsfähigkeit des Menschen verträglich erscheint."

Wir dürfen heute auf Grund meiner Arbeit weiter gehen und sagen, daß diese Fertilitätsverminderung des Menschen in erster Linie auf den zunehmenden Infantilismus in den Städten und Großstädten zurückzuführen ist. Alle dem gutsituierten Städter zugängigen hygienischen Vorteile in Wohnungsverhältnissen und Sportausübungen, in Erholungsreisen und Nahrungsauswahl genügen nicht, wirksame körperliche Kompensationen zu schaffen. Mit dem zunehmenden Anteil der Stadtbevölkerung an der Bevölkerung überhaupt, der seit 1871 von 36% auf 54,4% für 1900 gestiegen ist und noch weiter steigt, muß der Infantilismus weiterhin als fertilitätsverminderndes Moment noch höhere Bedeutung erlangen.

Neben dem Infantilismus, den ich danach in allererster Linie, als fertilitätsverminderndes Moment ansehe, und den ich hauptsächlich der Großstadt zuschreibe, sind die Geschlechtskrankheiten für die weibliche Fruchtbarkeit von größter Bedeutung. Auch sie sind in ihrer Steigerung Großstadterscheinungen.

Die „Sittlichkeit" auf dem Lande ist genau so groß und genau so gering wie in der Großstadt. Das konnte ich beweisen. Die Gefahren der Großstadt bestehen gegenüber dem Lande nur darin, daß sie als Zentralisationsstellen der Bevölkerung auch Zentralen der Geschlechtskrankheiten werden. Diese Geschlechtskrankheiten, die Gonorrhoe, die Lues, sind vermeidbare Ursachen der Fertilitätsverminderung. Die Gonorrhoe ist in der Großstadt 5—6 mal, die Lues sogar 6—10 mal so häufig wie in Oberbaden. In Oberbaden hat jede 145. Frau, in der Großstadt jede 33. Frau eine asendierte Gonorrhoe. Die Erwerbung der Geschlechtskrankheiten ist in erster Linie Schuld der Umgebung und nur in zweiter Linie Schuld des einzelnen.

Die Geschlechtskrankheiten müssen bekämpft werden. Aufklärung, Beseitigung des unangenehmen Beiklanges und vor allen Dingen Straflosigkeit beim Melden einer erworbenen Geschlechtskrankheit sind dazu notwendig. Da hilft wirklich eingreifend kein Polizeisystem. Drakonische Maßnahmen gegen die Geschlechtskrankheiten würden nur zu Unrecht die großstädtische Bevölkerung belasten, weil die Landbevölkerung dann unbestraft, die Großstadtbevölkerung nur bestraft ihren nicht vermeidbaren sexuellen Trieben nachgehen dürfte.

Der Krieg soll uns für die Städte ein kolossales Überhandnehmen der Gonorrhoe überhaupt und damit auch der weiblichen Gonorrhoe gebracht haben. Mit der Zunahme der Gonorrhoe steigt die Häufigkeit der Aszendierung derselben, steigt die Fertilitätsverminderung der Frau. Wir dürfen uns nun berechtigt fragen, ob nicht gerade der Krieg ein Beweis für die Notwendigkeit des Kondoms ist, weil entsprechend der Abnahme des Coitus condomatosus die Geschlechtskrankheiten zugenommen haben, ohne dabei eine Geburtensteigerung zu zeigen. Der Kondom ist neben Antikonzipiens vor allem ein sehr wirksames Mittel zur Verhütung von Geschlechtskrankheiten. Durch Vermeidung von Geschlechtskrankheiten aber werden wir dem Geburtenrückgang m. E. wirksam steuern können. Darum müssen die Mittel dazu ganz besonders gewürdigt werden. Es scheint, als ob gerade der Krieg das beweisen wolle.

Diese Überlegungen zeigen uns von selbst den notwendig zu gehenden Weg zur Abhilfe. Der Geburtenrückgang kann durch Bekämpfung der antikonzeptionellen Mittel und des kriminellen Abortes wohl etwas, aber nicht rationell beeinflußt werden. Ihre Bedeutung ist daher sicherlich nicht so groß, wie Bumm, Benthin, Bornträger, Rupp, Winter, P. Ruge annehmen, wenn sie auch sicherlich besteht.

Die Zunahme des Geburtenrückganges ist dagegen grundlegend nur durch die Behinderung des Weiterfortschreitens der weiblichen Fertilitätsverminderung aufzuhalten. In Betracht kommen dafür vom medizinischen Standpunkte aus fast ausschließlich Bekämpfung des Infantilismus und der Geschlechtskrankheiten.

Infantilismus und Geschlechtskrankheiten sind in erster Linie an die Stadt, insbesondere an die Großstadt gebunden. Vermeidung weiterer Zentralisation der Bevölkerung und Milderung der Schäden dieser Zentralisationen nach Möglichkeit sind dringendes Erfordernis. Darum spielt die Dezentralisation der Bevölkerung eine große Rolle. Ich weiß sehr gut, daß Großstädte nicht vermeidbar sind und daß der Zusammenschluß der intelligenten Bevölkerung in der Großstadt eine Kulturentwicklung zeitigt, die sonst gar nicht zustande kommen kann.

Aber trotzdem müssen wir heute aus Existenzfragen der Nation einen unnötigen Zuzug zur Großstadt zu vermeiden suchen. Da muß in erster Linie die Landflucht der Landbevölkerung vermieden werden. Bei der Landflucht kommt erschwerend dazu, daß, wie Nißle richtig sagt, gerade der geistig regsamere Teil der Landbevölkerung in die Stadt abwandert, also gerade der Teil, der an sich schon besonders zum Infantilismus disponiert ist.

Ich kann hier nicht alle Möglichkeiten zur Abhilfe beleuchten. Das muß ich Berufeneren überlassen. Ich muß mich da nur auf Hinweise beschränken. Diese Abwanderung der Landbevölkerung kann dadurch aufgehalten werden, daß neue industrielle und gewerbliche Unternehmungen nicht in die Städte, sondern auf das Land verteilt werden. Der Staat muß durch Entgegenkommen in diesen Bestrebungen die industriellen Unternehmungen auf dem Lande begünstigen, eventuell subventionieren. Die Ansiedelung neuer Industrien in den Großstädten sollte nur bei dringender Notwendigkeit erlaubt werden. Diese Dezentralisierung der Industrie ist ja auch im Interesse der Industrie selbst. Männer, die der Industrie nahe stehen, erkennen das an, und zeigen dafür mögliche Wege. Ich möchte nur auf den Aufsatz von Stodieck über Dezentralisierung der Industrie in der Frankfurter Zeitung (6. Mai 1917) kurz hinweisen.

Der Geburtenrückgang in Berlin ist stärker wie derjenige in Paris. Er hat aber auf Deutschland keinen so großen Einfluß gehabt wie der von Paris auf Frankreich. Das beruht einzig und allein in der vielgeschmähten Kleinstaaterei Deutschlands. Es liegt mir fern, der Kleinstaaterei Deutschlands ein Wort sprechen zu wollen. Sie hat sicherlich viele Nachteile. Aber das eine muß ruhige und objektive Beurteilung zugeben, daß wir durch die Kleinstaaterei nicht nur eine brennende Sonne haben, zu der alles strömt, wie in Frankreich, sondern mehrere kleine Sonnen, die jeweils für sich die Bevölkerung zu kleineren Teilen sammeln. Jeder Staat hat seine Residenz, hat seinen Handels- und Industrieplatz, seine Stätten für das übrige geistige Leben. Diese Kleinstaaterei bürgt damit für eine gewisse Dezentralisation der Bevölkerung. Ich weiß natürlich nicht, ob sie sich dauernd halten wird. Aber das eine ist fraglos, daß sie wenigstens für die Fertilität der Bevölkerung günstig ist.

Der Staat muß weiter vor allen Dingen vermeiden, die Jugend dauernd in großen Städten zu konzentrieren. Selbstverständlich bieten große Städte unleugbar ganz hervorragende Bildungsmöglichkeiten. Aber es ist vorteilhaft, diese Bildungsmöglichkeiten auch auf das Land zu verteilen. Es könnte eine Begünstigung der kleineren Universitäten geschehen. Die akademische Jugend kann da in einer gesunden Umgebung aufwachsen. Kleinere Universitäten bieten durch größere Gelegenheit zum Sport und zum Wandern ein Äquivalent zur geistigen Arbeit. Die Abnahme der Fertilität gerade in den akademisch gebildeten Kreisen, die bei den akademischen Lehrern, Professoren und Künstlern besonders zum Ausdruck kommt, weist mit unwiderstehlicher Macht den Weg zum körperlichen Ausgleich. Die nur geistige Arbeit ist eben für den Staat und die Familie nur vorübergehendes, kein dauerndes Ideal.

Dazu können vielleicht auch Bildungsstätten für das Offizierkorps, die Kriegsschulen und Kadettenanstalten (Presse, Turnanstalt, Reitschule usw.) aus den großen Städten herausgenommen werden. Daß das möglich ist, beweisen unsere Kriegsschulen, die heute schon zum Teil auf dem Lande verteilt sind und in kleinen Orten liegen. Es wäre vielleicht auch nicht nötig, daß alle Offiziere in ihren jungen Jahren einmal in die großen Städte müssen, wie das heute der Fall ist. Dadurch wird unser ganzes junges Offiziersmaterial systematisch in die Großstadt geführt und damit den Gefahren der Großstadt ausgesetzt. Die Unkenntnis der drohenden Gefahren wird für die Jugend, für ihre spätere Ehe und damit für den Staat verhängnisvoll. Das gilt natürlich ebenso für die akademische Jugend der großstädtischen Universitäten. Dabei müssen wir für die Offiziere noch besonders bedenken, daß gerade sie die körperliche Elite unserer Bevölkerung darstellen, daß gerade bei ihnen der Schaden durch die Großstadt für die Nation besonders empfindlich wird.

Natürlich werden, wie ich schon sagte, große Städte bestehen und bestehen müssen. Man kann sie nicht abschaffen und vermeiden. Aber für diese notwendigen großen Städte sind doch noch Möglichkeiten offen, etwas für die weibliche Fertilität zu tun.

Da muß in erster Linie die Wohnungsfrage geregelt werden. Wir dürfen es heute als ein Verbrechen an unserem Volke ansehen, wenn weiter Mietskasernen gebaut werden. Die ungünstigen Verhältnisse für den Aufwuchs der Kinder in diesen Stätten von zusammengepferchten Menschen lassen einerseits die Kinder chlorotisch und infantil aufwachsen, nehmen anderseits den Eltern die Lust, Kindern das Leben zu geben. Das Kind braucht zur

Entwicklung seine Bewegungsfreiheit. Staat und Unternehmer müssen die Bevölkerung an die Peripherie verpflanzen und in Gartenstädten unterbringen. Es müssen Einfamilienhäuser in größtem Stile geschaffen werden.

Die Einfamilienhäuser müssen als immobiler Gehalt in Anrechnung gebracht werden. Nur Einfamilienhäuser mit Gartenland können Heimat für Kinder werden, nicht engbegrenzte Mietshäuser mit ihren Unbehaglichkeiten des Wohnens. Wie groß in unserem Volke der Wunsch zum eigenen Boden lebt, das beweisen die zahllosen Kriegsgärten. Auch in dem heutigen Deutschen lebt noch ein starker Drang zum grundständigen Selbstbauer, ein Hang zur heimatlichen eigenen Scholle. Darum würde immobiler Gehalt in Form von Pachtland nach dem Vorschlage von Nißle wirksam das Heimatsgefühl stärken. Unsere arbeitsreiche Kriegszeit hat uns gelehrt, daß trotz des Berufs in Fabrik, Werkstatt und Geschäft diese Garten- und Feldarbeit gern und freiwillig geleistet wird. Heute haben wir den rein praktischen Wert dieser Arbeit schätzen gelernt. In Zukunft wird sich mit dem Praktischen das Ideale vereinigen. Durch solchen Eigenbesitz werden für das Volk Heimaten und Stätten körperlichen Ausgleiches geschaffen, die Wege zur Verzögerung der körperlichen Degeneration im Sinne eines zunehmenden Infantilismus und einer zunehmenden Durchseuchung mit Geschlechtskrankheiten darstellen. Nur immobile Arbeitsentschädigungen freilich werden hier fördern können. Mobile Unterstützung in Geld, wie sie Mutterschaftsversicherungen, Geburten- und Stillprämien darstellen, sind unvollkommen. Natürlich werden sie bei umsichtigen Eltern auch nützen und fördern. Aber die tausendfältige Erfahrung lehrt uns, daß sie meist falsch angewendet werden und oft nur dazu dienen, einem momentanen Bedürfnisse oder einem unbedachten Luxus zum Opfer zu fallen. Das haben uns doch die Kriegsunterstützungen in Geld erneut zur Genüge bewiesen.

Diese Einfamilienhäuser und Immobilien sind vor allen Dingen jungverheirateten Eheleuten sofort zur Verfügung zu stellen, damit diese überhaupt nicht die Misere des Wohnens in Mietskasernen kennen lernen, damit ihnen sofort der Begriff der heimatlichen Scholle, an der sie mit Leib und Seele hängen, eingeimpft wird. Den Kindern muß gleichsam das Aufgehen in der Heimat angeboren werden. Wenn das durchgeführt wird, dann treibt der

Staat innere Kolonisation in wahrem Sinne, deren Notwendigkeit schon lange proklamiert ist.

Weiter spielt die Frühehe eine bedeutende Rolle im Kampfe gegen die Geschlechtskrankheiten. Die Frühehe setzt die Gelegenheit zum außerehelichen Verkehr herab und damit die Möglichkeit zur Infektion. Je früher die Ehe eingegangen wird, um so größer ist weiterhin die Zahl der befruchtungsmöglichen Jahre, um so größer ist die tatsächliche Fruchtbarkeitsdauer. Je früher die Ehe eingegangen wird, um so größer ist, wie ich das beweisen konnte, die durchschnittliche Kinderproduktion. Es ist Pflicht des Staates und der Behörden, es ist Pflicht der privaten, der gewerblichen, industriellen und akademischen Gemeinschaften, die Frühehe durch soziale Sicherstellung und Bevorzugungen der Eheleute zu begünstigen. Die daraus erwachsenden Mehrkosten für Staat und Gesellschaft werden durch den Vorteil der gesunden und fortpflanzungsfähigen Bevölkerung ausgeglichen. Diese gesunde und fortpflanzungsfähige Bevölkerung ist heute durch den enormen Verlust an Menschen überhaupt und an gesunden Menschen im besonderen, den der Krieg mit sich gebracht hat, mehr denn je notwendig. Sie wird sogar Existenzfrage des Staates.

Man wird sagen können, daß dies alles viel Geld kostet, auch wenn es an und für sich möglich wäre. Dann darf man aber nicht vergessen, daß der Staat heute durch den Krieg vor einer Lebensfrage steht. Wir haben für den Krieg Milliarden mobilisiert, wir müssen auch für den Frieden Millionen mobilisieren können. Was nützen uns die für die Nation ausgegebenen Milliarden und Menschenleben, wenn die Nation die Kraft verliert, sich aus sich selbst zu erhalten, den für ihre Existenz notwendigen Nachwuchs zu schaffen. Der Krieg hat uns gelehrt, daß, wo die Not ist, auch Geld geschaffen wurde. Man muß nur erkennen, daß unsere weiblichen Fertilitätsfragen tatsächlich höchste nationale Not sind. Der Krieg hat den Wert des einzelnen für die Friedensarbeit gesteigert; er hat noch mehr den Wert der Familie gesteigert. Jede Förderung zu einer vollwertigen Ehe wird somit nationale Pflicht. Dazu darf kein Mittel zu teuer, zu schwer erlangbar erscheinen. Wo der Wille ist, ist auch der Weg. Es tut not, alle Bestrebungen zur Hebung der nationalen Fertilitätskraft nicht länger im Stadium der Beratungen und kleinen Mittel verharren zu lassen. Der

Weg zur durchgreifenden Hilfe ist schwer und weit. Er ist schwerer, als der durch erhöhte polizeiliche Unterstellung der weiblichen Fertilitätsfragen das Gewissen momentan zu beruhigen und einzuschläfern. Dieser Weg wird aber dafür auch erfolgreicher sein.

Ich will und muß mich mit Andeutungen im großen begnügen, wie sie aus meiner Arbeit hervorgehen. Das Ausbauen und ins praktische Umsetzen muß ich Berufeneren (Hygienikern, Volkswirtschaftlern) überlassen.

Neben diesen wirtschaftlichen und sozialen Fragen muß endlich vom medizinischen Standpunkte aus die Fertilitätsfähigkeit der Frau unterstützt werden. Es gibt viele Familien, die Kinder haben wollen, die aber infertil sind. Durch rechtzeitige Erkennung der Ursachen der Infertilität oder der verminderten Fruchtbarkeit kann geholfen werden. Eventuelle fertilitätsvermindernde Ursachen müssen rechtzeitig bekämpft werden. Unser Wissen von der gesteigerten Empfängnisfähigkeit der Frau direkt nach der Menstruation ist unter jedem Umstand praktisch zu verwerten. Neben anderen Vorteilen, die uns der Krieg gebracht hat, sind wir ja auch in dieser Frage um ein Wesentliches weitergekommen. Er hat uns einen Einblick in die physiologischen Schwankungen der Empfängnisfähigkeit der Frau gebracht. Er hat uns aber auch vielleicht eine Möglichkeit eröffnet, nach unserem Willen Knaben- und Mädchengeburten bis zu gewissem Grade zu regeln. Darin liegt ein großes, soziales Moment. Eine Erhöhung der Knabengeburten als Ersatz für die ungeheuren Männerverluste ist notwendig. Schon im Frieden machte sich der Überschuß an Frauen nach dem 20. Lebensjahre bemerkbar. Der Krieg hat die Verhältnisse noch wesentlich ungünstiger gestaltet. Zum Kind gehören Mann und Frau. Je mehr die Zahl der Männer zurückgeht, um so weniger Ehen werden geschlossen, um so weniger Kinder werden geboren. Der Geburtenrückgang nimmt zu. Die Frage nach dem Ersatze der Männer liegt darum nahe. Mit ihr geht die Frage nach der Geschlechtsbildung des Kindes und letzten Endes nach der willkürlichen Geschlechtsbestimmung des Kindes Hand in Hand. Das ist wieder rein medizinisch. Da beginnt wieder die Mitarbeit des Arztes und Biologen in den Bevölkerungsfragen.

Bedeutung des Kohabitationstermines für die Häufigkeit der Knabengeburten.

Die Geschlechtsbildung des Kindes.

Das Bestreben, einiges Licht in die Vorgänge bei der Geschlechtsbildung des Kindes zu bringen, reicht bis in die ältesten Zeiten zurück. Trotzdem durch Jahrhunderte und Jahrtausende, möchte ich sagen, darauf wissenschaftlich gearbeitet worden ist, gingen die Erfolge nicht über Hypothesen hinaus. Schon Aristoteles, Galen und Hippokrates suchten einige Erklärungen zu bringen. Sie vertraten die von Galen aufgestellte Lehre, daß die Keimdrüsen der rechten Seite zur Zeugung männlicher, die der linken Seite zur Zeugung weiblicher Nachkommen dienen sollten. Diese Anschauung hielt sich bis in die Mitte des 18. Jahrhunderts, bis Haller nachwies, daß bei Erkrankung eines Ovariums der gesunde Eierstock, Knaben und Mädchen erzeugen half. In der zweiten Hälfte des 19. Jahrhunderts wurde mit dem Einsetzen der operativen Aera durch die einseitige Oophorektomie der Beweis dafür experimentell erbracht. Seitdem hat man versucht, alles Mögliche mit der Geschlechtsbildung in Verbindung zu bringen. Man hat versucht, durch allerlei besondere Lebensarten und Verhaltungsmaßregeln einen Einfluß auf die Geschlechtsbildung zu gewinnen und sie somit gleichsam in der Hand zu haben.

Ich will mich hier nur auf die Betrachtungen desjenigen beschränken, was aus neuerer Zeit einigermaßen wissenschaftlichen Wert behalten hat.

Die Geschlechtsbildung des Kindes wurde von der Beschaffenheit, besonders von dem Alter der Eltern abhängig gemacht, wurde mit der Ernährung der ersten Monate in der Schwangerschaft, mit der Art und Weise der Kohabitation und endlich mit der Verschiedenartigkeit der Ovarien und Hoden zusammengebracht.

Durch den Krieg lag es nun nahe, sich von neuem und intensiver denn je mit der Frage der Geschlechtsbildung zu beschäftigen, zu versuchen, ob es in unserer Hand läge, einen willkürlichen Einfluß auf diese Geschlechtsbildung zu besitzen. Ich konnte an der Hand unseres Materials die Frage verfolgen, freilich nur soweit, als sich mir selbst dazu Beobachtungsmöglichkeiten boten. Dazu beobachtete ich:

1. das kindliche Geschlecht in Beziehung zum Alter der Eltern,
2. das Geschlechtsverhältnis der Kinder nach einseitiger Oophorektomie,
3. die Beziehung zwischen der festumschriebenen Kohabitation und den aus diesen Kohabitationen hervorgegangenen Kindern.

Kindliche Geschlechtsbildung und Alter der Eltern.

Der Gedanke, das Alter der Eltern für die Geschlechtsbildung des Kindes verantwortlich zu machen, wurde mit besonderer Vorliebe verfolgt. Ich bin diesen Gedanken so weit nachgegangen, als ich selbst in der Lage war, eigene Beobachtungen zu verwerten. Am bekanntesten für diese Theorie ist das „Hofacker-Sattlersche Gesetz" geworden. Dieses Gesetz stellt folgende Thesen auf:

1. Wenn der Mann älter ist als die Frau, dann entstehen mehr Knaben wie Mädchen.
2. Wenn beide gleich alt sind, entstehen etwas weniger Knaben als Mädchen.
3. Wenn die Frau älter ist als der Mann, werden noch mehr Mädchen als unter 2 erzeugt.

Dieses „Gesetz" wurde aber bald abgeändert und durch die Feststellung Ahlfelds verdrängt, daß ältere Erstgebärende überwiegend häufig Knaben zur Welt bringen sollen, und daß der Überschuß um so größer ist, je höher das Alter der Erstgebärenden wird. Auf Grund der Arbeit von Eckhardt und auf Grund eigener und sonstiger Literaturforschungen hat dann Ahlfeld in seinem Lehrbuche für Geburtshilfe folgende Sätze aufgestellt:

1. Sehr junge Erstgebärende gebären viel Knaben.
2. Erstgebärende in voller Blüte erzeugen mehr Mädchen als Knaben.
3. Das Verhältnis der Knabengeburten zu dem der Mädchen steigt schnell, wenn die Frau bei ihrer ersten Geburt über eine gewisse Altersgrenze, etwa 30 Jahre, hinweg ist.

Die Erstgeburten im Alter von 30–40 Jahren liefern nach Ahlfeld ein Verhältnis zwischen Knaben und Mädchen von 120 und 130: 100, im Alter von 40–50 Jahren ein solches von 130 und 140: 100.

An der Hand nochmals sorgfältig zusammengestellten Materials kommt dann Ahlfeld 1912 zu dem Schluß, daß der von ihm aufgestellte Satz und die Verhältniszahlen nicht so ohne weiteres haltbar seien, wenn sie auch ein großes Stück Wahrheit enthielten.

Auf Grund dieser Beobachtungen dürfte also der Einfluß des mütterlichen Alters, besonders das der Erstgebärenden an erster Stelle bei dem Alter der Eltern in Frage kommen und daher zuerst zu betrachten sein.

Alter der Mutter. In Gemeinschaft mit Rauchales habe ich, um den Einfluß des mütterlichen Alters auf die Geschlechtsbildung des Kindes zu prüfen, die Geburten der Jahre 1905—1914 unserer Klinik zusammengestellt. Da ergaben sich folgende Sexualverhältnisse der Kinder:

Tabelle 44. **Sexualverhältnis bei den Geburten meines Materiales.**

Alle Fälle	9001	4791	4210	113,80 : 100
Erstgebärende	3812	2144	1668	128,54 : 100
Mehrgebärende	5189	2646	2543	104,05 : 100

Es zeigt sich bei dieser nächstliegenden Teilung, daß die Erstgebärende ganz besonders zum Knaben disponiert ist. Natürlich kann bei der Erstgebärenden auch leicht die erste Empfängnis besonders die in der Ehe, wie ich das in meiner Arbeit, Krieg und Knabenüberschuß, bereits eingehend zu beweisen suchte, eine Rolle spielen. Den Haupteinfluß muß man aber doch wohl dem Alter zusprechen. Die erstgebärenden Frauen sind eben jünger als die Mehrgebärenden. Der Einfluß des Alters beweist sich nun vor allem durch die junge Erstgebärende, die einen ganz auffallenden Knabenüberschuß zeigt. Mit zunehmendem Alter, auch der Erstgebärenden, nimmt die Tendenz zur Knabengeburt sichtbar ab. Ja, die ganz alte Erstgebärende neigt sogar mehr zum Mädchen. Das zeigten die Zahlen von Eckardt, Ahlfeld-Bidder und uns, die in der folgenden Tabelle zusammengestellt sind.

Tabelle 45. **Alter der Erstgebärenden und kindliches Geschlecht.**

Mutter	13—19 Jahre			20—29 Jahre			30—39 Jahre			40 u. mehr Jahre		
Kindl. Geschlecht	Kn.	Md.	Kn. a. 100 Md.	Kn.	Md.	Kn. a. 100 Md.	Kn.	Md.	Kn. a. 100 Md.	Kn.	Md.	Kn. a. 100 Md.
Eckardt	295	257	114,8	—	—	—	719	605	118,3	34	43	79,1
Ahlfeld-Bidder	838	819	102,3	3318	2991	110,9	316	309	102,3	13	13	100,0
Rauchales-Siegel	508	217	234,1	1355	1216	111,43	265	218	120,64	16	17	94,1
Zusammen	1641	1293	126,9	4673	4207	111,08	1300	1132	114,8	63	73	86,3

Die Knabenziffer ist bei der hierfür doch sehr hohen Zahl von 14 382 Erstgebärenden für die junge Erstgebärende mit 126,9 am höchsten. Sie sinkt dann bis auf einen kleinen Ausschlag bei den Frauen zwischen 30—39 Jahren dauernd ab. Nach dem 40. Jahr überwiegen die Mädchengeburten. Es besteht also mit dem zunehmenden Alter der Erstgebärenden im allgemeinen eine fallende Tendenz der Knabenziffer, die sich freilich zahlenmäßig nicht festlegen läßt, aber sicherlich da ist.

Diese Schwankungen in Knaben- und Mädchenziffern zeigen sich aber nur bei den Erstgebärenden. Sie treten bei den Mehrgebärenden gar nicht in Erscheinung. Hier vermischt sich eben das Alter viel zu sehr. Das beweist folgende Tabelle, in der 16 214 Mehrgebärende der Ahlfeld-Bidderschen und Rauchales-Siegelschen Beobachtungen gegenübergestellt sind.

Tabelle 46.

Alter der Mehrgebärenden und kindliches Geschlecht.

Mutter	13—19 Jahre			20—29 Jahre			30—39 Jahre			40 u. mehr Jahre		
Kindl. Geschlecht	Kn.	Md.	Kn. a. 100 Md.	Kn.	Md.	Kn. a. 100 Md.	Kn.	Md.	Kn. a. 100 Md.	Kn.	Md.	Kn. a. 100 Md.
Ahlfeld-Bidder	74	58	127,6	3551	3246	109,4	2100	1700	123,5	219	177	123,7
Rauchales-Siegel	12	12	100,0	1205	1163	103,6	1221	1192	102,4	208	176	118,2
Zusammen	86	70	122,9	4756	4409	107,9	3321	2892	114,8	427	353	121,0

Verwertbare Schwankungen in den Knaben- und Mädchenziffern bestehen also nur bei den Erstgebärenden in den verschiedenen Lebensaltern. Nur hier kann ja überhaupt das mütterliche Alter nach Möglichkeit rein zur Geltung kommen.

Danach scheint freilich in der Tat das Alter der Mutter, wenigstens bei der ersten Geburt, einen, wenn auch nicht wesentlichen, so doch deutlichen Einfluß auf die Geschlechtsbildung des Kindes zu haben. Wir dürfen aber nur von einer erhöhten Tendenz der Erstgebärenden zur Knabengeburt überhaupt und von einer Tendenz der Erstgebärenden mit zunehmendem Alter zum allmählichen Fallen der Knaben- und beginnendem Überwiegen der Mädchenproduktion im besonderen sprechen.

Geburtenzahl der Mutter. Nur in einem gewissen Zusammenhange mit dem Alter der Mutter steht folgende Beobachtung, die

Rauchales und ich an unserm Materiale von 9001 Frauen machen konnten. Bei den Erstgebärenden ist die Neigung zum Knabenüberschuß am größten. Mit der zunehmenden Geburtenzahl sinkt der Knabenüberschuß konstant und wird bei der Vielgebärenden durch einen Mädchenüberschuß abgelöst. Das beweist die folgende Tabelle aus den Zahlen unserer Klinik. Hier sind die Frauen nach ihrer Geburtenzahl zusammengestellt worden.

Tabelle 47. **Geburtenzahl der Mutter und kindliches Geschlecht.**

Zahl der Geburten	Knaben	Mädchen	Knaben auf 100 Mädchen
I	2144	1668	128,5
I—V	4271	3511	121,6
VI—X	440	411	107,1
XI—XX	80	82	97,6

Vielgebärende Frauen bringen also nach dieser Tabelle im Verhältnis zu den Mädchen weniger Knaben als die Weniggebärenden, die Weniggebärenden weniger als die Erstgebärenden hervor. Es besteht also eine systematische Abstaffelung der Knabengeburten mit der steigenden Geburtenzahl der Mutter. Entsprechend staffelt sich die Mädchengeburt mit der steigenden Konzeptionsnummer der Frau auf. Vielgebärende sind älter als Weniggebärende, diese wieder älter als Erstgebärende. Also auch hier spielt vielleicht wieder das Alter der Mutter bei der Geburt mit in die Geschlechtsbildung des Kindes hinein, wird vielleicht ausschlaggebender Faktor.

Alter des Vaters. Dagegen tritt der Einfluß des väterlichen Alters auf die Geschlechtsbildung des Kindes scheinbar nicht so deutlich hervor. Wir besitzen dafür eigentlich nur die Angaben von Göhlert und Hofacker.

Nach Göhlert tritt das Maximum des Sexualverhältnisses zugunsten der Knaben ein, wenn der Mann im 30. bis 35. Lebensjahre steht.

Hofacker dagegen gab folgende Beziehungen:

Alter des Vaters Jahre	Zahl der Fälle	Sexualverhältnisse
24—36	1193	100 : 100
36—48	683	114 : 100
48—60	105	169 : 100

Ich habe zu dieser Frage in Gemeinschaft mit Behm bei 3000 aufeinanderfolgenden Geburten unserer Klinik für je 1500 Knaben- und Mädchengeburten das Alter des Vaters berücksichtigt. Hier ist gar kein Unterschied zugunsten eines bestimmten Geschlechts zu finden. Wir können also bei einem Vergleich gleichgroßer Zahlen von Knaben- und Mädchengeburten keinen Einfluß des väterlichen Alters finden. Da uns diese Art der Beobachtungsweise als allein richtig erscheint, glauben wir also nicht an einen Einfluß des väterlichen Alters auf die Geschlechtsbildung des Kindes.

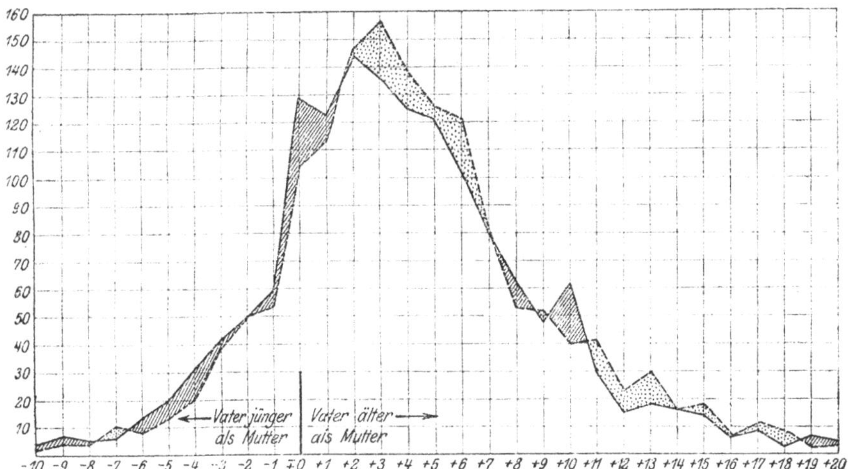

Kurve 27. Einfluß der Altersdifferenz der Eltern auf die Geschlechtsbildung der Kinder nach Jahren. Ist der Vater 2—6 Jahre älter als die Mutter, dann überwiegen deutlich die Mädchen = 90,9 Kn. : 100,0 Md. Ist der Vater 1 Jahr älter, gleichalt oder jünger als die Mutter, dann überwiegen die Knaben = 115,8 Kn. : 100,0 Md. (Der Überschuß an Knabengeburten ist durch die schraffierten Felder, der Überschuß der Mädchengeburten durch die punktierten Felder zum Ausdruck gebracht. Je 1500 Knabengeburten sind je 1500 Mädchengeburten direkt gegenübergestellt)

Altersdifferenzen der Eltern. Eine wesentliche Rolle scheint dagegen die Altersdifferenz der Eltern, also das relative Alter der Eltern, zu spielen. Wenn man aus diesen ebengenannten 3000 Fällen bei den Knaben- und Mädchengeburten die Altersdifferenz der Eltern ausrechnet, dann ergibt sich folgende Tabelle 48:

Bei einem höheren Alter des Vaters von 2—6 Jahren gegenüber der Mutter besteht mit dem Sexualverhältnis 90,9 Kn. : 100 Md., eine erhöhte Neigung zur Mädchengeburt. Wenn dagegen die Eltern gleichaltrig, die Mutter ein Jahr jünger oder älter als der Vater ist, dann besteht mit einem Sexualverhältnis 115 Kn. : 100 Md., eine Neigung zur Knabengeburt. Diese Erscheinung ist wiederum

Tabelle 48. **Altersdifferenz der Eltern**

	—15 und darunter	—14	—13	—12	—11	—10	—9	—8	—7	—6	—5	—4	—3	—2	—1	0	+1	+2	+3	+4	+
Zahl der Knaben	1	—	—	—	2	4	7	5	6	14	20	31	32	50	59	129	122	144	135	125	12
Zahl d. Mädchen	**1**	—	**1**	**2**	**1**	**2**	**4**	**4**	**10**	**8**	**13**	**20**	**29**	**50**	**53**	**104**	**114**	**147**	**157**	**138**	**12**

nicht zahlenmäßig festzulegen, und nur als eine Tendenz zur erhöhten Knaben- resp. erhöhten Mädchengeburt zu bezeichnen. Die graphische Darstellung in der Kurve 27 veranschaulicht das ohne weiteres.

Ist dagegen der Vater mehr als 7 Jahre älter wie die Mutter, dann tritt wieder eine besondere Neigung zur Knabengeburt ein.

Diese letzte Beobachtung stimmt mit der von Kisch aufgestellten These überein: „Wenn der Mann mindestens um 10 Jahre älter ist als die Frau und diese sich in den Jahren der höchsten Produktionskraft befindet (d. h. 20—25 Jahre alt ist), so entstehen ganz bedeutend mehr Mädchen".

Dagegen möchte ich freilich nicht unbetont lassen, daß sich meine Zahlen im Gegensatz zu Hofacker und Sadler und einigen andern Autoren stellen, die ich in der folgenden Tabelle zusammenfasse.

Tabelle 49.

Alter der Eltern und kindliches Geschlecht.

Beobachter	Vater älter	Beide gleichalt	Mutter älter	Sexualverhältnis	Zahl der Fälle
Hofacker	117,8	92,0	90,6	107,5	1 996
Sadler	121,4	94,8	86,5	114,7	2 068
Göhlert	108,2	93,3	82,6	105,3	4 584
Noirot	99,7	—	116,0	103,5	4 000
Segoyt Calais	109,9	107,9	101,6	107,9	6 000
Segoyt Paris	104,4	102,1	97,5	102,9	52 311
Breslau	103,9	103,1	117,6	106,6	8 084
Siegel-Behm	95,3	124,0	111,1	—	3 000

Es stimmen also im Prinzip mit unsern Zahlen die von Noirot und Breslau überein. Ich glaube, daß eben auch bei dieser Beobachtung unbedingt nur gleiche Zahlen von Mädchengeburten und Knabengeburten gegenübergestellt richtige Resultate ergeben. Wenigstens wären Parallelbeobachtungen in dieser Form zur Lösung der Frage dringend erwünscht.

und kindliches Geschlecht.

+6	+7	+8	+9	+10	+11	+12	+13	+14	+15	+16	+17	+18	+19	+20	+21	+22	+23	+24	+25	+26	+27 und darüber	
101	81	62	48	62	30	15	18	16	18	7	9	3	7	5	1	2	4	—	—	—	4	= 1500 Kn.
121	**80**	**53**	**52**	**40**	**41**	**23**	**30**	**16**	**14**	**6**	**11**	8	**2**	**3**	**4**	**3**	**4**	**3**	—	—	**2**	= 1500 Md.

Wir müssen uns bei diesen statistischen Berechnungen, so interessant sie an und für sich auch sind, aber immer klar bleiben, daß Alter der Eltern und Geburtenzahl höchstens Komponenten der Ursachen für die kindliche Geschlechtsbildung sind. Sie werden die Fragen über das Wesen der kindlichen Geschlechtsbildung niemals lösen und praktisch nie für eine willkürliche Geschlechtsbestimmung verwertbar sein. Dazu sind die Differenzen der Sexualverhältnisse zu gering. Es kommt immer nur auf eine Tendenz zum Fallen oder Steigen des einen oder anderen Geschlecht hinaus. Der praktische Wert dieser Untersuchungen wird daher in beschränkten Grenzen bleiben.

Kindliche Geschlechtsbildung und einseitige Oophorektomie.

Die Ansicht, daß jedes Ovarium nur eingeschlechtliche Eier produzieren soll, beispielsweise das linke Ovarium weibliche, das rechte männliche, stammt aus dem Altertum und hat die Medizin lange beherrscht. Durch die moderne Operationstechnik wurde diese Ansicht widerlegt. Frauen nach einseitiger Oophorektomie bekamen Kinder beiderlei Geschlechtes, wie ich das schon betonte. Trotzdem durch diese Tatsache diese Hypothese fiel, konnte sich ein Teil der Beobachter von dem früheren Gedanken doch nicht so recht befreien. An Stelle der Ovarien setzten sie einfach Ovula und sprachen von prädestinierten, präformierten männlichen und weiblichen Eiern. Der Hauptverteidiger dieser Ansicht ist Schöner. Er hat in großen Zahlenreihen ein Zahlenverhältnis aufgestellt, nach dem die Abstoßung weiblicher und männlicher Eier in gesetzmäßiger Folge stattfinden soll. Durch die durch eine Geburt bestimmte Geschlechtlichkeit des betreffenden kopulierten Ovolums und durch Einreihung dieses jetzt geschlechtlich bestimmten Eies als Ausgangspunkt in seine Zahlenreihe soll es dann nach Schöner im Belieben des Menschen stehen, Knaben und Mädchen zu erzeugen. Es ist also nach Schöner unmöglich, das Geschlecht des ersten Kindes vorauszubestimmen. Hat das erste Kind aber einmal die Geschlechtlichkeit des dadurch bekannten Ovolums aus einer bekannten Ovulation fixiert, dann sollte eine willkürliche Beeinflussung der Geschlechtsbildung möglich sein. Wenn auch die Schönersche Theorie heute genau so widerlegt ist wie die der geschlechtlich getrennten Ovula für jedes Ovarium, so liegt doch der Gedanke nahe, daß irgendeine tatsächliche Beobachtung zu diesen Ansichten verleitet hat.

Ich habe daher mit Neser die einseitig bei uns oophorektomierten Frauen nachbeobachtet und konnte an demselben Material, das ich schon früher bei den Ovarialtumoren verwertete, bei 35 Frauen das Geschlecht der nach der Operation geborenen Kinder feststellen.

Die Frauen haben nun neben nur eingeschlechtlichen Kindern wahllos Knaben und Mädchen geboren, so daß auch unser Material zeigt, daß die einzelnen Ovarien zur Zeugung von Eiern eines bestimmten Geschlechtes sicher nicht prädestiniert sind.

Von 20 Frauen mit rechtsseitiger Oophorektomie wurden 17 Knaben und 23 Mädchen, von 15 Frauen mit linksseitiger Oophorektomie 16 Knaben und 19 Mädchen geboren.

Es fällt hier freilich auf, daß ein erheblicher Mädchenüberschuß erzielt wurde, und zwar ist das Verhältnis 33 Knaben zu 42 Mädchen. Bei der genauen Beobachtung des Materials zeigt sich aber noch etwas Besonderes. Es kamen nämlich als erste Kinder nach der Operation 22 Mädchen und 13 Knaben.

Diese beiden Beobachtungen zeigen, daß einmal nach der einseitigen Oophorektomie eine erhöhte Tendenz zur Mädchengeburt besteht, und daß diese Mädchen in einem ganz besonders hohen Prozentsatz erste Kinder nach der Operation sind. Natürlich wird auch hierfür eine zahlenmäßige Festlegung nicht möglich sein. Es handelt wiederum nur um eine tatsächliche Erscheinung, die praktisch noch keine Möglichkeit einer Vorausbestimmbarkeit des kindlichen Geschlechtes bildet.

Kindliche Geschlechtsbildung und Kohabitationstermin.

(Reifezustand des Eies und Geschlechtsbildung des Kindes.)

Die Kenntnis, daß die Befruchtung bei den Tieren an eine ganz eng umschriebene Zeit, an die Brunst gebunden ist, und daß die Kontrolle der aus der bekannten Belegungszeit erzielten Tiere auf das Geschlecht ermöglicht ist, brachte mich auf den Gedanken, nachzusehen, ob man aus fixierten Kohabitationszeiten keine Aufschlüsse über die Geschlechtsbildung auch beim Menschen erhalten könnte. Der Krieg setzte uns in die Lage, für einen gewissen großen Teil der Menschen analog wie beim Tiere gleichsam im ungewollten Experiment, die Kohabitationen festzulegen. Nichts ist eigentlich naheliegender als bei verheirateten Frauen, bei denen nach einem kurzfristigen Urlaub des Mannes eine Schwängerung eintritt, diese Schwangerschaft auf diesen Urlaub zurückzuführen. So ist die Möglichkeit, bestimmte Kohabitationszeiten bei den Eheleuten ohne jede Indiskretion zu erlangen, gegeben. Wir können gleichsam eine Regelung des Geschlechtsverkehrs notieren, und wenn die Frau in unsere Beobachtung kommt, den Geschlechtsverkehr in Vergleich zu ihrer letztgehabten Menstruation stellen. Der Gedankengang ist einfach und natürlich.

Die Beobachtungen am Tiere hatten nun gezeigt, daß die Tiere, die frühzeitig in der Brunst besprungen werden, in ihrer Nachkommenschaft ein ganz anderes Geschlechtsverhältnis zeigten wie die, die erst spät in der Brunst besprungen wurden. Alle Angaben darüber sind mir sicherlich nicht bekannt. Ich muß mich daher nur auf die mir zur Verfügung stehenden Beobachtungen und Mitteilungen beschränken.

Die ersten Aufzeichnungen finden sich bei Thuri. Er hatte die Beobachtung gemacht, daß frühzeitig in der Brunst besprungene Kühe Kuhkälber, spätbesprungene Kühe Stierkälber werfen. Das ist eine Beobachtung, die in jüngster Zeit von Pearl und Salaman bestätigt wurde. Die beiden Autoren gaben an, daß nach den Berichten des Biological Laporatomy of the Maine agricultural Experiment Station Nr. 48

bei frühzeitiger Befruchtung der Tiere in der Brunst	75,3
bei Befruchtung inmitten der Brunst	115,5
und bei Befruchtung gegen Ende derselben	175,0

Männchen gegenüber 100 Weibchen geboren werden.

Endlich haben mir Tierzüchter mitgeteilt, daß Hündinnen, wenn sie früh in ihrer Läufigkeit gedeckt werden, vorwiegend weibliche, wenn sie spät in ihrer Läufigkeit gedeckt werden, vorwiegend männliche Tiere hervorbringen.

Diese drei Beobachtungen zeigen, daß unter den Tieren umso mehr männliche Tiere zur Welt kommen, je größer der Zeitraum zwischen dem Beginn der

Brunst und der Befruchtung ist. Schon Thuri schloß aus seinen Beobachtungen, und dieser Schluß wird durch die beiden weiteren Mitteilungen bestätigt, daß bei den spät in der Brunst besprungenen Tieren, bei denen die Ovula zur Zeit der Kopulation älter sind, d. h. einen höheren Reifezustand erreicht haben, aus diesen kopulierten überreifen Eiern vorwiegend männliche Tiere entstehen. Die Folge dieser Überlegungen und Beobachtungen führt zu der Annahme, daß die Geschlechtsbildung der Tiere durch den Reifezustand des Eies bestimmt ist, den das Ei jeweils bei der Kopulation einnimmt. Für diese Vermutung, die schon Thuri als erster ausgesprochen hatte, suchten Pflüger und später R. Hertwig den Beweis experimentell zu erbringen.

Pflüger führte beim Froschei dadurch künstlich Überreife herbei, daß er brünstige Weibchen vom Männchen trennte und sie so zwang, ihre Eier über die Normalzeit im Uterus zu halten. Wenn nun solche überreif gewordenen Eier befruchtet wurden, dann ergaben sich in der Mehrzahl Männchen.

Ganz entsprechende Untersuchungen führte R. Hertwig in systematischer Weise aus. Es gelang ihm dabei in der Tat, bei der Befruchtung überreifer Eier regelmäßig einen ganz besonders hohen Prozentsatz an Männchen zu erzielen. In zwei Versuchen ließ er das erste Mal normale Befruchtung und das zweite Mal bei 54 bzw. 64 Stunden künstlich zurückgehaltenen Eier Befruchtung eintreten. Das Geschlechtsverhältnis der aus den ersten Eiern gezogenen Tiere betrug 89 Weibchen und 99 Männchen, das aber aus der Befruchtung überreifer Eier 24 Weibchen und 177 Männchen.

Noch hervortretender ist das Resultat, das Kuschakewitsch bei der Wiederholung des gleichen Versuches erzielte. Hier war das Ergebnis der Normalkultur 53 Weibchen zu 58 Männchen. Die Eier des gleichen Weibchens, die dagegen 89 Stunden zurückgehalten wurden, lieferten 299 Männchen und gar keine Weibchen (neben einem bilateralen Hermaphroditen). Das Ergebnis von Kuschakewitsch war dadurch einwandfrei, daß die Sterblichkeit bei beiden Kulturen nur 6 resp. 4% betrug.

Ein neuester Versuch von R. Hertwig ergab endlich bei der ersten normalen Befruchtung 185 Weibchen zu 164 Männchen, während die Befruchtung überreifer Eier nach 94 Stunden ausschließlich 271 Männchen lieferte. Es zeigte sich also bei allen diesen

Versuchen am Frosch ein deutliches Prävalieren der Männchen aus den überreifen Eiern.

Hertwig faßt diesen Erfolg so auf, daß die Überreife des Eies einen richtenden Einfluß auf die Reifeteilung ausübt. Die Keimzellen besitzen danach keine speziellen prädestinierten Männchen- oder Weibchen-Geschlechtseigenschaften, sondern, und das ist das Wesentliche, das Geschlecht wird aus dem Zeitpunkte der Kopulation bestimmt.

Scheinbar liegt also wohl die geschlechtsbestimmende Kraft im Ei. Das Ei ist aber nicht zu einem bestimmten Geschlecht präformiert, wie Schöner annimmt, sondern die geschlechtsbestimmende Kraft im Ei wird erst mit dem jeweiligen Reifezustand des Eies durch den Zeitpunkt der Kopulation gleichsam geweckt.

Von diesen Beobachtungen ausgehend, habe ich nun versucht, meine Fälle in gleichem Sinne zu verwerten. Es ist bekannt, daß der Follikelsprung nach den Arbeiten von L. Fränkel, Robert Meyer, Aschoff, Marcotty, Schröder u. a. ungefähr in die Mitte des Menstrualintervalls fällt. Eine Einigung über den Zeitpunkt selbst ist noch nicht erzielt. Vielleicht bestehen darin individuelle Schwankungen. Jedenfalls aber fällt er bei regelmäßig, im 28-Tage-Zyklus, menstruierenden Frauen in die Zeit vom 10. bis 15. Tage nach Menstruationsbeginn. In den Tagen kurz nach dem Follikelsprung müssen also demnach junge Eier vorhanden sein.

Daraufhin hatte ich 1915 eine damals freilich sehr kleine Zahl von Beobachtungen über die Vorausbestimmung des kindlichen Geschlechtes bekannt gegeben. Ich teilte die Zeit des Menstrualintervalls in zwei Hälften und fand dabei, daß regelmäßig menstruierende Frauen kurz nach dem Follikelsprung, also ungefähr vom 15. Tage nach Menstruationsbeginn ab, bei ausschließlich auf den zweiten Teil des Menstruationsintervalls fallenden Kohabitationen in einem auffallend erhöhten Prozentsatz Mädchen bekamen.

Auf diese seltsame Beobachtung hin habe ich dann eine eingehendere Teilung des Menstruationsintervalls vorgenommen, die ich nach den neuesten Beobachtungen noch etwas weiter ausdehnte. Ich teilte die Zeiten, in denen Kohabitationon stattfanden, in folgende drei Teile ein, nämlich in einen ersten Teil, die Zeit vom 1. bis 9. Tag nach Menstruationsbeginn, in einen zweiten Teil, die Zeit vom 10. bis 14. Tag nach Menstruationsbeginn, und in einen dritten Teil, die Zeit vom 15. bis 23. Tag nach Menstruationsbeginn. Ich glaubte nun, daß sich ein vierter Teil vom 23. bis 28. Tag nach Menstruationsbeginn erübrigen würde, weil da nach meinen früheren Beobachtungen temporäre Sterilität des Weibes zu bestehen schien. Mit der Zunahme meiner Fälle auf 300 hat sich diese Ansicht aber nicht ganz halten können. Es kamen mir vereinzelte Fälle zu Gesicht, in denen auch im Prämenstruum Konzeptionen eintraten. Die Konzeptionschance ist da nach dem heutigen Stande meiner Beobachtungen freilich nur 3 bis 5%. Darum habe ich eine weitere Teilung vorgenommen, einen vierten Abschnitt vom 24. bis 26. Tag und einen fünften Teil nach dem 26. Tage eingefügt.

In diese Einteilung hinein habe ich nun diejenigen Fälle rubriziert, in denen bei Frauen von Kriegsurlaubern mit bestimmt fixierten Kohabitationszeiten die mögliche Kohabitation in diese Zeiten fielen. Durch diese engere Umgrenzung wird mein Material noch kleiner, als es schon bei der Kohabitationskurve ist. Aber ich verfüge heute doch schon über 180 Fälle. Diese 180 Fälle verteilen sich, wie die Tabelle 50 zeigt, folgend:

In der Rubrik 1, d. h. aus den Kohabitationen vom 1. bis 9. Tag, erhielt ich 66 Knaben und 17 Mädchen; in der Rubrik 2, d. h. vom 10. bis 14. Tag Postmenstruationsbeginn, entstanden 20 Knaben und 26 Mädchen; in der Rubrik 3, d. h. vom 15. bis 23. Tag Postmenstruationsbeginn, entstanden 9 Knaben und 37 Mädchen. Entsprechend der geringen Zahl der Konzeptionen im Prämenstruum konnte ich für die Rubrik 4, d. h. vom 24. bis 26. Tag nach Menstruationsbeginn, keine Fälle bekommen; dagegen wurden aus Kohabitationen in Rubrik 5, d. h. nach dem 27. Tage, 5 Knaben geboren. Diese Gesamtzahlen zeigen für die Rubrik 1 mit Wahrscheinlichkeit von 80% Knaben, in der Rubrik 3 mit Wahrscheinlichkeit von 81% Mädchen und in der Rubrik 5 mit 100% Wahrscheinlichkeit Knaben. Die Rubrik 2 (und vielleicht auch 4) bildet gleichsam eine Übergangszeit, die wahrscheinlch durch die individuelle Verschiedenheit des Follikelsprunges bei den einzelnen Individuen bedingt wird und in der Knaben und Mädchen scheinbar in annähernd gleichem Verhältnis geboren werden.

Natürlich muß man hier berücksichtigen, daß bei der Aufstellung meiner Tabelle leicht Fehler unterlaufen können, die aber,

Tabelle 50.

Gesamtfälle: Kindliche Geschlechtsbildung und Kohabitationstermin.

Die Kohabitation fand zwischen folgenden Tagen nach Beginn der letzten Menses statt:						
1.—9.		10.—14.		15.—23.		27.— weiter
Knabe	Mädchen	Knabe	Mädchen	Knabe	Mädchen	Knabe
Knabe	Mädchen	Knabe	Mädchen	Knabe	Mädchen	Knabe
Knabe	Mädchen	Knabe	Mädchen	Knabe	Mädchen	Knabe
Knabe	Mädchen	Knabe	Mädchen	Knabe	Mädchen	Knabe
Knabe	Mädchen	Knabe	Mädchen	Knabe	Mädchen	Knabe
Knabe	Mädchen	Knabe	Mädchen	Knabe	Mädchen	100 %
Knabe	Mädchen	Knabe	Mädchen	Knabe	Mädchen	
Knabe	Mädchen	Knabe	Mädchen	Knabe	Mädchen	
Knabe	Mädchen	Knabe	Mädchen	Knabe	Mädchen	
Knabe	Mädchen	Knabe	Mädchen		Mädchen	
Knabe	Mädchen	Knabe	Mädchen		Mädchen	
Knabe	Mädchen	Knabe	Mädchen		Mädchen	
Knabe	Mädchen	Knabe	Mädchen		Mädchen	
Knabe	Mädchen	Knabe	Mädchen		Mädchen	
Knabe	Mädchen	Knabe	Mädchen		Mädchen	
Knabe	Mädchen	Knabe	Mädchen		Mädchen	
Knabe	Mädchen	Knabe	Mädchen		Mädchen	
Knabe		Knabe	Mädchen		Mädchen	
Knabe		Knabe	Mädchen		Mädchen	
Knabe		Knabe	Mädchen		Mädchen	
Knabe			Mädchen		Mädchen	
Knabe			Mädchen		Mädchen	
Knabe			Mädchen		Mädchen	
Knabe			Mädchen		Mädchen	
Knabe			Mädchen		Mädchen	
Knabe			Mädchen		Mädchen	
Knabe					Mädchen	
Knabe					Mädchen	
Knabe					Mädchen	
Knabe					Mädchen	
Knabe					Mädchen	
Knabe					Mädchen	
Knabe					Mädchen	
Knabe					Mädchen	
Knabe					Mädchen	
Knabe					Mädchen	
Knabe					Mädchen	
Knabe					81 %	
Knabe						
Knabe						
Knabe						
Knabe						
Knabe						
Knabe						
Knabe						
Knabe						
Knabe						
Knabe						
Knabe						
Knabe						
Knabe						
Knabe						
Knabe						
Knabe						
Knabe						
Knabe						
Knabe						
Knabe						
Knabe						
Knabe						
Knabe						
Knabe						
Knabe						
Knabe						
Knabe						
Knabe						
80 %						

wie ich gleich zeige, meine Theorie höchstens zu ihren Ungunsten beeinträchtigen. Vielleicht wird die Kurve klarer und einleuchtender, wenn in Zukunft diese Fehler ausgeschaltet werden können.

Es ist nämlich ziemlich schwer, von den Frauen den letzten Menstruationsbeginn zu erfahren. Je weniger sich die Frau mit der Periode beschäftigt, um so ungenauer werden ihre Angaben darüber. Im allgemeinen ist nun anzunehmen, daß die Angaben der verheirateten Frauen genauer sind als die der nichtverheirateten. Außer Erinnerungstäuschungen, die auch bei verheirateten Frauen nicht fehlen, kommt bei der unverheirateten Frau, wenn man sie genau ausfrägt, sicher noch das instinktive Empfinden hinzu, unsere Fragen hätten irgend etwas mit ihrem unehelichen Verkehr oder mit Alimentationsfragen zu tun. Dadurch entstehen bei den ledigen Mädchen bewußt oder unbewußt Verschleierungen des Menstruationstermines. Außerdem achtet die Ledige viel weniger auf ihre Periode. Daß diese Momente nicht unwesentlich sind, zeigt sich, wenn ich aus meinen Gesamtzahlen in nebenstehender Tabelle 51 die Ehelichen herausnehme und allein berücksichtige.

Waren schon bei den Gesamtfällen mit 80%, 81% und 100% die Ergebnisse gut, so werden sie bei alleiniger Berücksichtigung der verheirateten Frauen mit 89%, 91% und 100% Wahrscheinlichkeit der Vorausbestimmbarkeit von Knaben und Mädchen sehr gut. Die Fehler gehen also fast ausschließlich auf Kosten der Unehelichen. Der Unterschied in den Angaben zwischen Ehelichen und Unehelichen zeigt aber auch, wie schwer es ist und wie sorgfältig vorgegangen werden muß, um nach Möglichkeit genaue Angaben zu erreichen. Er erklärt auch, warum ich aus zweiundeinhalbjähriger Beobachtung bei persönlichen Rundfragen an über 4000 Frauen nur 180 Fälle verwerten konnte.

Das sind also die tatsächlichen Beobachtungen, an denen nichts zu ändern ist.

Meine Zahlen sind noch nicht abgeschlossen. Solange der Krieg dauert, werde ich noch immer neue, nach Möglichkeit einwandfreie Fälle sammeln können. Ich darf aber annehmen, daß im Prinzip keine wesentlichen Änderungen mehr eintreten werden. Dafür sind mir auch die Fälle von Pryll ein weiterer Beweis. Wenn diese Fälle von Pryll auf die Reife des Eies bei der Kopulation nach meiner Auffassung untersucht werden, dann hatte auch

Tabelle 51.

Eheliche allein: Kindliche Geschlechtsbildung und Kohabitationstermin.

Die Kohabitation fand zwischen folgenden Tagen der Menstruation statt:						
1.—9.		10.—14.		15.—22.		27.—weiter
Knabe	Mädchen	Knabe	Mädchen	Knabe	Mädchen	Knabe
Knabe	Mädchen	Knabe	Mädchen	Knabe	Mädchen	Knabe
Knabe	Mädchen	Knabe	Mädchen	Knabe	Mädchen	Knabe
Knabe	Mädchen	Knabe	Mädchen		Mädchen	Knabe
Knabe	Mädchen	Knabe	Mädchen		Mädchen	100%
Knabe		Knabe	Mädchen		Mädchen	
Knabe		Knabe	Mädchen		Mädchen	
Knabe		Knabe	Mädchen		Mädchen	
Knabe		Knabe	Mädchen		Mädchen	
Knabe		Knabe	Mädchen		Mädchen	
Knabe		Knabe	Mädchen		Mädchen	
Knabe		Knabe	Mädchen		Mädchen	
Knabe			Mädchen		Mädchen	
Knabe					Mädchen	
Knabe					Mädchen	
Knabe					Mädchen	
Knabe					Mädchen	
Knabe					Mädchen	
Knabe					Mädchen	
Knabe					Mädchen	
Knabe					Mädchen	
Knabe					Mädchen	
Knabe					Mädchen	
Knabo					Mädchen	
Knabe					Mädchen	
Knabe					Mädchen	
Knabe					Mädchen	
Knabe					Mädchen	
Knabe					Mädchen	
Knabe					90%	
Knabe						
Knabe						
Knabe						
Knabe						
Knabe						
Knabe						
Knabe						
Knabe						
Knabe						
Knabe						
89%						

Pryll aus jungen Eiern in 71% Mädchen, aus überreifen Eiern in 84% Knaben bekommen. Der Unterschied zwischen ihm und mir besteht nur in der Auffassung, wie ich das an anderer Stelle ausführlich beweisen konnte und nicht in tatsächlichen objektiven Abweichungen.

Ich möchte nur anhangweise erwähnen, daß mir auf meine Veröffentlichungen hin 20 Mitteilungen über Fälle von fixierten Kohabitationsterminen und kindlicher Geschlechtsbildung zugingen, die bis auf einen in meine Beobachtungen hineinpaßten. Ich bin für derartige Mitteilungen immer dankbar, wenn ich sie auch nur bedingt verwerten kann, da sie eine Auswahl darstellen. Mein selbst beobachtetes Material dagegen ist wahllos gesammelt. Es ist jeder Fall, wie er kam, genommen worden. 80% *der Fälle*, und darauf lege ich einen ganz besonderen Wert, *wurden von mir vor der Geburt des Kindes den entsprechenden Rubriken zugeteilt.* Es trat dadurch eine tatsächliche Vorausbestimmung des kindlichen Geschlechtes ein, indem ich mich durch Einträge in die Journale und Mitteilungen an die Eltern bereits *vorher* festlegte. Nur in 20% geschah die Einreihung erst nach der Geburt. Dadurch wurde meines Erachtens die Objektivität meiner Beobachtungen wesentlich garantiert und vor allem kontrolliert.

Die Erklärung des Zusammenhanges zwischen Kohabitationstermin und kindlicher Geschlechtsbildung.

Meine Erklärung für den Zusammenhang zwischen Kohabitationstermin und kindlicher Geschlechtsbildung kann auch heute noch nur hypothetisch sein. Sie ändert aber an den tatsächlichen Beobachtungen nichts, auch wenn sie falsch wäre. Ich habe versucht, sie in Anlehnung an die Beobachtungen beim Tiere zu bringen. Zu diesem Zwecke habe ich bei der folgenden Kurve 28 in meine früher gebrachte Kohabitationskurve (Kurve 11) die Zeiten des wahrscheinlichen Follikel-

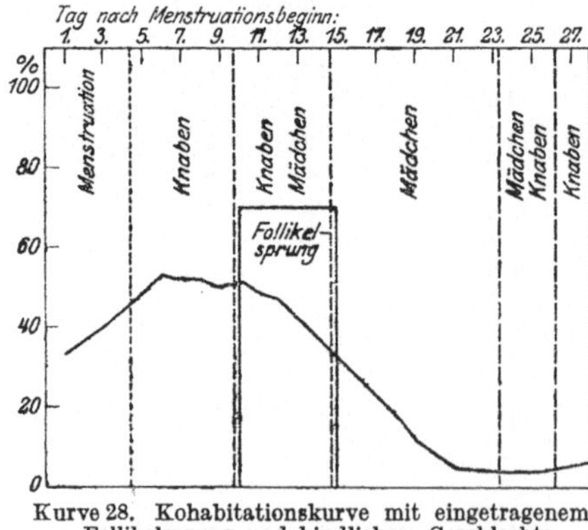

Kurve 28. Kohabitationskurve mit eingetragenem Follikelsprung und kindlichem Geschlechte.

sprunges eingezeichnet, der ungefähr zwischen dem 10.—15. Tage stattfindet.

Außerdem ist die Kurve durch die 4 gestrichelten Senkrechten in 5 Teile geteilt worden, nämlich in den 1. bis 9. Tag mit der Einschrift „Knaben", in den 10. bis 14. Tag mit der Einschrift „Knaben und Mädchen", in den 15. bis 23. Tag mit der Einschrift „Mädchen", in den 24. bis 26. Tag mit der Einschrift „Knaben und Mädchen" und in den 27. bis weiteren Tag mit der Einschrift „Knaben". Das soll darstellen, daß in diesen Zeiträumen das eingeschriebene Geschlecht prävaliert resp. sich in Rubrik 2 und 4 annähernd die Wage hält.

Wenn wir nun nach den Beobachtungen von R. Hertwig annehmen, daß aus der Kopulation eines jungen weiblichen Eies Mädchen entstehen, so sieht man bei Betrachtung meiner Kurve sofort, daß sich tatsächlich der Zeitabschnitt mit den Mädchen direkt an den Follikelsprung anschließt, wo das Ei soeben frei geworden ist. Aus einer Kohabitation vielleicht am 15. Tage Postmenstruationsbeginn wandern die Spermien durch den Genitaltrakt aufwärts und treffen das Ei. Die Kopulation findet also zeitig nach der Ovulation statt. Es kommt ein Mädchen. Das leuchtet ein.

Schwieriger werden die Erklärungen für die Entstehung der Knaben. Hier müssen wir vielleicht mit einigen alten Anschauungen brechen. Die Knaben entstehen aus Kohabitationen die kurz vor der Menstruation oder zwischen Menstruation und Follikelsprung stattfinden. Sie sind nach den Hertwigschen Versuchen beim Frosch an überreife Eier gebunden.

Nach den 1913 von Höhne und Behne angestellten und 1914 veröffentlichten Versuchen über die Lebensdauer der Spermatozoen im weiblichen Genitaltrakt geht aber mit großer Wahrscheinlichkeit hervor, daß die Spermatozoen spätestens 48 Stunden nach der Kohabitation bei der lebenden, nicht schwangeren Frau zugrunde gehen, wenn es zu keiner Kopulation gekommen ist. Graf Spee hat diese Untersuchungen durch Aufnahme in seine Arbeit über die Physiologie der Schwangerschaft im Döderleinschen Handbuch als richtig angenommen und schließt sich dieser Anschauung an unter ausdrücklicher Betonung, daß es im Tierreich beispielsweise bei den Bienen, Fledermäusen und Hühnern anders sein kann.

Wenn demnach nun am 5. Tag nach Menstruationsbeginn eine

Kohabitation stattfindet, so sind nach diesen Untersuchungen am 8. Tage aus dieser Kohabitation keine Spermatozoen mehr im weiblichen Genitaltrakt, sondern alle sind der Phagozytose der Leukozyten in der Bauchhöhle zum Opfer gefallen. Nach meinen tatsächlichen Beobachtungen aber kommen aus diesen Kohabitationen Knaben. Da nun einerseits der Follikelsprung noch nicht stattgefunden hat, da anderseits die Spermatozoen vor dem Follikelsprung zugrunde gehen müßten, wenn keine Befruchtung einträte, und da endlich nach meiner tatsächlichen Beobachtung aus einer solchen Kohabitation ein Knabe entsteht, bleibt nur die Möglichkeit übrig, daß ein Ei aus einem vorhergehenden Follikelsprung vorhanden ist. Es muß demnach dies Ei die letzte Menstruation überdauert haben.

Nehmen wir nun den Fall an, daß sich das Ei aus dem Follikelsprung, wenn es nicht befruchtet wird, bis nach der nächsten Menstruation hält, dann würde es, wenn der Follikelsprung z. B. am 15. Tag stattgefunden hätte und die nächste Menstruation 4 Tage dauerte, am ersten menstruationsfreien Tage 19 Tage alt sein. Es wäre jetzt ein überreifes Ei im Sinne Hertwigs zu dem aus der Kohabitation an diesem Tage ein frischer Spermatozoon hinzutritt. Nach den Hertwigschen Untersuchungen müßte jetzt ein männliches Individuum entstehen und tatsächlich kamen jetzt auch in meiner Rubrik, wo die überreifen Eier aus dem letzten Follikelsprung noch vorhanden sein müßten, überwiegend Knaben.

Etwas einfacher liegen die Verhältnisse für die letzten 1—2 Tage vor Menstruationsbeginn. Der Übergang des Eies in die Überreife scheint individuell etwas verschieden im Prämenstruum stattzufinden. Mit Einsetzen der Menses ist das Ei überreif. Findet nun 1—2 Tage vor der Menses die zur Konzeption führende Kohabitation statt, dann erreicht der Spermatozoon das Ei beim oder kurz nach dem Einsetzen der Menstruation. Es ist überreif. Seine Kopulation ergibt einen Knaben.

Die Vorgänge der Erzielung von Knaben und Mädchen sollen noch einmal in den folgenden beiden Kurven 29 und 30 bildlich dargestellt werden.

Die Bildung des Mädchens ist folgend zu erklären: Nach der letzten Menstruation findet regelrecht zwischen dem 10. bis 15. Tage der Follikelsprung statt. Am 16. Tage nach Menstruationsbeginn ist die einmalige Kohabitation markiert. Nach

Höhne und Behne findet die eventuelle Kopulation von Spermatozoon und Ovulum spätestens am 18. Tage statt. Die Menstruation bleibt aus. Die Befruchtung hat also tatsächlich stattgefunden, und zwar spätestens am 18. Tage. Das Ei war jung. Der Erfolg dieser Schwangerschaft ist ein Mädchen.

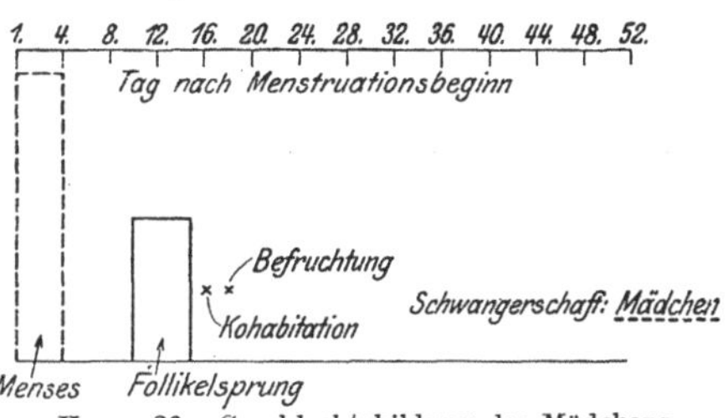

Kurve 29: Geschlechtsbildung des Mädchens.

Die Bildung des Knaben ist folgend zu erklären: Nach der vorletzten Menstruation fällt regelrecht zwischen dem 10. bis 15. Tage der Follikelsprung. Zwischen Follikelsprung und nächster Menstruation findet keine Kohabitation statt. Es tritt am 29. Tage eine letzte Menstruation ein. Das Ei überdauert diese letzte Menstruation. Am 5. Tage nach Beginn dieser letzten Menstruation einmalige Kohabitation. Am 7. Tage nach Beginn der letzten Menstruation tritt spätestens die evtl. Kopulation von Spermatozoon mit dem die Menses überdauernden, jetzt überreifen, 21 Tage alten Ovulum ein. Die Kopulation erfolgte. Es besteht Schwangerschaft mit dem Erfolg eines Knaben.

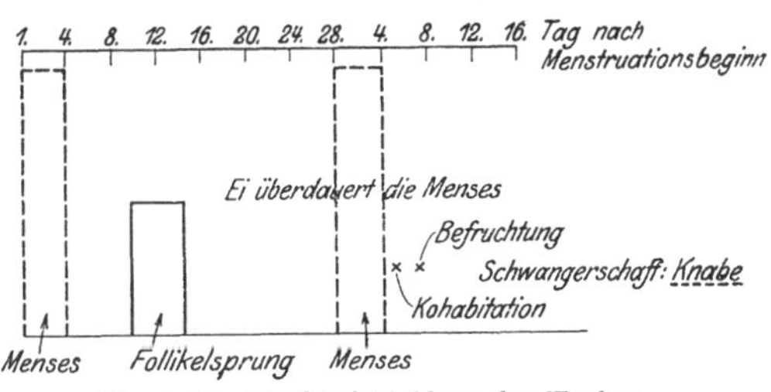

Kurve 30. Geschlechtsbildung der Knaben.

Natürlich würde dadurch unsere bisherige Auffassung, daß die Menstruation den Abort des unbefruchteten Eies darstellt, hinfällig werden, weil ja in diesem Falle das Ei die Menstruation überdauert hätte. Die Ansicht, daß die Menstruation beim Menschen die Abortierung des unbefruchteten Eies darstellt, stammt von Simpson aus der Mitte des 19. Jahrhunderts, also aus einer Zeit, wo wir noch Ovulation und Menstruation zusammenlegten. Die mit den modernsten technischen Hilfsmitteln ausgeführten Untersuchungen über den Follikelsprung einerseits, über die Lebensdauer der Spermatozoen im weiblichen Genitaltrakt anderseits lassen es nun auf Grund meiner Beobachtungen über die Geschlechtsbildung des Kindes zum mindesten berechtigt erscheinen, diese alte Anschauung der Menstruation als Abort des unbefruchteten Eies einer Revision zu unterziehen. Denn daß die Menstruation die Abortierung des unbefruchteten Eies höchstens als Begleiterscheinung führt, zeigt sich doch schon in all den Fällen, wo das Ei rein mechanisch behindert ist zu abortieren und trotzdem Menstruation eintritt. Das ist der Fall bei allen Tubensterilisationen, bei septischen, gonorrhoischen und tuberkulösen Pyosalpingitiden usf. Alle neueren Hand- und Lehrbücher der Geburtshilfe wie Bumm, Döderlein, Menge-Opitz lassen ausdrücklich die Möglichkeit offen, daß die Menstruation nichts mit dem Abort oder auch nur mit dem Absterben des Eies zu tun hat. Ich möchte nicht versäumen, darauf hinzuweisen, daß Hiß am 5. Tage post Menstruationsbeginn ein unbefruchtetes Ei in der menschlichen Tube gefunden hat.

Daher glaube ich ein Recht zu haben, auch auf meine Beobachtungen bei der kindlichen Geschlechtsbildung die Menstruation als Abort des unbefruchteten Eies oder als Folge des Eitodes ernstlich in Zweifel zu ziehen. Vielleicht ist dieses Wundwerden der Uterusschleimhaut während der Menstruation sogar nur ein begünstigendes Moment, um die Einbettung des Eies in diese vorbereitete Uterusschleimhaut zu erleichtern. Damit hätten wir ja auch weiter eine Erklärung, warum unmittelbar nach der Menstruation die Empfängnisfähigkeit der Frau so gesteigert ist, warum, mit anderen Worten, zu dieser Zeit die Eieinnistungsbedingungen so günstig sind. Doch das führt uns zu weit in das Gebiet der Hypothesen, und ich möchte nichts mehr vermeiden, als mich in dieser Frage auf das Gebiet wilder, unkontrollierbarer Spekulationen zu begeben.

Nur das eine muß ich nachdrücklich betonen, meine auf Tatsachen gestützte Theorie über die Empfängnisfähigkeit der Frau und über die kindliche Geschlechtsbildung ist absolut fundiert, sobald das lebende Ei die Menstruation überdauern kann.

Natürlich ist meine Erklärung eine Hypothese. Ich kann heute für sie noch nicht den mikroskopischen, höchstens den biologischen Beweis bringen. Daß meine Hypothese sich biologisch sehr wohl stützen läßt, das zeigen auch die Tiere. Weibliche Tiere, die nur spät in der Brunst besprungen wurden, bekommen doch auch Junge. Also muß auch in der Spätbrunst noch ein lebensfähiges Ei da sein.

Das Wichtige an meiner Hypothese ist nun, daß sie sich auffallend leicht an die tatsächlichen Verhältnisse anpaßt.

Anpassung der Ergebnisse über die Geschlechtsbildung des Kindes an die tatsächlichen Verhältnisse.

Meine Ergebnisse über die Geschlechtsbildung des Kindes lassen sich nun mit meinen früher gebrachten, tatsächlichen Beobachtungen über das Geschlechtsverhältnis der geborenen Kinder weitgehendst in Einklang bringen.

Ich hatte mit Rauchales in Übereinstimmung mit allen Beobachtern feststellen können, daß die Erstgebärenden überhaupt mehr Knaben zur Welt bringen als die Mehrgebärenden. Je jünger die Erstgebärenden sind, um so größer ist der Knabenüberschuß. Darin stimmen wir mit Ahlfeld und Hofacker überein. Auch Specht betont dies.

Im Gegensatz zu Ahlfeld und Hofacker - Sadler stehen wir aber auf dem Standpunkt, daß mit dem zunehmenden Alter der Erstgebärenden die Tendenz zum Knaben abnimmt. Nach dem 40. Lebensjahr überwiegen die Mädchengeburten.

Nach meinen Beobachtungen über die Geschlechtsbildung ist es nun denkbar, daß ein junger und unverbrauchter Organismus (Erstgebärende) in einem viel größeren Prozentsatz imstande ist, überreife Eier zu erzielen und ihnen mehr vitale Energien mitzugeben, die ein Überreifwerden garantieren und die damit die Eier nicht so leicht zugrunde gehen lassen. Diese lebensfähigeren Eier haben eine längere Lebensdauer. Mit dem zunehmenden Alter der Erstgebärenden sinkt die Lebensfähigkeit und die vitale Energie dieser überreifen Eier. Sie wird besonders gering nach dem 40. Lebensjahr. Das äußert sich praktisch darin, daß bei diesen Frauen zur Kopulation viel weniger Ovula mit Überreife als junge Ovula bereitstehen.

Von diesem Standpunkt aus erklärt sich auch zwanglos das Überwiegen der Knaben bei den Erstgebärenden gegenüber den Mehrgebärenden. Die Mehrgebärenden sind aus der Natur der Sache heraus schon an und für sich um eine Reihe von Jahren älter als die Erstgebärenden. Es sinkt also bei ihnen die Chance zur Überreife des Eies. Damit sind diese Frauen auch weniger zur Knabenproduktion disponiert. Ihre Altersdifferenz gegenüber den Erstgebärenden steigt mit der Zahl der Geburten. Mit dieser zunehmenden Geburtenzahl muß also auch gleichzeitig die Lebensfähigkeit der überreifen Eier sinken, d. h. die Möglichkeit zum Knaben. Das weibliche Geschlecht beginnt allmählich vorzuherrschen. Das entspricht ebenfalls unsern tatsächlichen Beobachtungen. Wir konnten an unserm Material sehen, daß mit der steigenden Geburtenzahl die Knabenzahlen konstant fallen.

Das könnte endlich auch die Erscheinung erklären, warum die Aborte in 75% männliche Früchte befallen. Das müssen nach meinen Beobachtungen also diejenigen überreifen Eier sein, bei denen die Kopulation in einem Stadium der Überreife stattgefunden hat, wo die Lebensfähigkeit und die Energie zum Weiterleben für diese Eier bereits stark geschwächt war. Die in diesem Stadium befruchteten Eier werden leichter zugrunde gehen. Während der Schwangerschaft kennzeichnet sich das in einer übergroßen Zahl männlicher Aborte, am Ende der Schwangerschaft in einer übergroßen Anzahl ante und intra partum abgestorbener Früchte. Auch das entspricht der Wirklichkeit. Tatsächlich sind die totgeborenen reifen Kinder in der Mehrzahl männliche Früchte.

Endlich kann dieses noch eine Erklärung für die geringere körperliche Energie der lebendgeborenen Knaben werden. Die aus diesen ungünstigen Lebensverhältnissen geborenen Nachkommen sind in ihrer Lebenschance von vornherein benachteiligt. Für sie sind die Lebens- und Entwicklungsaussichten herabgesetzt. Das ist nun tatsächlich bei den Knaben der Fall. Die ungünstigeren Lebensaussichten der Knaben kommen in der größeren Knabensterblichkeit gegenüber der Mädchensterblichkeit zum Ausdruck.

Nach meinen weiteren Untersuchungen mit Behm konnte ein eigentlicher Einfluß des väterlichen Alters auf die kindliche Geschlechtsbildung nicht gefunden werden.

Wenn die Geschlechtsbildung des Kindes an die Kopulation des überreifen Eies gebunden ist, dann kann tatsächlich das männliche Sperma auch gar keinen Einfluß auf die Geschlechtsbildung haben. Es kommt dann nur darauf an, ob die Frau lebensfähige überreife Eier produzieren kann. Das junge Ei einer Frau, gleichgültig welchen Alters, wird aus der Kopulation Mädchen, das überreife Ei einer Frau, ebenfalls gleichgültig welchen Alters, wird, kopuliert, Knaben ergeben. Da spielen Alter und Beschaffenheit des männlichen Sperma eben keine Rolle.

Dagegen hat die Altersdifferenz der Eltern einen Einfluß auf die Geschlechtsbildung des Kindes. Dafür läßt sich aus meiner Hypothese auch eine Erklärung finden. Sie ist darin zu sehen, daß bei gleichaltrigen und jüngeren Männern die Frau in einem relativ späten Alter heiratet, also in einem Alter, wo die Fähigkeit, Kinder zu produzieren, schon ziemlich herabgesetzt ist. Die spät heiratenden Frauen erzeugen wegen der geringeren befruchtungsmöglichen Zeit weniger Kinder als die jung heiratenden Frauen. Das zeigt meine Tabelle 16. Es werden dadurch die Erstgeburten bei ihnen prozentual eine ganz andere Rolle und Bedeutung erlangen wie bei den jung heiratenden Frauen. Bei diesen spät heiratenden Frauen wird daher der Vorteil der Erstgebärenden für die Knabengeburten ganz anders ins Gewicht fallen, und der Prozentsatz der ersten Kinder wird unter ihren Kindern wesentlich höher sein als der Prozentsatz der ersten Kinder bei den Frauen, die früh heiraten und viel Kinder bekommen. Dazu kommt, daß mit der zunehmenden Konzeptionsnummer des Kindes die Neigung zum Mädchen steigt. So wird also bei der spät heiratenden Frau mit dem häufiger gleichaltrigen oder jüngeren Mann der schon erklärte Knabenüberschuß der Erstgebärenden viel stärker in Erscheinung treten als bei der früh heiratenden Frau mit dem häufiger älteren Mann.

Steigt dagegen die Altersdifferenz der Eltern in dem Sinne, daß der Mann sieben und mehr Jahre älter wie die Frau ist, dann wird die Frau bei ihrer Heirat meist jung sein und auf der Höhe ihrer Geschlechtsreife stehen. Dann macht sich die Jugend der Frau, insbesondere der erstgebärenden Frau, geltend. Sie ist zum Knabenüberschuß nach den tatsächlichen Beobachtungen von Ahlfeld, Hofacker, Specht und uns prädestiniert, weil sie, wie ich oben sagte, sehr lebensfähige überreife Ovula zu bilden imstande ist. Die große Altersdifferenz in diesem Sinne wird dann notwendigerweise zum Knabenüberschuß führen müssen. Das erklärt die Beobachtung von Kisch und uns, daß Ehen, bei denen der Mann sieben und mehr Jahre älter wie die Frau ist, erhöhte Neigung zu Knabengeburten zeigen, gegenüber den Ehen, wo der Mann nur um weniger älter wie die Frau ist. Während nach unserem Materiale bei Ehen mit älterem Vater überhaupt das Sexualverhältnis der Kinder 95,1 Knaben : 100 Mädchen bei Ehen mit 2—6 Jahre älterem Vater sogar nur 90,9 Knaben : 100 Mädchen ist, beträgt es bei Ehen, in denen der Vater sieben und mehr Jahre älter ist, bereits wieder 102,5 Knaben zu 100 Mädchen (cf. Tabelle 48).

Endlich konnten wir aus meinen Untersuchungen mit Neser sehen, daß Frauen, die einseitig oophorektomiert wurden, eine erhöhte Tendenz zur Mädchengeburt zeigen. Diese erhöhte Tendenz tritt besonders für das erste Kind nach der Oophorektomie ein.

Die Ovarien wechseln sich im allgemeinen in der Erzeugung von Ovula vierwöchentlich ab. Die Erfahrung lehrt, daß nach der einseitigen Kastration das zurückgebliebene Ovarium die Funktion des exstirpierten quoad menstruationem übernimmt. Wenn nun das eine Ovarium exstirpiert wird, dann bildet die Übernahme der Kompensation für den zurückgebliebenen intakten Eierstock eine erhebliche Belastung. Jetzt trifft die gesamte Reizwirkung, um das Wachstum des Grafschen Follikels anzuregen, dieses eine Ovarium. Unter diesen Umständen kann man es sich erklären, daß, nach der einseitigen Oophorektomie, eine Reihe erster Ovula zur völligen Reifung des Eies im Sinne einer Überreife unfähig ist. Die Entwicklungsfähigkeit des Eies bis zur Überreife und die Lebensfähigkeit der überreifen Eier ist für diese Übergangszeit herabgesetzt. Mit fortschreitender Kompensation und Anpassung tritt dann später wieder die Fähigkeit zur normalen Überreife der Ovula ein. Bis dies normale Stadium aber erreicht ist, werden in der Überzahl junge Eier zur Befruchtung vorhanden sein. Damit wird die Entwicklung von Mädchen begünstigt. Daraus kann sich der tatsächliche Mädchenüberschuß und vor allen Dingen das erste Mädchen nach der einseitigen Oophorektomie erklären.

Diese herabgesetzte biologisch funktionelle Tätigkeit der Ovarien kann nun auch, wie das Manfred Fränkel zuerst 1909 veröffentlichte, experimentell hervorgerufen werden. Man kann die Follikelbildung im Eierstock durch Röntgen- und Radiumbestrahlung künstlich beeinträchtigen. Die beeinträchtigte Follikelbildung bedingt eine beeinträchtigte Entwicklungsfähigkeit und Entwicklungsmöglichkeit der Ovula. Diese Eier können dadurch zugrunde gehen, bevor sie Überreife erlangt haben, und höchstens zu einer frühzeitigen Befruchtung fähig sein. Es würde damit im Experiment künstlich die Disposition zur Mädchengeburt erhöht werden. Dieser Weg ist mit dem angegebenen Erfolg denkbar. Das Resultat wird das umgekehrte ergeben von dem, was M. Fränkel erwartet. Durch die Schwächung der Eierstöcke werden nicht Knaben, wie M. Fränkel meint, sondern Mädchen entstehen müssen. Da wir jedoch wissen, daß die Röntgen- und Radiumstrahlen einen großen, entwicklungshemmenden Einfluß haben, ist es mehr wie fraglich, ob dieses Experiment wegen der Schädigung der Kinder beim Menschen jemals eine praktische Bedeutung gewinnen kann. Da könnte nur das Experiment am Tiere, besonders am Frosch Aufklärung bringen.

Kindliche Geschlechtsbildung und Judentum.

Meine Beobachtungen über die vom Kopulationstermine abhängige Geschlechtsbildung des Kindes erhielt aus jüdischen Kreisen Widerspruch. Calvary und Jakob Levy glaubten, daß die Verhältnisse bei den Juden meine Beobachtungen widerlegen müßten.

Die orthodoxen Juden sind durch rituelle Vorschriften gezwungen, wie ich das schon früher in den Abschnitten über die fakultative Fertilitätsverminderung der Frau sagte, bis 7 Tage nach dem Aufhören der menstruellen Blutung sich vom geschlechtlichen Verkehr zu enthalten. Rechnen wir nun zu 5 Tagen Menstruation diese 7 Tage hinzu, so ergibt sich eine geschlechtliche Enthaltsamkeit bis durchschnittlich zum 12. Tage nach Menstruationsbeginn. Der erste rituell gestattete geschlechtliche Verkehr würde also bei den Juden in die Zeit meiner Rubrik 2 fallen, wo die Aussichten, Knaben zu bekommen, geringer als in Rubrik 1 sind. Calvary und Levy führen nun mir gegenüber an, daß nach meiner Erklärung für die kindliche Geschlechtsbildung die Disposition zum Knaben bei den Juden daher geringer sein müßte wie bei den Andersgläubigen, daß aber bekanntlich gerade die Juden zahlreiche Knaben hätten. Die zahlreichen Knabengeburten ständen im Widerspruch zu meinen Beobachtungen.

Wenn wir auf den Knabenüberschuß bei den Juden eingehen wollen, so ist von vornherein die deutsche jüdische Bevölkerung für die Beurteilung auszuschließen. Von den ungefähr 600 000 in Deutschland lebenden Juden sind nach mir von autoritativer Seite zugegangenen Schätzungen höchstens 10% orthodox. Der Maßstab der Orthodoxie kann nur in der Beachtung der äußeren rituellen Formen liegen. Dazu gehört die Einhaltung des monatlichen „Mikwe“. Aber selbst wenn wir die Einhaltung dieses „Tauchbades“ als Garantie für die sexuelle Abstinenz annehmen wollten, sind die Zahlen für Deutschland noch zu klein, um verwertet werden zu können. Mir werden aber auch gar nicht die Zahlen in Deutschland entgegen gehalten, sondern die Zahlen für die jüdischen Familien in Rußland und in Rumänien. Aus diesen Ländern, besonders aus Rußland, werden fabelhafte Zahlen von jüdischem Knabenüberschuß bei den Geburten gemeldet. Es ist nun wichtig, daß diese Zahlen selbst von den Juden in berechtigten Zweifel gezogen werden. Die Veröffentlichungen des Bureau für Statistik der Juden über die sozialen Verhältnisse der Juden in Rußland geben für diesen Knabenüberschuß eine Erklärung. Wenn man nämlich die tatsächliche Volkszählung in Rußland und in Rumänien nachliest, so besteht für Rußland bei den Juden ein Bevölkerungsverhältnis von 103 Männern zu 100 Frauen, gegenüber 104,8 Männern zu 100 Frauen bei der Gesamtbevölkerung. In Rumänien sind die Unterschiede zu ungunsten der männlichen Bevölkerung noch größer. Darüber geben uns Veröffentlichungen ebenfalls des Bureaus für Statistik der Juden über die Juden in Rumänien Aufschluß. Hier kommen auf 94,5 jüdische Männer 100 Jüdinnen gegenüber 104,8 Männern zu 100 Frauen der Gesamtbevölkerung. Es steht also mindestens eine gleiche, für Rumänien sogar eine geringere Anzahl jüdischer Männer den jüdischen Frauen gegenüber. Der Widerspruch gegen die Verhältnisse bei den Geburten ist also groß und könnte nur durch eine unverhältnismäßig große Sterblichkeit jüdischer Knaben erklärt werden. Alle Statistiken über die sozialen Verhältnisse bei den Juden sind aber darin einig, daß gerade bei den Juden die Kindersterblichkeit viel geringer ist als bei den anderen Religionen. „Zur Erklärung für den Widerspruch bleibt also nur die Annahme übrig, daß die den amtlichen Angaben zugrunde liegenden Anmeldungen der Geborenen seitens der Eltern bei dem Führer der Personalregister insofern keine zuverlässige Grundlage besitzen, als zwar die Knabengeburten, nicht aber die Mädchengeburten vollständig zur Anmeldung gelangen. Es besteht zwar eine Anmeldepflicht, aber die Behörden sind in diesen Ländern vielfach nicht in der Lage, ihre Befolgung zu kontrollieren. Für die Knabengeburten ist indessen eine vollständige Anmeldung der Eltern dadurch gewährleistet, daß die Beschneidung nur mit Genehmigung des Rabbiners erfolgen darf und diese Genehmigung erst nach erfolgter Geburtenanmeldung erteilt wird. Außerdem wird mit Rücksicht auf den Militärdienst von den Behörden bei den geborenen Knaben schärfer auf die Anmeldung geachtet als bei den Mädchen. Die Juden selbst sind, weil ein Knabe ohne einen Geburtsschein bei irgendwelchen Ursachen an einer Behörde auf Schwierigkeiten stößt, darum bei Knaben zur Anmeldung geneigt."

Dafür spricht auch die Erhebung, die Pearl und Salaman durch Rabbi Dayan Feldmann in London bei den Juden im Osten der Stadt an 50 streng-orthodoxen, kinderreichen jüdischen Familien machen ließ. Nach diesen Erhebungen betrug das Geschlechterverhältnis der Knaben zu den Mädchen 1041 zu 1000 bei diesen Familien, gegenüber 1040 zu 1000 der Gesamtbevölkerung für England.

Wir dürfen also auf Grund dieser Beobachtungen und Erklärungen, die von berufenen jüdischen Kennern der jüdischen Bevölkerung in jüdischer Literatur gegeben wurden, die Annahme der überreichen Knabengeburten der Juden ablehnen.

Die wesentlichste Rubrik für die Juden in meiner Tabelle ist die Rubrik 2, die, wie ich mich ausdrückte, gleichsam eine Übergangszeit in dem Reifestadium der Eier bildet. Die Juden werden durch ihr Gesetz aufgefordert, sobald als möglich nach dem Tauchbad den Beischlaf zu vollziehen. Sie werden also den ersten geschlechtlichen Verkehr nach der Menstruation in der überwiegenden Mehrzahl der Fälle in der Zeit vom 10. bis 14. Tage nach Menstruationsbeginn ausüben. Es muß daher für die Berechnung der Knaben bei den orthodoxen Juden das Knaben- zu dem Mädchenverhältnis herausgenommen werden, welches sich aus den Knaben der Rubrik 2, 3, 4 und 5 zu den Mädchen der Rubrik 2 ergibt. Ich muß natürlich in diesem Falle auch die Knaben der Rubrik 3, 4 und 5 in die Rubrik 2 ziehen; denn diese Frauen hätten ja in den angegebenen Zeiten auch Knaben erzeugt, wenn sie in den Zeiten der Rubrik 2 kohabitiert hätten und befruchtet worden wären. Liest man meine Tabelle so, dann ergibt sich für Rubrik 2 folgendes Verhältnis $20 + 9 + 0 + 5 = 34$ Knaben zu 26 Mädchen. Die Zahlen für Rubrik 2 sind nun so klein, daß sie eigentlich gar nicht in Relation gezogen werden können. Sie zeigen aber, daß tatsächlich die Möglichkeit besteht, eine Übereinstimmung mit dem Verhältnis bei den Juden zu bringen. Natürlich ist zur Anerkennung dieser Übereinstimmung notwendig, daß man die von den Juden selbst gegebene und bewiesene Erklärung von dem nicht gesteigerten Knabenüberschuß für richtig hält.

Ich glaube also, daß sich tatsächlich meine Hypothese über die Geschlechtsbildung des Kindes den Verhältnissen auch bei den strengorthodoxen Juden anpassen kann und besonders dann, wenn man bedenkt, daß die Kohabitationen in der prämenstruellen Zeit, in der die Empfängnisfähigkeit der Frau zwar auf 3—5% herabgesetzt ist, ebenfalls zur Knabengeburt führt. Diese besondere Beobachtung unterstützt, nebenbei bemerkt, meine Theorie nur noch weiter; denn von psychologischen Standpunkte können wir wohl mit Recht annehmen, daß hei einer unfreiwilligen rituell gebotenen Karenzzeit von etwa 12 Tagen innerhalb 4 Wochen die Tage unmittelbar vor und nach dieser aufgezwungenen Karenz ganz besonders zum ehelichen Verkehr ausgenutzt werden.

Ich habe weiterhin 6 Familien beobachtet, bei denen traditionell nur Mädchen geboren wurden. Beim Nachforschen der Verhältnisse ergab sich nun, daß diese Frauen teils aus ästhetischen Gründen, teils aus Überlieferungen und teils wegen sehr langer Menses alle nicht vor dem 15. Tage nach Menstruationsbeginn verkehrten. Die Wahrscheinlichkeit, daß diese Familien nur Mädchen bekommen, da hier nur zu den Zeiten der Rubriken 3—5 verkehrt wird, ist überaus groß und hat sich ja auch in den Fällen bewahrheitet. Zu diesen Mädchenfamilien müssen vor allen Dingen disponiert sein alle die Ehen mit Frauen, bei denen der Menstruationszyklus regelmäßig bei gleichzeitig bestehender, langer Menstruationsdauer auf 3 Wochen verkürzt ist. Umgekehrt müssen diejenigen Frauen, die längere Menstruationsintervalle und kürzere Menstruationsdauer haben, in einem ungewöhnlich hohen Prozentsatz zu Knaben disponiert sein. Diese Überlegungen und Beobachtungen würden vielleicht die ausschließlichen Mädchen- und Knabenfamilien erklären können.

Die willkürliche Vorausbestimmung des kindlichen Geschlechtes.

Meine Beobachtungen über die kindliche Geschlechtsbildung und über die Abhängigkeit von dem Kopulationstermin zwischen Ei und männlichem Sperma drängen zur praktischen Folgerung. Wenn die Verhältnisse tatsächlich so liegen, daß die Geschlechtsbildung von dem jeweiligen Reifezustand des Eies bedingt wird, den das Ei bei der Kopulation einnimmt, und daß die

Spermatozoen nur 2—3 Tage im weiblichen Genitaltrakt lebensfähig sind, so ist nichts einfacher, als nach eigenem Willen das gewünschte Geschlecht zu bestimmen. Man braucht um Knaben zu bekommen nur zu Zeiten, in denen man reife und überreife Eier erwarten kann, um Mädchen zu bekommen, zu Zeiten, in denen man junge Eier erwarten kann, geschlechtlich zu verkehren. Es käme also auf eine höchst einfache Regelung des geschlechtlichen Verkehrs hinaus. Ich habe nach der allgemeinen Tabelle 50 nur mit 80% Wahrscheinlichkeit Knaben und Mädchen nach bestimmten Kohabitationsterminen beobachten können. Die Verhältnisse bessern sich etwas, wenn durch ganz exakte Angaben und Beobachtungen der Menstruation die Abstände zwischen Kohabitation und Menstruationsbeginn richtiger angegeben werden können. Meine Vorschläge zur willkürlichen Geschlechtsbestimmung können freilich auch dann nur einen Anspruch auf ca. 90% Wahrscheinlichkeit erheben, wie sich das aus Tabelle 51 bei den Ehelichen ergibt.

Wir müssen zugeben, daß vielleicht doch noch einige unbekannte Momente bei der Geschlechtsbildung der Kinder mitsprechen, die noch der Klärung bedürfen. Da käme vielleicht in Frage, ob psychische Alterationen, wie Freude nach langer Trennung der Eheleute, gesteigerter Orgasmus bei der Cohabitation u. a. m. einen früh- oder vorzeitigen Follikelsprung auslösen können. Jedenfalls werden aber diese besonderen Einflüsse für die Allgemeinheit mit nur 10% Wahrscheinlichkeit weit in den Hintergrund treten und an der Tatsache, daß in 90% das gewünschte kindliche Geschlecht nach dem Kohabitationstermin bestimmt werden kann, praktisch wenig ändern.

Will man einen Knaben bekommen, so müßte der Verkehr zu den Zeiten stattfinden, wo überreife Eier zu erwarten sind, d. h. vom 1. bis einschließlich 9. Tag nach Menstruationsbeginn. Hier wäre die Wahrscheinlichkeit, einen Knaben zu bekommen, noch dadurch ziemlich groß, weil in dieser Zeit die Empfängnisfähigkeit der Frau am größten ist. Ebenfalls würde auf einen Knaben zu rechnen sein, wenn die Kohabitation kurz vor der zu erwartenden nächsten Menstruation stattfindet, also 1 bis 2 Tage vor ihrem Eintritt. Die Chance, einen Knaben zu bekommen, wird aber für diese zweite Möglichkeit ganz besonders herabgesetzt, weil in dieser Zeit die Empfängnisfähigkeit der Frau auf höchstens 3—5% anzusetzen, mit anderen Worten, sehr gering ist. Man müßte sich damit abfinden, wenn man bis zu 2 Tagen vor Beginn der zu erwartenden nächsten Menstruation verkehrt, daß dann die Kohabitation meist erfolglos sein wird. Hätte aber eine Kohabitation in den Zeiten der Rubrik 1 und 5 Erfolg, dann müßte sie in den bekannten Wahrscheinlichkeitsgrenzen von 90% einen Knaben ergeben.

Will man ein Mädchen bekommen, so müßte man den geschlechtlichen Verkehr auf die Zeiten verlegen, in denen junge, frische Eier zu erwarten sind, d. h. kurz nach dem Follikelsprung. Der Zeitpunkt des Follikelsprunges ist uns nicht bekannt und scheint geringen, individuellen Schwankungen zu unterliegen. Wenn man aber den Verkehr auf den 15. bis höchstens 23. Tag nach Menstruationsbeginn verlegt, dann müßten ebenfalls in den Wahrscheinlichkeitsgrenzen von 90% Mädchen erzielt werden.

Alle übrigen Zeiten vom 10. bis 15. und vom 24. bis 26. Tag nach Menstruationsbeginn sind Übergangszeiten und liefern bei Kohabitationen Geschlechtsverhältnisse von Knaben und Mädchen, die eine willkürliche Geschlechtsbestimmung nicht mehr gestatten.

Meine Angaben beziehen sich, wie ich ausdrücklich betonen muß, nur auf regelmäßig in vierwöchentlichem Zyklus menstruierende Frauen. Findet die Menstruation in kürzerem oder längerem Zyklus statt, so werden sich die Zeiten etwas verschieben, weil dann eine Verkürzung resp. Verlängerung der Zeiten eintritt.

In den folgenden drei Kurven (31 bis 33) ist bildlich ausgedrückt, wann aus den Kohabitationen Knaben und Mädchen zu erwarten sind. Die ausgezogene Schraffierung bedeutet die Knaben, die gestrichelte, entgegengesetzte Schraffierung bedeutet die Mädchen. Die Kreuzung der Schraffierung bedeutet Knaben und Mädchen.

Kurve 31 bringt die Verhältnisse bei den in regelmäßigen vierwöchentlichen Intervallen menstruierenden Frauen.

In Kurve 32 ist rein mathematisch berechnet, wann bei einem regelmäßigen Menstruationszyklus von 3 Wochen und in Kurve 33, wann bei einem regelmäßigen Menstruationszyklus von 5 Wochen Knaben und Mädchen zu erwarten sind.

Die Zeiten für die Kurven 32 und 33 sind gewonnen, indem man einfach die jeweils gesuchten Knabentage des 3- resp. 5 wöchentlichen Zyklus ins Verhältnis setzt zu den normalen Knabenzeiten von 9 Tagen bei vierwöchentlichem Menstruationszyklus. Diese Knabentage verhalten sich wie der 21- resp. 35tägige Menstruationszyklus zum 28tägigen Menstruationszyklus. Es würde sich also ergeben für die Knabentage bei 3wöchentlichem Menstruationszyklus $\frac{x}{9} : \frac{21}{28}$; $x = 7$ Tage. Das heißt bei 3wöchentlichem Menstruationszyklus stehen 7 Knabentage im Postmenstruum zur Verfügung. Analog würden sich alle übrigen Zeiträume berechnen lassen.

Während für Kurve 31 meine Erfahrungen groß sind, stehen mir für 32 und 33 nur bedingte Erfahrungen zur Verfügung. Ich

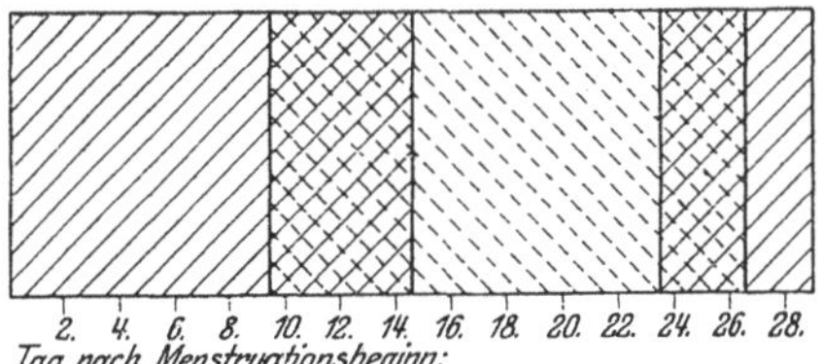

Kurve 31. Willkürliche Geschlechtsbestimmung bei Frauen mit 4 wöchentlichem Menstruationszyklus.

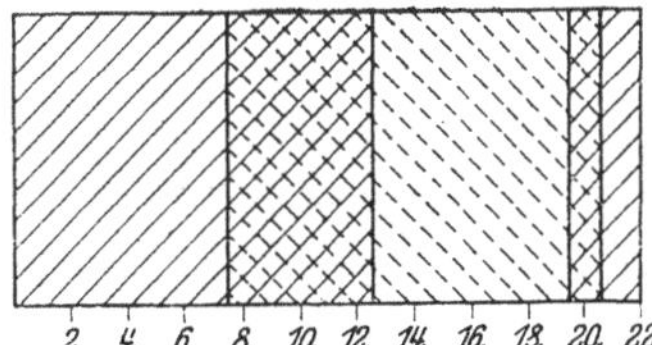

Kurve 32. Willkürliche Geschlechtsbestimmung bei Frauen mit 3 wöchentlichem Menstruationszyklus.

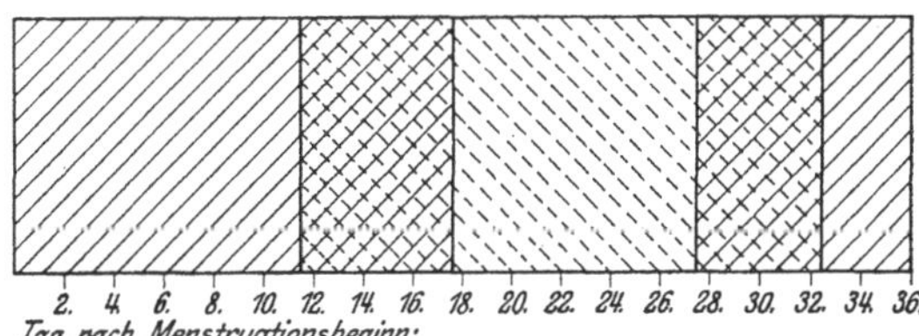

Kurve 33. Willkürliche Geburtsbestimmung bei Frauen mit 5 wöchentlichem Menstruationszyklus.

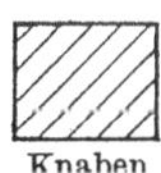

Knaben

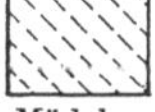

Mädchen

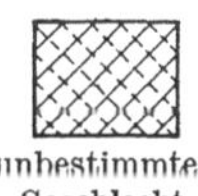

unbestimmtes Geschlecht

glaube aber, daß sich für den 3- und 5wöchentlichen Zyklus die Verhältnisse ungefähr so gestalten.

Die Ausführung der Kurve 32 und 33 ist aber deswegen von Wichtigkeit, weil sie uns auch für die Frauen, die unregelmäßig in 3—5wöchentlichen Intervallen menstruieren, die Möglichkeit einer willkürlichen Geschlechtsbestimmung bis zu gewissem Grade zuläßt, und weil Schwankungen im Menstruationsintervall häufiger sind als der regelmäßige, vierwöchentliche Typ.

In der folgenden Tabelle (52) habe ich die Zeiten für den 3-, den 4- und den 5-wöchentlichen Menstruationszyklus in die einzelnen Tage auseinander gezogen und untereinander geschrieben und die Zeiten mit einem bestimmt zu erwartenden Geschlecht, d. h. die reinen Knaben- und die reinen Mädchenzeiten durch stärkeren Druck hervorheben lassen. Bei Vergleichung dieser Tabelle findet man, daß für die Frauen mit einem unregelmäßigen Menstruationszyklus, der zwischen 3 und 5 Wochen schwankt, in allen Fällen mit der von mir angegebenen Wahrscheinlichkeit von ca. 90% innerhalb der ersten 7 Tage nach Menstruationsbeginn Knaben, vom 18. bis 19. Tage Mädchen zu erwarten sind. Entsprechend lassen sich die Zeiten für den 3–4 und 4–5 wöchentlichen Menstruationszyklus finden. Die Zeiten sind in der Tabelle durch die Einrahmung besonders charakterisiert. Der 1. bis 7. Tag gibt also bei allen Formen des Menstruationszyklus Knaben, der 18. bis 19. Tag Mädchen, die Wahrscheinlichkeit beträgt 90%.

Aus der folgenden Tabelle 53 läßt sich dann das kindliche Geschlecht, das aus den Kohabitationsterminen bei den verschiedenen Menstruationszyklen zu erwarten ist, ohne weiteres ablesen. Die Wahrscheinlichkeit dürfte auch hier immer auf 90% zu schätzen sein.

Tabelle 52.

Menstruationstyp und kindliches Geschlecht.

Menstruations-zyklus	Tage nach dem Menstruationsbeginn { Fett: Knaben (Anfang und Ende), Mädchen (Mitte) Gewöhnlich: unbestimmtes Geschlecht			
3 Wochen	**1 2 3 4 5 6 7**	8 9 10 11 12 **13 14** **15 16 17**	**18 19**	20 **21**
4 Wochen	**1 2 3 4 5 6 7**	**8 9** 10 11 12 13 14 **15 16 17**	**18 19**	**20 21 22 23** 24 25 26 **27 28**
5 Wochen	**1 2 3 4 5 6 7**	**8 9** **10 11** 12 13 14 15 16 17	**18 19**	**20 21 22 23** **24 25 26 27** 28 29 30 31 32 **33 34 35**
3—5 Wochen	**1 2 3 4 5 6 7**	8 9 10 11 12 13 14 15 16 17	**18 19**	(22 23 24 25 26 27 28 29 30 31 32 33 34 35)
4—5 Wochen	**1 2 3 4 5 6 7**	**8 9** 10 11 12 13 14 15 16 17	**18 19**	**20 21 22 23** 24 25 26 27 28 (29 30 31 32 33 34 35)
3—4 Wochen	**1 2 3 4 5 6 7**	8 9 10 11 12 13 14 **15 16 17**	**18 19**	20 21 (22 23 24 25 26 27 28)

Tabelle 53.
Kohabitationstermin und Kindesgeschlecht.

Menstruationszyklus	Aus Kohabitationen von folgenden Tagen sind mit 90% Wahrscheinlichkeit zu erwarten:		
	Knaben	Mädchen	
3 Wochen	1. bis 7. und 21.	13. bis 19.	
3—4 „	1. bis 7.	15. bis 19.	
4 „	1. bis 9. und 27. bis 28.	15. bis 23.	Tag nach
4—5 „	1. bis 9.	18. bis 23.	Menstruationsbeginn
5 „	1. bis 11. und 33. bis 35.	18. bis 27.	
3—5 „	1. bis 7.	18. bis 19.	

Die Regelung des Geschlechtsverkehrs muß nun in der Form stattfinden, daß in den Zeiten, wo das nichtgewünschte Geschlecht möglich oder wahrscheinlich ist, am sichersten überhaupt nicht verkehrt wird. Sollte das aber aus irgendwelchen Gründen unmöglich sein, so darf nur ein Präventivverkehr, der Aussicht auf annähernd sichere Garantie bietet, geübt werden. Absolut sicheren Präventivverkehr gibt es wohl nicht. Nach unseren Erfahrungen besteht dieser Präventivverkehr immer nur in Kombination zweier Mittel.

Erstens: Kondom oder Pariser Fischblase mit nachfolgender Ausspülung: 1—2‰ Sublaminlösung bei Beckenhochlagerung bis spätestens 5 Minuten nach dem Verkehr.

Zweitens: Kondom mit gleichzeitiger Anwendung von Spermatanoton- oder Semoritabletten. An Stelle des Kondoms kann ein Occlusiv Pessar treten.

Nur so ist nach unserer Erfahrung ein annähernder Schutz zu erwarten. In den wenigen Fällen, wo das eine Mittel versagt, besteht noch der Schutz des zweiten. Die Wahrscheinlichkeit, daß beide Mittel gleichzeitig versagen, ist gering.

Die willkürliche Geschlechtsbestimmung des Kindes ist eine Verstandessache. Sie wird sich in der Mehrzahl der Fälle nicht mit dem sexuellen Trieb, mit dem Gefühl, vereinigen lassen. Sie kann es aber. Das wird namentlich der Fall sein, wenn nach mehreren Mädchen der Wunsch zum Knaben sehr groß ist oder umgekehrt, wenn nach lauter Knaben ein Mädchen gewünscht wird. Praktisch und besonders durch den Krieg wird das Erstere der Fall sein.

Ich halte es für überaus wichtig, die Ergebnisse für die willkürliche Geschlechtsbestimmung des in dieser Art geregelten Geschlechtsverkehrs zu sammeln. Ich messe aber den Angaben bei dieser Regelung von vornherein nur eine ganz bedingte Bedeutung bei, weil sie die peinlichste Zuverlässigkeit zur Voraussetzung haben. Es wird sehr häufig der Fall eintreten, daß sich die Leute in der Ehe mit großen Worten brüsten, sie wollten einen Knaben oder sie wollten ein Mädchen bekommen und versichern werden, nach meiner Theorie zu leben oder gelebt zu haben. Der sexuelle Trieb wird sich aber nicht immer regeln lassen. Das beweisen uns die außerehelichen Schwängerungen, bei denen der Trieb über den Verstand gesiegt hat. Es wird daher sicher sehr häufig trotz des besten Willens von dieser Regelung des geschlechtlichen Verkehrs abgewichen werden. Und das ist gut. Aus Angst vor Indiskretion über ihr intimstes Leben werden nun viele nicht den Mut besitzen, diese Abweichung hinterher einzugestehen. Sie werden sagen, wenn das unerwartete kindliche Geschlecht geboren wird, und sie darüber belächelt werden, daß die Methode in ihrem Falle versagt hat, oder daß sie zu dem geringen Prozentsatz gehören, bei denen die Methode versagen muß. Darum lehne ich eine Wertmessung der Methode an diesen Fällen von vornherein ab.

Einwandfrei werden auch ferner nur die Fälle bleiben, bei denen sowohl im Kriege wie im Frieden nachgewiesen werden kann, daß nur aus rein technischen Gründen (räumliche Trennung der Ehegatten, Notzucht) die Kohabitationen in eine von den angegebenen Rubriken für Knaben oder Mädchen fielen, oder bei denen durch künstliche Befruchtung die Zeit genau bestimmt ist.

Die Nachprüfung meiner Beobachtung ist also für jedes geschlechtsreife Ehepaar unbedingt möglich. Es muß nur den festen Willen haben, sich danach zu richten und ehrlich genug sein, eventuelle Überschreitungen zuzugeben. Der ideelle und praktische Wert der willkürlichen Geschlechtsbestimmung ist augenscheinlich.

Sollten wir durch den Krieg in die Lage einer richtigen Erkenntnis über die willkürliche Bestimmung des kindlichen Geschlechtes gesetzt sein, dann ist die Ausnützung dieser willkürlichen Bestimmung nach Naturgesetzen notwendig und auch berechtigt. Sie kann für den Männerersatz nach dem Krieg weittragende Bedeutung erlangen.

Literaturverzeichnis.

Ahlfeld: Über kurzfristige Schwangerschaften. Der prakt. Arzt 1916, Nr. 13/15.

Amann: Die gonorrhoischen Erkrankungen des weiblichen Genitaltraktus; in Menge-Opitz, Handbuch der Frauenheilkunde, Wiesbaden 1913, S. 310ff.

Aschoff: Lehrbuch der pathologischen Anatomie. Jena 1911, 2. Bd., S. 587ff.

Behm: Einfluß der Altersdifferenz und des Durchschnittsalters der Eltern auf die Geschlechtsbildung des Kindes. Inaug.-Diss. Freiburg 1917.

Beigel: Pathologische Anatomie der weiblichen Unfruchtbarkeit, deren Mechanik und Behandlung. 1878.

Benthin: Kriminelle Fruchtabtreibung. Deutsche med. Wochenschrift 1916, Nr. 18.

Bertillon: La dépopulation en France. 1911.

Birnbaum: Über Schwangerschaften nach Ventrifixation wegen Retroflexio uteri fixata. Archiv f. Gyn. 1916, Bd. 89, S. 323.

Blumreich: Frauenkrankheiten, Empfängnisfähigkeit und Ehe; in v. Noorden u. Kaminer: Krankheiten und Ehe, 2. Aufl. 1916, S. 679ff.

Bumm: Deutsche Klinik von Leyden, 1904, Bd. 9, S. 412.

— Über die Behandlung und Heilungsaussichten der Sterilität der Frau. Deutsche med. Wochenschr. 1904, S. 1756.

— Gonorrhoische Erkrankungen der weiblichen Harn- und Geschlechtsorgane. Veits Handbuch der Gynäkologie II, 1907.

— Künstlicher Abort. Monatsschr. f. Geb. u. Gyn. 1916, Bd. 63, H. 5.

Capellmann: Fakultative Sterilität ohne Verletzung der Sittengesetz. Aachen 1887.

Chrobac: Über Sterilität. Wiener klin. Wochenschr. 1900, Nr. 51.

Cohnstein: Über die Komplikation der Schwangerschaft und Geburt mit Gebärmutterkrebs. Archiv f. Gyn. 1873, Bd. 5.

Döderlein-Krönig: Operative Sterilisierung des Weibes. Operative Gynäkologie, Leipzig 1912, S. 340ff.

Epstein: Das Zeitintervall zwischen Heirat und dem ersten Kinde. Inaug.-Diss. Freiburg 1915.

Facilides: Arbeit über Myome und Fertilität. Inaug.-Diss. München 1914.

Fehling: Lehrbuch der Frauenkrankheiten 1900, 2. Aufl.

Feoktiestow: Archiv f. Gyn. 1886, Bd. 27, H. 3, S. 404.

v. Fernwald: zit. nach Blumreich in v. Noorden u. Kaminer: Krankheiten der Ehe, 2. Aufl. 1916, S. 705.

Finger u. Sänger: Die Pathologie und Therapie der Sterilität beider Geschlechter. Leipzig 1878.

Fürbringer: Die Sterilität des Mannes. Eulenburgs Realenzyklopädie 1913.

Fränkel, E.: Klinische Beiträge zur Pathologie und Therapie der weiblichen Sterilität. Volkmanns Vorträge 1907, Nr. 168/169.

Fränkel, M.: Die Röntgenstrahlen in der Gynäkologie. Berlin 1911, S. 174ff.

Goldschmidt: Einführung in die Vererbungswissenschaft, S. 283.

Grotjahn: Geburtenrückgang und Geburtenregelung. Berlin 1914.

v. Gruber: Ursachen und Bekämpfung des Geburtenrückganges in Deutschland. München 1912.

v. Gruber u. Rüdin: Fortpflanzung, Vererbung, Rassenhygiene. München 1911, S. 126ff.
Gusserov: Neubildung des Uterus, im Handbuch der allgem. Spezialchirurgie von Pitta u. Billroth.
Haßler: Über die Dauer der Schwangerschaft. Inaug.-Diss. Zürich 1876.
Heimann u. Stern: Zeitschr. f. Geburtsh. u. Gyn. 1911, Bd. 69, Heft 2.
Heynemann: Praktische Ergebnisse der Geburtshilfe und Gynäkologie. Bd. 3, Teil 1.
Hofmeier: Fibromyom und Schwangerschaft. Zeitschr. f. Geburtsh. u. Gyn. 1900, Bd. 42, S. 383ff.
Höhne u. Behne: Über die Lebensdauer homologener und heterologener Spermatozoen im weiblichen Genitalapparat und in der Bauchhöhle. Zentralbl. f. Gyn. 1914, Nr. 1.
Jäger: Soziale Verhältnisse der Juden in Rußland. Veröffentlichung des Bureaus für Statistik der Juden 1906, Heft 2.
— Soziale Verhältnisse der Juden in Rumänien. Veröffentlichungen des Bureaus für Statistik der Juden 1908, Heft 5.
Kisch: Die Sterilität des Weibes. Wien 1895, 2. Aufl.
— Das Geschlechtsleben des Weibes. Wien 1917. 3. Aufl.
Kleinwächter: Ein Beitrag zur Lehre der Sterilität. Zeitschr. f. Geburtsh. u. Gyn. Bd. 33.
Krönig: Zur Prognose der aszendierten Gonorrhoe beim Weibe. Archiv f. Gyn. 1901, Bd. 23, S. 391.
Krönig u. Pankow: Lehrbuch der Gynäkologie. Berlin 1915.
Landau: Myom bei Schwangerschaft, Geburt und Wochenbett. Berlin 1910.
Levy: Mikroskop und Sterilität. Bayr. ärztl. Intelligenzbl., München 1879, H. 1/2.
Lier u. Ascher: Beitrag zur Sterilitätsfrage. Zentralbl. f. Gyn. 1890, Bd. 18, S. 262ff.
Lorenz: Lehrbuch der gesamten wissenschaftlichen Genealogie.
Mayer, August: Über Sterilität. Volkmanns Vorträge 1908, Nr. 184.
— Erfahrungen an den operativ behandelten Genitaltuberkulosen. Gyn. Rundschau 1911, Bd. 5, S. 716ff.
Neser: Über den Einfluß der einseitigen Oophorektomie auf die Geschlechtsbildung des Kindes und die Fruchtbarkeit der Frau. Inaug.-Diss. Freiburg 1917.
Nißle: Über die Bedeutung der wirtschaftlichen Verhältnisse in der Frage der Stärkung unserer Volkskraft. Öffentliche Gesundheitspflege 1916, Bd. 1, Heft 10, S. 561.
Noeggerath: Die latente Gonorrhoe im weiblichen Geschlechte. Bonn 1872.
v. Noorden: Stoffwechselkrankheiten und Ehe; in v. Noorden u. Kaminer: Krankheiten und Ehe, 1916, 2. Aufl., S. 194ff.
Nürnberger: Die Stellung des Abortes in der Bevölkerungsfrage. Monatsschr. f. Geburtsh. u. Gyn. 1917, Bd. 45, H. 1.
Olshausen: Myom und Schwangerschaft. Handb. f. Gyn. von J. Veit, Wiesbaden 1907.
Pankow: Die Appendizitis beim Weibe und ihre Bedeutung für die Geschlechtsorgane. Beitr. z. Geb. u. Gyn. 1909, Bd. 13, S. 50.
— Über die Beziehung von Gonorrhoe, Tuberkulose, Appendizitis und Sepsis zur Ätiologie der entzündlichen Adnexorgane. Verhandl. d. Gesellsch. Deutscher Naturf. u. Ärzte 1910, Sitzungsbericht der med. Abt. S. 198.
Pear and Salaman: The relative time of fertilization of the ovum and the sex ratio amongst Jews. American Anthropologist 1914, Vol. 15, S. 668—674. Ref.: Archiv f. Frauenheilk. u. Eugenik 1916, Bd. 2, S. 406.

Pankow u. Küpferle: Die Schwangerschaftsunterbrechung bei Lungen- und Kehlkopftuberkulose. Leipzig 1911.
Petrini: Annali de Obstetr. e Ginec. Anno 32, Vol. 2, Nr. 8, 1910. Ref.: Frommels Jahresbericht 1910, S. 468.
Prinzing: Handbuch der med. Statistiken.
Pryll: Kohabitationstermin und Kindgeschlecht. Münch. med. Wochenschr. 1916, Nr. 45.
Rauchales: Der Einfluß des mütterlichen Alters und der Geburtenzahl auf die Geschlechtsbildung des Kindes. Inaug.-Diss. Freiburg 1916.
Raulx: Einige Störungen in den Geschlechtsfunktionen der Frau bei Phthysis pulmonum. Zentralbl. f. Gyn. 1878, S. 330.
Rohleder, H.: Die Zeugung beim Menschen, Leipzig, 1911.
Runge, E.: Beitrag zur Ätiologie und Therapie der weiblichen Sterilität bei 66 sterilen Frauen. Archiv f. Gyn. 1909, Bd. 87, H. 3, S. 572.
— zit. nach Krönig u. Pankow, Lehrb. f. Gyn. 1915.
Schadt: Myom und Fertilität. Inaug.-Diss. München 1914.
Schenk: Pathologie und Therapie der Unfruchtbarkeit des Weibes. Berlin 1903.
Schlemmer: Beitrag zur Histologie der menschlichen Sperma. Eulenberg, IV. Jahrg., Schr. 18.
Schöner: Die praktische Vorausbestimmung des Geschlechts beim Menschen. Berlin 1911.
Schröder: Physiologie der weiblichen Genitalien; in Menge-Opitz: Handbuch der Frauenheilkunde, Wiesbaden 1913, S. 75ff.
Seitz: Syphilis in ihren Beziehungen zu den Gestationsvorgängen; in Döderleins Handbuch der Geburtshilfe, 2. Bd. 1916, S. 240ff.
Sellheim: Produktionsgrenze und Geburtenrückgang. Stuttgart 1914.
Siegel, P. W.: Genitaltumoren und Schwangerschaft. Inaug.-Diss. Freiburg 1911.
— Wann ist der Beischlaf befruchtend? Deutsche med. Wochenschr. 1915, Nr. 42.
— Bedeutung des Kohabitationstermines für die Befruchtungsfähigkeit der Frau und die Geschlechtsbildung des Kindes. Münch. med. Wochenschr. 1916, Nr. 21.
— Zur willkürlichen Geschlechtsbestimmung. Münch. med. Wochenschr. 1910, Nr. 51.
— Krieg und Knabenüberschuß. Zentralbl. f. Gyn. 1916, Nr. 42.
— Abort und Geburtenrückgang. Zentralbl. f. Gyn. 1917, Nr. 11.
Sims: Klinik der Gebärmutterchirurgie; deutsch von Beigel, 1870.
Stratz: Zeitschr. f. Geburtsh. u. Gyn., Bd. 12.
Suchier: Uteruskarzinom und Schwangerschaft. Inaug.-Diss. Freiburg 1910.
Torkel: Sterilität des Weibes. Monatsschr. f. Geburtsh. u. Gyn. Bd. 26, S. 381.
Thuri: zit. nach Zöllner: Geschlechtsbestimmung und Geschlechtsentwicklung vor der Geburt, Berlin 1913, S. 53.
Weber: Die Syphilis im Lichte moderner Forschung. Habilitationsschrift. Karger, Berlin 1911.
Weinberg: Zur Frage des Schicksals der Kinder tuberkulöser Mütter und des künstlichen Abortus. Beitrag z. Klinik d. Tuberkulose, Bd. 11, 1908.
v. Winckel: Handbuch der Geburtshilfe.
Winter: Die Einschränkung des künstlichen Abortes. Zentralbl. f. Gyn. 1917. Nr. 1.
Zöllner: Geschlechtsbestimmung und Geschlechtsentwicklung vor der Geburt, Adler Verlag, Berlin 1914.